【付録Web動画へのアクセス方法】
まず,　医学書院　で検索。
医学書院HPから,　02031　で検索。
本書ウェブサイトの「付録・特典」のタブをクリックし,
「読者の皆様へ　付録Web動画のご案内」
の「こちら」をクリックしてください。

このシールをはがすと付録Web動画にアクセスするためのIDとPASSが記載されています.

↙ ここからはがしてください.

本書の付録Web動画の利用ライセンスは,本書1冊につき1つ,個人所有者1名に対して与えられるものです.第三者へのID(ユーザー名),PASSの提供・開示は固く禁じます.また図書館・図書施設など複数人の利用を前提とする場合には,本Web動画を利用することはできません.

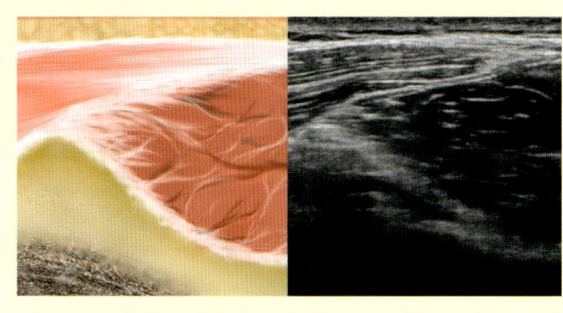
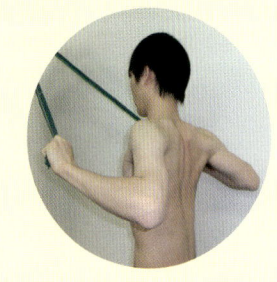

運動療法の「なぜ？」がわかる超音波解剖

Web動画付

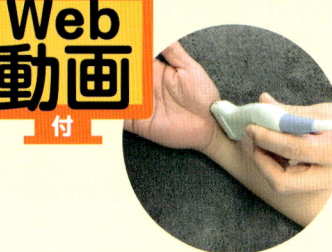

編集	工藤慎太郎	森ノ宮医療大学保健医療学部理学療法学科・教授
執筆	工藤慎太郎	森ノ宮医療大学保健医療学部理学療法学科・教授
	颯田季央	合同会社 TRY&TRI
	兼岩淳平	AR-Ex 尾山台整形外科
	森田竜治	おおすみ整形外科リハビリテーション科
	川村和之	国際医学技術専門学校理学療法学科・学科長

撮影協力	中村 翔	合同会社 TRY&TRI
	三津橋佳奈	医療法人志鳳会 APT 整形外科クリニックリハビリテーション科
	前沢智美	国際医学技術専門学校理学療法学科
	榎木優太	春日井整形外科リハビリテーション科
	濱島一樹	北里クリニックリハビリテーション科
	山内仁詩	医療法人 NC 鳴子クリニック
	中山 卓	びわじま整形外科リハビリテーション科
	久田智之	老人保健施設和合の里リハビリテーション科

医学書院

運動療法の「なぜ？」がわかる超音波解剖［Web 動画付］

発　行　2014 年 9 月 15 日　第 1 版第 1 刷Ⓒ
　　　　2021 年 6 月 15 日　第 1 版第 4 刷

編　著　工藤慎太郎
　　　　く どうしん た ろう

発行者　株式会社　医学書院
　　　　代表取締役　金原　俊
　　　　〒113-8719　東京都文京区本郷 1-28-23
　　　　電話　03-3817-5600（社内案内）

印刷・製本　アイワード

本書の複製権・翻訳権・上映権・譲渡権・貸与権・公衆送信権（送信可能化権を含む）は株式会社医学書院が保有します．

ISBN978-4-260-02031-2

本書を無断で複製する行為（複写，スキャン，デジタルデータ化など）は，「私的使用のための複製」など著作権法上の限られた例外を除き禁じられています．大学，病院，診療所，企業などにおいて，業務上使用する目的（診療，研究活動を含む）で上記の行為を行うことは，その使用範囲が内部的であっても，私的使用には該当せず，違法です．また私的使用に該当する場合であっても，代行業者等の第三者に依頼して上記の行為を行うことは違法となります．

JCOPY　〈出版者著作権管理機構　委託出版物〉

本書の無断複製は著作権法上での例外を除き禁じられています．複製される場合は，そのつど事前に，出版者著作権管理機構（電話 03-5244-5088，FAX 03-5244-5089，info@jcopy.or.jp）の許諾を得てください．

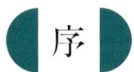

序

　骨格筋は，筋と神経・血管およびそれらをつなぐ筋膜や腱といった結合組織から構成される．これは理学療法を学びはじめて，最初に知る解剖学的知識である．これらの異なる組織が複合して，骨格筋の粘弾性を構成している．

　臨床で働きはじめた頃，私はこの解剖学的事実の重要性を考えることもなく，ひたすら筋のトレーニングやストレッチを考えていた．筋のストレッチでは「筋の起始と停止を三次元的に引き離すにはどうするか？」，トレーニングでは「できるかぎり狙った筋肉を選択的に収縮させよう」と考えていた．しかし，先輩セラピストたちの治療を見学していると，なぜか治療効果が違う．よくみると，ただ引き伸ばしているだけではなく，筋自体を圧迫したり，動かしたりと，何らかの操作を加えている．真似してみると，なんだか以前よりストレッチできている気がする．こんな経験を多くのセラピストが経験しているのではないだろうか．

　これが，運動療法を行う際のtechnic（テクニック）である．technicの語源はギリシャ語の"techne"であり，"原理を理解したうえで何かをする"という意味である．この原理を解剖学・生理学・運動学という基礎分野から明らかにするのが基礎理学療法学である．

　解剖学の学習では，理学療法との関係において，三次元的位置関係の理解が重要となる．人体解剖学実習により三次元的位置関係が明らかになると，セラピストは対象者の身体をより精密にイメージできるようになる．

　私は，肉眼解剖学の研究を行って骨格筋の三次元的位置関係が確認できるようになると，今度は「これが動いたらどうなるのか」に興味が湧いた．そこでバイオメカニクスの研究室の扉を叩き，運動解析の手法と超音波画像診断装置による骨格筋の観察の世界に没頭した．

　器官系の三次元的位置関係の理解はとても重要である．しかしわれわれは，三次元空間に時間軸が加わった四次元時空を生きている．そのため，骨格筋の位置関係を，三次元空間ではなく"四次元時空で理解すること"が求められる．これを可能にするのが「超音波解剖学」の魅力であろう．ただし，超音波画像診断装置で得られる画像は，ほとんどがモノクロの二次元画像である．そこから"四次元時空での理解"に至るには，人体解剖学実習で培った三次元空間でのイメージが必須となる．本書では，イメージしやすいように，超音波画像とともに，多くのイラストや写真を工夫して配置した．さらに必要に応じて，Web上にて超音波動画を閲覧できるようにした．本書を通じて，骨格筋の"四次元時空での理解"が促されれば幸いである．

　前著『運動器疾患の「なぜ？」がわかる臨床解剖学』は，ありがたいことに理学療法士だけではなく，柔道整復師，鍼灸師やトレーナーなどの多くの読者に受け入れられた．一方で，「実際にどういうことをするのかを書いてほしい」という期待の声も頂いた．これは，臨床力を高めたいセラピストから当然出てくる要望だと思われる．私は，理学療法における「臨床力」の方程式は，「臨床力」＝「知識」×「実践」だと考えている．知識は，教科書や論文を読んで理解することで増えていく．実践は，経験した症例数に応じて増えていく．しかし，漫然と症例を経験するだけでは，臨床力は上がらない．経験を知識により意味づけした「意味化した経験」を積む過程こそが，「臨床力」を養うために重要となる．

解剖学を臨床に応用するためには，三次元空間に存在する構造物が，運動という時間軸の変化によってどのように変わるのかを考えることが必要である．これを詳細にイメージできたとき，筋を骨格筋として捉えることができ，単純に伸ばすだけのストレッチから，意味のある運動療法ができるようになると考えている．

　前著を執筆していた当時の私は，"三次元空間での理解"に留まっていた．本書では，超音波解剖学により得られた"四次元時空での理解"から，自分たちが臨床で行ってきた運動療法を見つめ直し，そのテクニックの根拠を求めた．この方法論は，経験豊富なセラピストにとっては，目新しいものではないかもしれない．しかし，運動療法を行ううえで必要な原理，すなわち骨格筋の"四次元時空での理解"が進むことで，先輩セラピストの臨床力が，後輩セラピストに効率よく伝わるようになると考えている．また若手のセラピストは，先輩たちが行っている操作の原理に通じる部分を理解できるのではないだろうか．

　本書で記載している方法論は唯一無二の方法ではないし，エビデンスを持ち合わせているとは言い切れない．しかし現在の科学では，地球上に起こることのすべてを定量的に示すことはできない．「エビデンスがある治療」＝「最良の治療」ではない．エビデンスはやるべきことを示しているにすぎず，＋αのよりよい治療を模索することも，理学療法の発展には必要である．解剖学や運動学に基づいて理学療法を見直すことで，今の治療方法に議論が生まれ，セラピストの「臨床力」が高まると信じている．時間はかかるかもしれない．しかし私たちは，本書で示した方法の有効性を，臨床場面で科学的手段をもって証明していきたい．

　最後に，本書の作成には多くのアドバイスとサポートを頂いた．この場を借りて感謝の思いを表したい．

　本書では，超音波画像と歩行や動作中の筋束の動態を同期して記録している．このような動画と研究結果は本書の学術的価値を引き上げていると確信している．この方法は，恩師である鈴鹿医療科学大学保健衛生学部の畠中泰彦教授によるご指導の賜物である．畠中教授から頂いたご恩は，感謝という言葉では言い尽くせない．

　医学書院の金井真由子氏，髙口慶輔氏には編集・制作過程で多大なアドバイスを頂いた．特に金井氏には前作に引き続き，本当に素晴らしいサポートをして頂いた．両氏に心から感謝している．

　私のわがままにいつも付き合って，遅くまでデータ整理や研究を支えてくれている仲間たち，彼らなくして本書の完成はあり得なかった．彼らとともに日々研究してきた内容を本書という形で上梓できることを心から嬉しく思う．本当にありがとう，そしてこれからもよろしく．

　そして，毎日支えてくれている妻・美知と素晴らしい人生を与えてくれた母・むつ子，姉・優子，亡き父に感謝を込めて本書を捧ぐ．

　2014年7月

森ノ宮医療大学保健医療学部　工藤　慎太郎

目 次

1 超音波画像診断装置の特徴 ——— 工藤慎太郎　1

I 超音波画像診断装置の使い方 …………………………………… 1
1. 超音波画像診断装置とは ……………………………………… 1
2. 超音波画像診断装置の種類 …………………………………… 1
3. プローブの操作方法 …………………………………………… 2

II 超音波画像の見方 ………………………………………………… 3
1. 骨組織 …………………………………………………………… 3
2. 靭帯・関節包 …………………………………………………… 3
3. 筋組織 …………………………………………………………… 4
4. 末梢神経 ………………………………………………………… 4
5. 血管 ……………………………………………………………… 5

2 頸椎症 ——— 工藤慎太郎　6

I なぜ，頸椎症の症状が軽減したのか？ ………………………… 7
1. 頸部痛の要因 …………………………………………………… 7
2. 頸椎のアライメントと頸部伸筋群の関係 …………………… 9
3. 頸部伸筋群を超音波で観察しよう！ ………………………… 12
4. 頸部伸筋群の運動療法 ………………………………………… 15

II なぜ，肩甲帯の筋力強化で，頸部痛が消失したのか？ ……… 17
1. 肩甲帯のアライメント調節 …………………………………… 17
2. 肩甲帯アライメントと頭頸部アライメントの関係 ………… 17
3. 僧帽筋・大・小菱形筋・前鋸筋を超音波で観察しよう！ … 19
4. 僧帽筋・大・小菱形筋・前鋸筋の運動療法 ………………… 22

3 片麻痺の肩関節痛 ——————— 颯田季央 24

I なぜ，上腕二頭筋長頭に炎症が生じたのか？ 25

1 片麻痺の肩関節痛と亜脱臼は関係があるのか？ 25
2 片麻痺の肩関節痛と上腕二頭筋長頭の関係 25
3 上腕二頭筋を超音波で観察しよう！ 26
4 上腕二頭筋の運動療法 29

II なぜ，腱板筋群の運動療法で疼痛が消失したのか？ 30

1 上腕二頭筋長頭と腱板筋群の関係 30
2 腱板筋群（肩甲下筋・棘上筋・棘下筋）を超音波で観察しよう！ 32
3 腱板筋群（肩甲下筋・棘上筋・棘下筋）の運動療法 35

4 投球障害肩 ——————— 兼岩淳平 40

I なぜ，肩関節外側部に疼痛が出現したのか？ 41

1 投球と肩関節外側部の疼痛の関係 41
2 QLSを超音波で観察しよう！ 42
3 小円筋を超音波で観察しよう！ 44
4 小円筋の運動療法 45

II なぜ，烏口突起内側部の圧痛が関係したのか？ 46

1 小胸筋を超音波で観察しよう！ 46
2 小胸筋の運動療法 49

5 テニス肘 ——————— 兼岩淳平 51

I テニス肘の原因は何か？ 52

1 テニス肘とは？ 52

- 2 バックハンドストロークと日常生活動作の関係 ... 53
- 3 短橈側手根伸筋を超音波で観察しよう！ ... 53

II なぜ，総指伸筋への運動療法を追加したのか？ ... 55

- 1 総指伸筋を超音波で観察しよう！ ... 55
- 2 短橈側手根伸筋・総指伸筋の運動療法 ... 57

6 肘関節脱臼 ———— 森田竜治・兼岩淳平 59

I なぜ，上腕筋と上腕三頭筋内側頭のリラクセーションが有効だったのか？ ... 60

- 1 肘関節可動域制限の原因は？ ... 60
- 2 上腕筋・上腕三頭筋内側頭を超音波で観察しよう！ ... 61
- 3 上腕筋・上腕三頭筋内側頭の運動療法 ... 65

II 肘関節の外反不安定性を解消するには？ ... 66

- 1 肘関節の内側支持機構 ... 66
- 2 浅指屈筋と尺側手根屈筋を超音波で観察しよう！ ... 67
- 3 前腕屈筋群の運動療法 ... 68

7 橈骨遠位端骨折 ———— 森田竜治 72

I なぜ，掌屈運動に違和感がなくなったのか？ ... 73

- 1 橈骨遠位端骨折の合併症 ... 73
- 2 長母指伸筋腱を超音波で観察しよう！ ... 75
- 3 長母指伸筋の運動療法 ... 76

II なぜ，背屈の可動域制限が改善したのか？ ... 77

- 1 手関節の運動学 ... 77
- 2 長母指屈筋とリバースダーツスロー運動を超音波で観察しよう！ ... 79
- 3 リバースダーツスロー運動の運動療法 ... 81

8 腰痛 ——————————— 川村和之 84

I なぜ，腸肋筋・最長筋の運動療法で安静時の腰背部痛が軽減したのか？ ...85

1. 筋・筋膜性腰痛症とは？ 85
2. 腰背部筋の構造と機能 85
3. 腰部固有背筋群を超音波で観察しよう！ 86
4. 腸肋筋・最長筋の運動療法 91

II なぜ，多裂筋の運動療法で腰背部痛が消失したのか？ 92

1. 体幹前屈位での筋内圧 92
2. "猫背"と固有背筋の筋活動 93
3. 多裂筋を超音波で観察しよう！ 93
4. 多裂筋の運動療法 94

9 片麻痺 ——体幹屈筋群の筋活動について—— 川村和之 98

I なぜ，体幹機能の向上を目的としたのか？ 99

1. 脳卒中片麻痺患者の体幹機能低下が及ぼす影響 99
2. 体幹機能検査の解剖学と運動学 99
3. 体幹屈筋群を超音波で観察しよう！ 100
4. 体幹屈筋群（腹直筋・内腹斜筋）の運動療法 105

II なぜ，非麻痺側を支持側とした運動療法を追加したのか？ 105

1. 片麻痺に対する運動療法の特性 105
2. 動作時の側腹筋群を超音波で観察しよう！ 106
3. 非麻痺側を支持側とした運動療法 110

10 変形性股関節症 ——工藤慎太郎　112

I なぜ，股関節外転筋の筋力強化で歩行が改善したのか？ ……113

1. 変形性股関節症における股関節外転筋の形態と機能 …… 113
2. 中殿筋・小殿筋を超音波で観察しよう！ …… 114
3. 中殿筋・小殿筋の運動療法 …… 116

II なぜ，腸腰筋・深層外旋六筋の筋力強化で歩行が改善したのか？ … 118

1. 歩行中の股関節屈筋の筋活動 …… 118
2. 腸腰筋・深層外旋六筋を超音波で観察しよう！ …… 120
3. 腸腰筋・深層外旋六筋の運動療法 …… 123

11 ハムストリングスの肉ばなれ ——工藤慎太郎　126

I なぜ，ハムストリングスのストレッチが必要なのか？ ……127

1. ハムストリングスの肉ばなれと筋腱移行部の関係 …… 127
2. ハムストリングスの肉ばなれのメカニズムと理学療法 …… 128
3. 大腿二頭筋を超音波で観察しよう！ …… 130
4. 大腿二頭筋の運動療法 …… 132

II なぜ，大殿筋の筋力強化で，大腿後面の疼痛が消失したのか？ …… 133

1. ランニング動作中の大殿筋・ハムストリングスの筋活動 …… 133
2. 大殿筋を超音波で観察しよう！ …… 133
3. 大殿筋の運動療法 …… 134

12 膝蓋大腿関節症 ——工藤慎太郎　136

I なぜ，膝蓋骨上外側に疼痛が出たのか？ ……137

1. 膝蓋大腿関節と大腿四頭筋の関係 …… 137

2　外側広筋・中間広筋を超音波で観察しよう！ 139
　　3　外側広筋の運動療法 142

II　なぜ，膝窩筋のリラクセーションで疼痛が消失したのか？ 144

　　1　下腿内旋制限と膝蓋大腿関節症の関係 144
　　2　膝窩筋を超音波で観察しよう！ 145
　　3　膝窩筋の運動療法 147

13　変形性膝関節症　　　　　　　　　　　　　工藤慎太郎　149

I　なぜ，大腿四頭筋セッティングで歩行時痛が軽減したのか？ 150

　　1　変形性膝関節症に対する運動療法 150
　　2　内側広筋と大内転筋を超音波で観察しよう！ 152
　　3　内側広筋と大内転筋の運動療法 155

II　なぜ，薄筋と半腱様筋のリラクセーションで疼痛が消失したのか？ ... 157

　　1　変形性膝関節症における鵞足部痛の割合と原因 157
　　2　鵞足構成筋を超音波で観察しよう！ 158
　　3　鵞足炎に対する運動療法 161

14　アキレス腱損傷　　　　　　　　　　　　　工藤慎太郎　164

I　アキレス腱損傷後の理学療法は？ 165

　　1　アキレス腱損傷とは 165
　　2　下腿三頭筋を超音波で観察しよう！ 167
　　3　下腿三頭筋の運動療法 169

II　なぜ，中足骨頭部痛が発生したのか？ 171

　　1　中足骨頭部痛と前足部横アーチの関係 171
　　2　母趾内転筋・母趾外転筋を超音波で観察しよう！ 173
　　3　母趾内転筋・母趾外転筋の運動療法 176

15 シンスプリント —— 工藤慎太郎　179

I なぜ，下腿深層屈筋群の運動療法で，take offでの疼痛が消失したのか？ …180

1. シンスプリントとは ……………………………………………………………… 180
2. ランニングの運動解剖学 ………………………………………………………… 180
3. 下腿深層屈筋群を超音波で観察しよう！ ……………………………………… 181
4. 下腿深層屈筋群の運動療法 ……………………………………………………… 185

II なぜ，小趾外転筋と腓骨筋群の筋力強化で，foot strikeでの疼痛が消失したのか？ …189

1. 足部のアーチ ……………………………………………………………………… 189
2. 内反不安定性の影響 ……………………………………………………………… 189
3. 小趾外転筋と腓骨筋群を超音波で観察しよう！ ……………………………… 189
4. 小趾外転筋と腓骨筋群の運動療法 ……………………………………………… 193

索引 ………………………………………………………………………………………… 197

本書の付録Web動画の使い方

本書の付録として，関連する動画をPC, iPad, スマートフォン（iOS, Android）でご覧いただけます（フィーチャーフォンには対応しておりません）．下記URLからアクセスしてください．
ログインのためのID（ユーザー名），PASSは表紙裏のシールをはがして，ご利用ください．

https://www.igaku-shoin.co.jp/book/detail/86154

- 動画を再生する際の通信料（パケット通信料）はお客様のご負担となります．パケット定額サービスなどにご加入されていない場合，多額のパケット通信料が請求されるおそれがありますのでご注意ください．
- 配信される動画はお客さまへの予告なしに変更・修正が行われることがあります．また，予告なしに配信を停止することもありますのでご了承ください．
- 動画は書籍の付録のため，ユーザーサポートの対象外とさせていただいております．ご了承ください．

🖥 動画掲載ページ一覧

動画	2-1	回旋位での頸部伸展時の頭板状筋と半棘筋	➡13ページ
動画	2-2	頭部伸展時の後頭下筋群	➡15ページ
動画	3-1	肩関節外旋～内旋時の上腕二頭筋	➡28ページ
動画	3-2	肩関節外旋～内旋時の肩甲下筋	➡32ページ
動画	3-3	肩関節外転時の棘上筋腱（肩峰下に引き込まれる）	➡34ページ
動画	3-4	結帯動作時の烏口肩峰靭帯と棘上筋	➡37ページ
動画	4-1	肩関節水平内転・内旋時のQLSでの絞扼	➡43ページ
動画	4-2	肩関節90°屈曲位での外旋時の小円筋	➡44ページ
動画	4-3	リフトオフ動作時の小胸筋	➡47ページ
動画	4-4	大胸筋に圧痛を認める例：リフトオフ動作時の小胸筋（治療前後の比較）	➡48ページ
動画	5-1	手関節背屈時の短橈側手根伸筋（ECRB）と滑膜ヒダ	➡54ページ
動画	5-2	手関節背屈時のECRBと総指伸筋	➡56ページ
動画	5-3	総指伸筋に圧痛を認める例：手関節背屈時のECRBと総指伸筋	➡56ページ
動画	6-1	肘関節屈曲位（30°）～伸展位の上腕筋	➡62ページ
動画	6-2	肘関節伸展位～屈曲位（90°）の上腕三頭筋内側頭	➡64ページ
動画	6-3	手関節の掌屈/尺屈時の浅指屈筋と尺側手根屈筋	➡68ページ
動画	7-1	母指他動伸展位：手関節掌屈時の長母指伸筋腱の滑走	➡76ページ
動画	7-2	母指屈曲位：手関節掌屈時の長母指伸筋腱の滑走	➡76ページ
動画	7-3	橈骨遠位端の直上を通る長母指屈筋腱	➡80ページ
動画	7-4	手関節背屈・尺屈（リバースダーツスロー運動）時の橈骨手根関節	➡81ページ
動画	7-5	手指屈伸時の指屈筋腱の滑走	➡82ページ
動画	8-1	股関節伸展外転時の大殿筋と多裂筋	➡95ページ
動画	9-1	骨盤前後傾運動における側腹筋群と多裂筋	➡104ページ
動画	9-2	立ち直り運動における側腹筋群と多裂筋	➡106ページ
動画	9-3	歩行時の側腹筋群	➡108, 109ページ
動画	9-4	片脚ブリッジ運動（挙上側）における側腹筋群	➡110ページ

動画 9-5	片脚ブリッジ運動（支持側）における側腹筋群 ➡ 110 ページ
動画 10-1	股関節外転運動時の中殿筋 ➡ 116 ページ
動画 10-2	股関節内旋運動時の小殿筋 ➡ 116 ページ
動画 10-3	歩行時の中殿筋 ➡ 116 ページ
動画 10-4	股関節屈曲時の腸腰筋 ➡ 122 ページ
動画 10-5	股関節外旋時の深層外旋六筋 ➡ 123 ページ
動画 11-1	膝関節屈曲時の大腿二頭筋 ➡ 131 ページ
動画 11-2	股関節伸展外転時の大殿筋上部筋束 ➡ 134 ページ
動画 11-3	股関節伸展運動時の大殿筋中部筋束 ➡ 134 ページ
動画 11-4	股関節伸展内転時の大殿筋下部筋束 ➡ 134 ページ
動画 12-1	膝関節屈曲時の外側広筋 ➡ 140 ページ
動画 12-2	下腿内旋時の膝窩筋 ➡ 147 ページ
動画 13-1	大腿四頭筋セッティング時の大腿直筋と中間広筋 ➡ 155 ページ
動画 13-2	大腿四頭筋収縮時の伏在神経 ➡ 157 ページ
動画 13-3	開排位からの膝関節屈曲時の縫工筋と薄筋 ➡ 161 ページ
動画 13-4	開排位からの膝関節屈曲時の半腱様筋と半膜様筋 ➡ 161 ページ
動画 14-1	歩行時の腓腹筋とヒラメ筋 ➡ 168 ページ
動画 14-2	calf raise training 時の腓腹筋とヒラメ筋 ➡ 171 ページ
動画 15-1	足関節/足趾屈曲/母趾屈曲時の TP，FDL，FHL ➡ 183〜185 ページ
動画 15-2	内返し時の長趾屈筋　圧痛あり/なし症例の比較 ➡ 188 ページ

1 超音波画像診断装置の特徴

I 超音波画像診断装置の使い方

1. 超音波画像診断装置とは（●表1-1）

　超音波画像診断装置とは，超音波を送受信するプローブから超音波（パルス波）を生体内に送信し，さまざまな組織境界面で反射して戻ってくるエコー信号（エコー波）をプローブにて受信することにより，その送信から受信までに要した時間および反射振幅の強弱を計測して，組織の断層画像を表示するものである[1]．

　超音波画像の大きな特長は，動画を撮影することで，筋や腱の動態が観察できることである．これは，触診というきわめて主観的な方法でイメージしていた組織の動態を，詳細かつ正確に可視化することになる．さらに，必要に応じて数値化も可能である．このことは，動作時や運動時における軟部組織の治療を行う理学療法士にとって，重要な意味をもつ．

2. 超音波画像診断装置の種類

　超音波画像診断装置は，プローブを変えることで見る深さを変更できる．腹部など生体の深部をおもに検査する内科および産婦人科領域では2.5～7 MHzの**コンベックスプローブ**，骨や軟部組織など生体の浅部を取り扱う整形外科などでは5～10 MHzの**リニアプローブ**を使用することが多い（▶図1-1）．

● 表1-1　超音波画像診断装置の利点と欠点

利点	・他のX線検査やMRIと比較すると，無侵襲で行うことができる ・デジタル技術の進歩により，高画質の画像を得ることが可能 ・特別な検査室を必要としない
欠点	・適切な操作を行わなくては，よい画像が得られない（検査者にスキルが必要） ・得られた画像の解釈が難しい

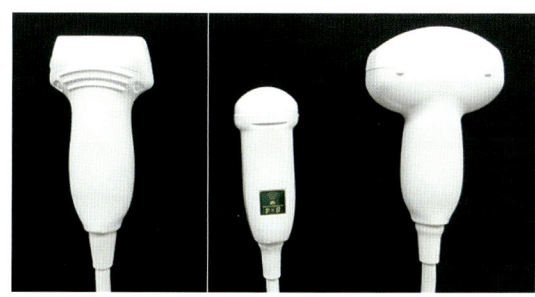

リニアプローブ　　　コンベックスプローブ

▶図1-1　プローブの種類

また，撮影モードを切り替えることで，画像の種類を変更できる．一般的にはBモードが用いられ，超音波の反射が強い組織が明るく表示される．一方，心臓などの動いている対象物を観察する際にはMモードを用いる．また，超音波画像診断装置では，他の画像診断装置と異なり，血流を測定することができる．このときにはDモードを用い，なかでも血流をカラーで表示する方法を**カラードップラー法**と呼ぶ（▶図1-2）．

3. プローブの操作方法

　一般的な画像診断では，身体全体を矢状面，前額面，水平面に分けて観察することが多い．超音波画像診断では，その対象物に合わせて画像を得ることが多い．その対象物の長軸に対して平行にプローブを当てる場合を**長軸走査**，その対象物の長軸に垂直にプローブを当てる場合を**短軸走査**とよぶ．

　筋を長軸走査で観察すると，筋線維の走行が確認でき，羽状筋や半羽状筋では羽状角を測定することができる．また，筋を短軸走査で観察すると，筋の拡がりや幅を確認することができる（▶図1-3）．

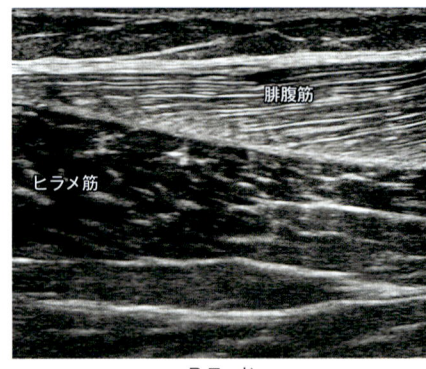
Bモード

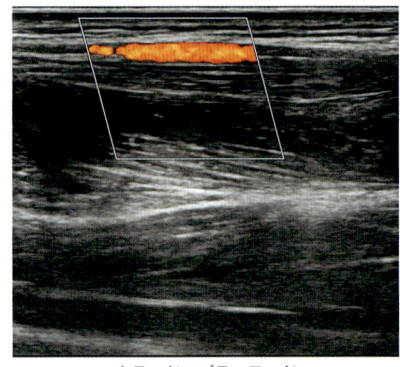
カラードップラーモード

▶図1-2　撮影モード

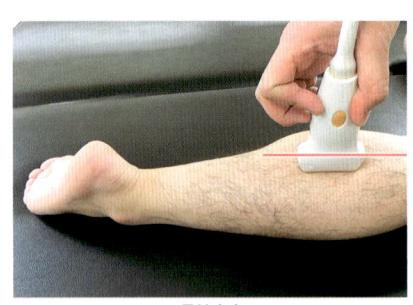
長軸走査

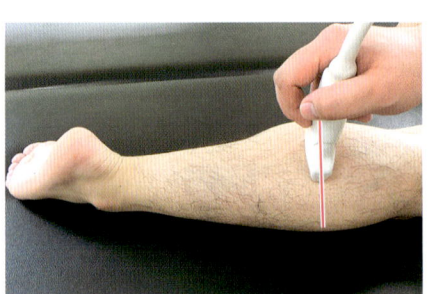
短軸走査

▶図1-3　走査方法

II 超音波画像の見方

超音波画像はモノクロ画像であり，白く映る部分と黒く映る部分を確認する．白く映る部分を**高エコー領域**と呼び，黒く映る部分を**低エコー領域**と呼ぶ．低エコーで，さらに全く映っていない領域を**無エコー領域**と呼ぶ．各組織の映り方を以下に示す．

1. 骨組織（▶図 1-4）

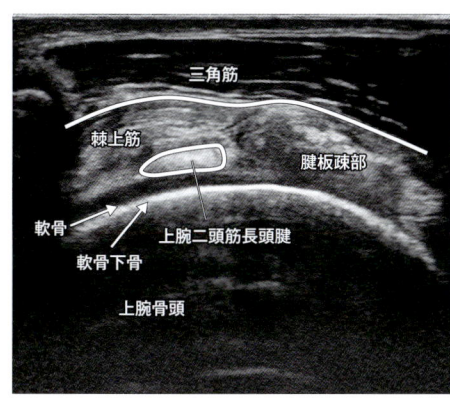
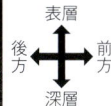

▶図 1-4　骨と腱

骨：音響陰影を伴う連続性のある線状高エコー像
軟骨：均質な無〜低エコー像
軟骨下骨：骨と同様，連続性のある線状高エコー像

2. 靭帯・関節包（▶図 1-5）

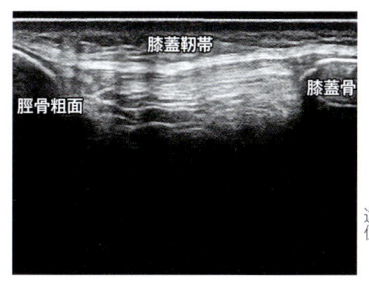
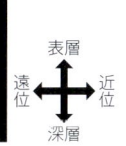
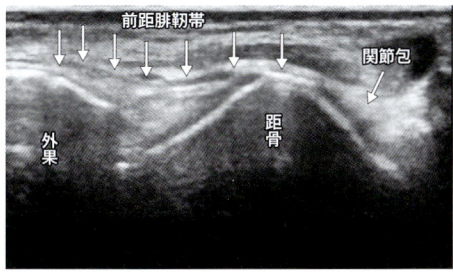
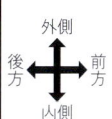

▶図 1-5 a　靭帯（長軸像）　　　▶図 1-5 b　前距腓靭帯と関節包（長軸像）

腱：**長軸走査**：筋よりも若干高エコーの線維配列
　　　短軸走査：比較的均質な高エコー像
関節包：骨と筋の間にある平滑な線状高エコー像
滑液包：描出できない場合が多いが，大きな滑液包では，周囲が高エコー像で内部が無エコー像として描出されることもある．

3. 筋組織（▶図1-6）

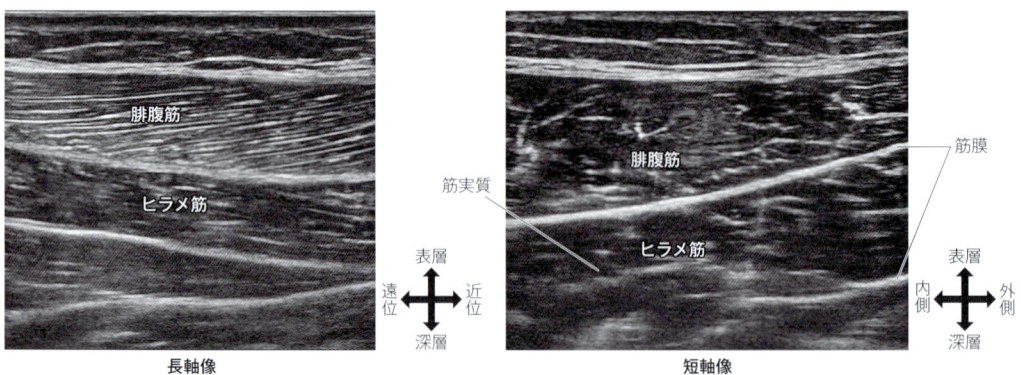

▶図1-6　筋

筋実質：筋線維を反映して全体的に低エコー像
筋膜：滑らかな線状の高エコー像

4. 末梢神経（▶図1-7）

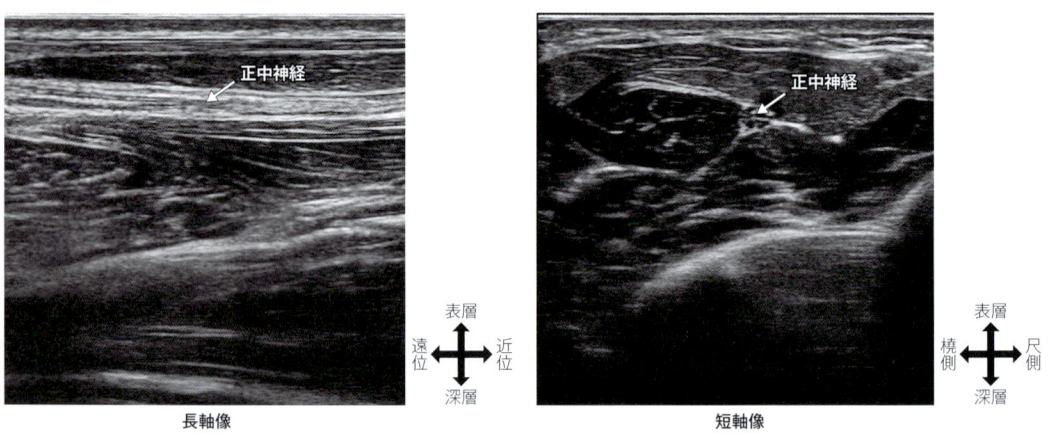

▶図1-7　正中神経

長軸像：連続する高エコーと低エコーの線の束
短軸像：内部がブドウの房状の低エコー．神経周膜が高エコーで，神経細胞が低エコーとなる．多くは血管と伴走しているため，カラードップラー法と併用すると観察しやすい．

5. 血管（▶図1-8）

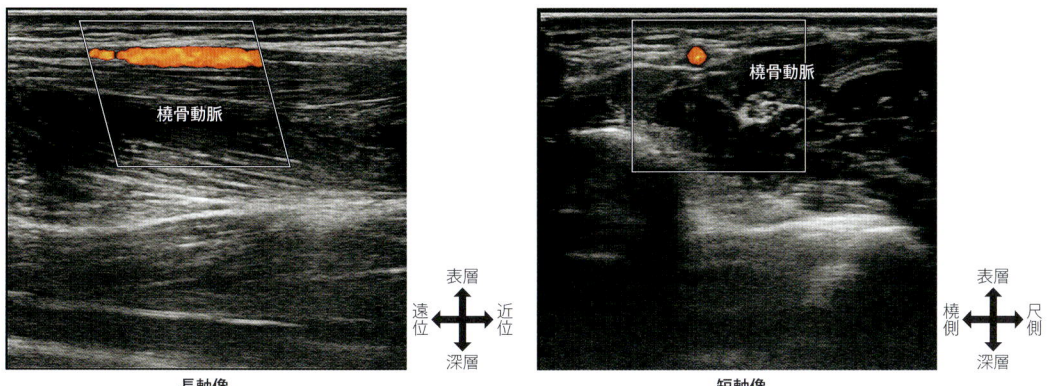

▶図1-8 橈骨動脈

　無エコーの管腔に描出され，動脈は拍動が観察できる．カラードップラー法を用いると血流表示で確認できる．

【文献】
1) 木野達司：超音波の基礎．筋・骨格画像研究会，木野達司（編著）：運動器の超音波．pp3-23，南山堂，2008

2 頸椎症

症例

　30歳，女性．20歳代から肩こりがひどく，調子の悪いときは吐き気を催すこともあった．最近，頸部から肩にかけて重くてだるい痛みがあり，特に上を向くと，頸部の痛みが強い．2～3日前から，朝起きる際に寝返ると軽いめまいを感じるようになったため，総合病院を受診した．頭部のCT・MRI検査を行ったが，特に問題なく，整形外科の受診を勧められた．整形外科では，頸部のX線検査で頸椎の前弯が少ないことを指摘され，これにより頸部の痛みやめまいが生じている**頸椎症**と診断，職場から近い当院での理学療法を勧められた．

　会社員をしており，仕事はデスクワーク中心で1日中パソコンを使用している．なで肩で，頭頸部の伸展が強い姿勢をしていた．頸部の伸展時には外後頭隆起の下方部に疼痛を認め，安静時は常に側頸部に鈍痛を訴え，両部分の筋緊張が高く，圧痛も認めた．上肢の知覚異常や筋力低下は認めなかった．　そこで，後頭下筋群と板状筋・半棘筋を中心にリラクセーションを行ったところ，症状の軽快を認めた．

　2週間ほど通院したところ，症状は軽減し，圧痛もほぼ消失していたが，仕事が終わった後は，やはり首から肩にかけての鈍痛が残存していた．　そこで，デスクワーク中の姿勢の指導と肩甲帯周囲の筋力強化訓練を実施したところ，2か月ほどで姿勢が改善し，仕事後の症状が消失した．

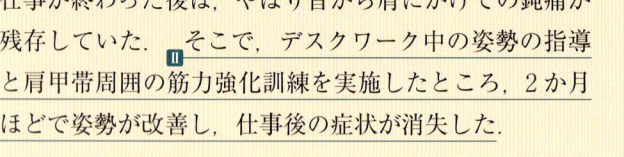

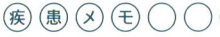

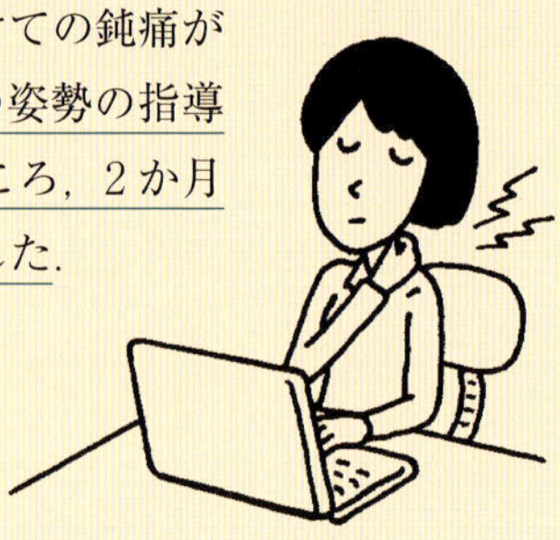

頸椎症（cervical spondylosis）
加齢により椎骨や椎間板が変性・変形し，神経根，脊髄，椎骨動脈が圧迫・障害されて発症する．中年から高齢者に多い．症状は，頸部痛，上肢痛や手指のしびれ，感覚異常などで，椎骨動脈が圧迫されると脳循環が障害され，めまいが生じる．

I　なぜ，頸椎症の症状が軽減したのか？

1. 頸部痛の要因
2. 頸椎のアライメントと頸部伸筋群の関係
3. 頸部伸筋群を超音波で観察しよう！
4. 頸部伸筋群の運動療法

II　なぜ，肩甲帯の筋力強化で，頸部痛が消失したのか？

1. 肩甲帯のアライメント調節
2. 肩甲帯アライメントと頭頸部アライメントの関係
3. 僧帽筋・大・小菱形筋・前鋸筋を超音波で観察しよう！
4. 僧帽筋・大・小菱形筋・前鋸筋の運動療法

I なぜ，頸椎症の症状が軽減したのか？

1. 頸部痛の要因
1) 頸椎の構造と疼痛の種類

　頸椎をはじめとした脊柱の機能的役割の1つは，垂直に立った頭部・体幹の重量を支持することである．この重量支持は，前方成分である**椎体**と側方成分である1対の**椎間関節**によってなされる（▶図2-1）．これは，頸椎においても，腰椎においても同様である．この支持を担っているのが，**椎間板**である．椎間板は，**線維輪**と呼ばれる太い膠原線維の膜の中に，**髄核**と呼ばれるゲル状の物質が入っている．これが重量負荷に対して変形することで，荷重応力を緩衝している（▶図2-2）．

　加齢変化などによって重量負荷に耐えられなくなった結果，椎間板に変性や亀裂が生じると，疼痛（**椎間板由来の疼痛**）とともに，椎間板の荷重緩衝能力が低下する．

➡椎体
vertebral body

➡椎間関節
zygapophyseal joint

➡椎間板
intervertebral disk

➡線維輪
anulus fibrosus

➡髄核
nucleus pulposus

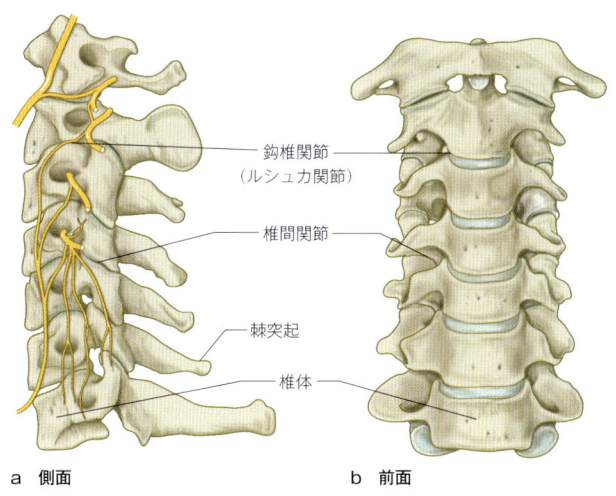

▶図2-1　椎体の形態

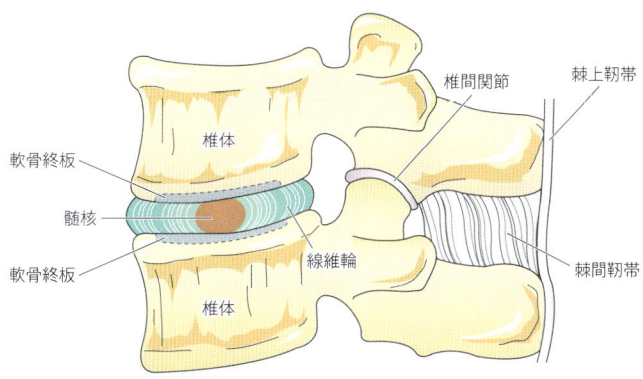

▶図2-2　椎間板の構造

荷重緩衝能力が低下すると，側方成分の椎間関節に加わる負荷が大きくなり，関節症変化や反応性の骨増殖，関節包の肥厚・短縮といった変形が生じ，頸部に疼痛が出現する（**椎間関節由来の疼痛**）．

また，頸椎には椎体の外側縁に**鉤状突起**と呼ばれる骨の突起が存在する．鉤状突起は上の椎体と関節をなし，この関節を**鉤椎関節**（ルシュカ関節）と呼ぶ（▶図2-1）．椎間板の機能が低下すると，同関節にも変形や反応性の骨増殖が生じ，疼痛が生じる（**ルシュカ関節由来の疼痛**）．

➡鉤状突起
uncinate process

➡鉤椎関節
Luschka関節：ルシュカ関節

頸神経は，ルシュカ関節の後方かつ椎間関節の前方にある横突起の前結節と後結節の間（脊髄神経溝）を通過する（▶図2-1）．そのため，椎間関節やルシュカ関節周囲の骨増殖により頸神経が圧迫され，疼痛を生じることもある（**頸神経由来の疼痛**）．

➡頸神経
cervical nerves

しかし，本症例は30歳とまだ若い．一般的に椎間板の変性は20歳代で始まるが，症状が生じる原因を年齢とするのは拙速である．なぜ，本症例では，椎間板の変性や骨棘変化が生じたのだろうか？

2）生理的弯曲

頭部の重量支持を効率的に行うためにもう1つ重要なのが，**生理的弯曲**である．脊柱の生理的弯曲は，3か月の乳児ではまだ存在せず，10か月では弯曲が存在するが，重心線が後方に位置する．生理的弯曲が完成するのは，思春期以降といわれている（▶図2-3）．つまり，脊柱の弯曲は，重力に抗して，頭部や体幹を効率的に支持するため，後天的に形成されていると考えられる．

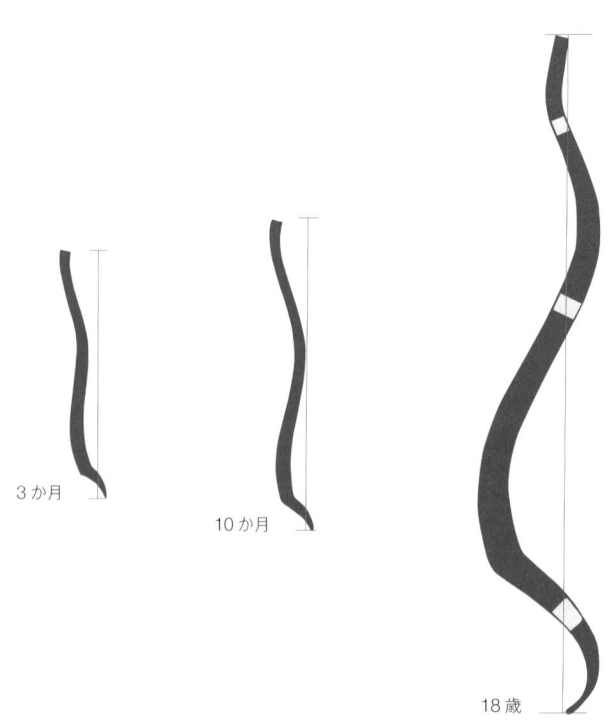

▶図2-3　脊柱の生理的弯曲

本症例では，脊柱の生理的前弯が少ないことが，画像上で確認されている．つまり，本症例は，脊柱の弯曲が少ないために，頸椎にかかる荷重応力が増加し，椎間板の変性や椎間関節の変形が生じているものと考えられる．

2. 頸部のアライメントと頸部伸筋群の関係

1) 静的安定化機構と動的安定化機構

頸椎の生理的前弯を保持するために，靭帯や関節包による静的安定化機構と，頸部の筋による動的安定化機構が存在する．

静的安定化機構には，椎体の前方を走行する**前縦靭帯**，椎体の後方を通過する**後縦靭帯**，棘突起間をつなぐ**棘間靭帯**，棘突起の表面を走行する**棘上靭帯**（項靭帯），横突起間をつなぐ**横突間靭帯**がある（●表2-1，▶図2-4）．頸椎の加齢変化により，これら靭帯の骨化や肥厚がみられる場合がある．

頸椎に付着する筋群は多く，頸部固有背筋，斜角筋群，椎前筋群，胸鎖乳突筋などがある．これらの筋群のうち，いくつかは頸椎の運動に関与し，いくつかは頸椎の安定化に関与する．この運動性と安定性が協調的に機能しないと，頸椎のアライメントは悪化する可能性が高くなる．また，頸部の屈筋と伸筋の緊張のバランスが崩れると，頸部のアライメントが変化することがある．

2) 固有背筋外側群と内側群の機能

固有背筋外側群に分類されるのは，**頭板状筋**，**頸板状筋**，**頸腸肋筋**，**頸最長筋**，**頭最長筋**である．板状筋は，上位胸椎棘突起から起始し，横突起もしくは乳様突起に停止する．腸肋筋と最長筋は，肋骨もしくは横突起から起始し，上位の肋骨もしくは横突起に停止する．

一方，**固有背筋内側群**に分類されるのは，隣接する頸椎棘突起間をつなぐ**棘間筋**と**棘筋**，横突起から棘突起を結ぶ横突棘筋系の**短・長回旋筋**，**多裂筋**，**頸・頭半棘筋**である（●表2-2，▶図2-5）．

外側群の筋は，**脊髄神経後枝外側枝**もしくは**前枝**に支配される．これに対して，内側群の筋は**脊髄神経後枝**の支配を受けている．特に脊髄神経後枝外側枝の支配を受ける外側群は**頸椎の運動**に関与し，後枝の支配を受ける内側群は**頸椎の安定性**に寄与している．

➡前縦靭帯 anterior longitudinal ligament
➡後縦靭帯 posterior longitudinal ligament
➡棘間靭帯 interspinous ligament
➡棘上靭帯 supraspinous ligament
➡横突間靭帯 intertransverse ligament
➡固有背筋外側群 intrinsic back m.; lateral tract
➡頭板状筋 splenius capitis m.
➡頸板状筋 splenius cervicis m.
➡頸腸肋筋 iliocostalis cervicis m.
➡頸最長筋 longissimus cervicis m.
➡頭最長筋 longissimus capitis m.
➡固有背筋内側群 intrinsic back m.; medial tract
➡棘間筋 interspinales cervicis m.
➡棘筋 spinalis cervicis m.
➡短・長回旋筋 rotatores breves and longi m.
➡多裂筋 multifidus m.

● 表 2-1　脊柱の靭帯の種類

名称	走行
前縦靭帯，後縦靭帯	椎体を結ぶ靭帯
棘間靭帯，棘上靭帯（項靭帯）	棘突起間をつなぐ靭帯
横突間靭帯	横突起間をつなぐ靭帯

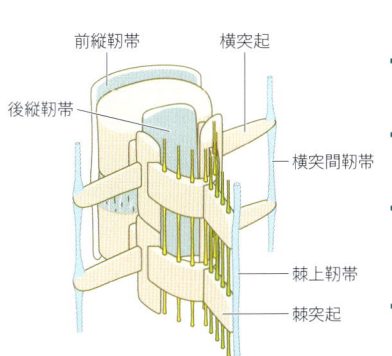

▶図 2-4　脊柱の靭帯

● 表 2-2　固有背筋の分類

			起始・停止	神経支配
外側群	仙棘筋系	頸腸肋筋 頸最長筋 頭最長筋	肋骨もしくは横突起から肋骨もしくは横突起	脊髄神経後枝外側枝
	棘横突筋系	頭板状筋 頸板状筋	棘突起から横突起もしくは乳様突起	
	横突間筋系	頸後横突間筋 頸前横突間筋	隣接する横突起	脊髄神経前枝
内側群	棘筋系	棘間筋 棘筋	隣接する棘突起	脊髄神経後枝
	横突棘筋系	短・長回旋筋 多裂筋 半棘筋 （頸部では大部分が半棘筋）	横突起から棘突起	

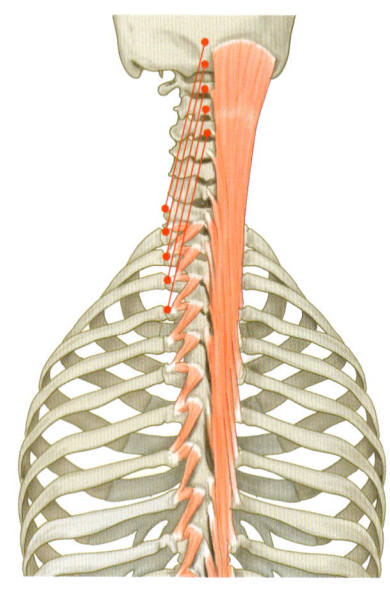

▶図 2-5　固有背筋内側群の走行
内側群は横突起より起始し，棘突起に停止するように，頭内側へ向かって上行する．

　また，頸部では，半棘筋が内側群の大部分を占める．つまり，頸椎の前弯を保持するためには，**半棘筋**が重要になる．半棘筋の緊張が低く，頸椎の前弯を保持できない場合には，静的安定化機構に対する負荷が増す．さらに頸椎の運動に関与する外側群である**頭板状筋**の緊張を亢進させて，代償的に頸椎の安定性を高めている場合がある．このような場合には，頸椎の棘突起ではなく，頸部の後外側部に疼痛を訴えることが多い．

3) 後頭下筋群の機能

　本症例のように，頸椎の生理的前弯が低下すると，頭部は屈曲位となる．それを代償するために，環椎後頭関節や環軸関節の伸展が増強していることがある．同関節の伸展に作用する筋は，**後頭下筋群**と呼ばれる（▶図 2-6）．

　後頭下筋群とは，**大後頭直筋**，**小後頭直筋**，**上頭斜筋**，**下頭斜筋**の 4 筋であ

➡半棘筋
semispinalis m.

➡後頭下筋群
craniovertebral joint m.

➡大後頭直筋
rectus capitis posterior major m.

➡小後頭直筋
rectus capitis posterior minor m.

➡上頭斜筋
obliquus capitis superior m.

➡下頭斜筋
obliquus capitis inferior m.

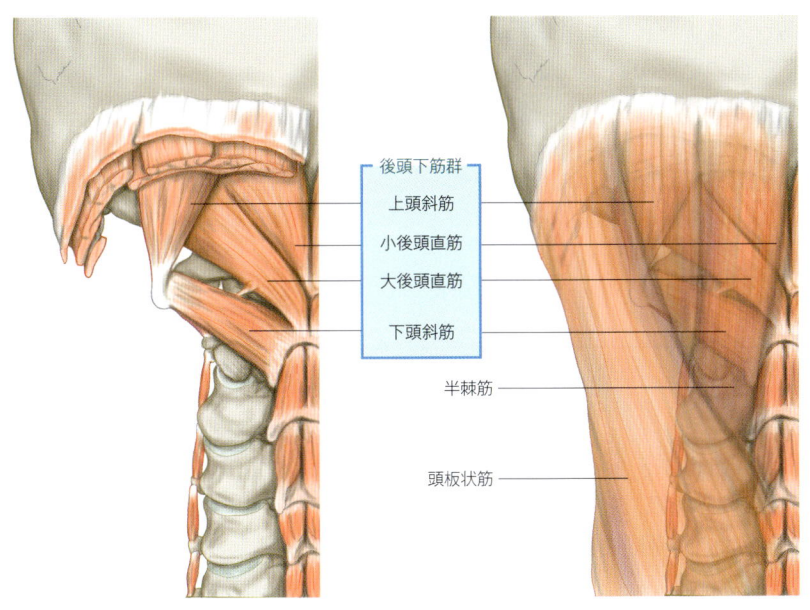

a 深層　　　　　　　　　　b 表層

▶図2-6　後頭下筋群
後頭下筋群（青枠）の表層に頸半棘筋や頭板状筋が位置する．bはaの上に半棘筋と頭板状筋を透化させて加えたもの．

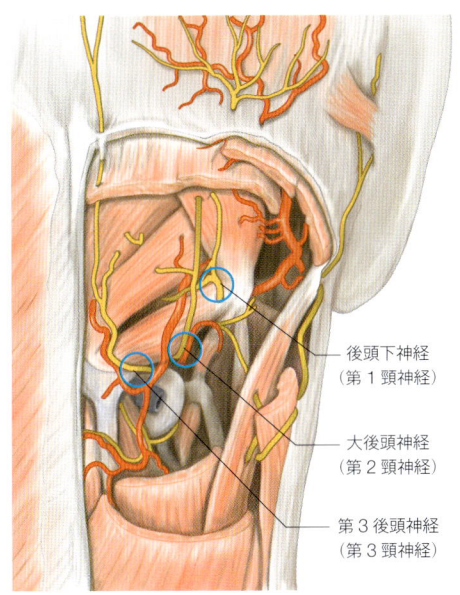

▶図2-7　後頭下筋群を貫通する神経
後頭下筋群を支配する第1～3頸神経は後頭下筋群を貫通し，頭部から頸部へ至る（青丸部分）．そのため，後頭下筋群の緊張が増加すると，これらの神経を圧迫することになる．

る．これらの筋は第1頸神経（**後頭下神経**）の後枝の支配を受けており，固有背筋内側群と同様に後頭骨と環椎・軸椎間の関節の位置を微調整する安定化機構と考えられる．

　第1～3頸神経は後頭下筋群を貫通することがあり（▶図2-7），後頭下筋群の緊張が高まると，これらの神経を圧迫する．これらの神経は頸部後方から頭部近くを支配しているため，頸部から頭部にかけて片側性の疼痛を自覚すると考えられる．

➡後頭下神経（第1頸神経）
　suboccipital nerve

➡大後頭神経（第2頸神経）
　greater occipital nerve

➡第3後頭神経（第3頸神経）
　third occipitar nerve

つまり，本症例の疼痛は，頸椎のアライメントを調整する動的安定機構の破綻により，板状筋の緊張や後頭下筋群の緊張が高まったために，頸部外側から頭部へ疼痛を自覚しているものと考えられる．そこで，板状筋や後頭下筋群のリラクセーションに加えて，半棘筋をはじめとした内側群への安定化エクササイズを行うことで，疼痛が緩和したものと考えられる．

3. 頸部伸筋群を超音波で観察しよう！
1) 板状筋の超音波解剖

●頸板状筋
起　　始：第3〜6胸椎棘突起
停　　止：第1・2頸椎横突起
神経支配：第1〜6頸神経の各後枝の外側枝
作　　用：頸椎伸展（片側の収縮では，同側側屈と同側回旋）

───

●頭板状筋
起　　始：第4頸椎〜第3胸椎棘突起
停　　止：上項線の外側部，乳様突起
神経支配：第1〜6頸神経の各後枝の外側枝
作　　用：頭部伸展（片側の収縮では，同側側屈と同側回旋）

2) 半棘筋の超音波解剖

●頸半棘筋
起　　始：第1〜6胸椎横突起
停　　止：第2〜7頸椎の棘突起
神経支配：脊髄神経後枝内側枝
作　　用：頭部・頸椎・胸椎の伸展．片側の収縮で同側側屈，対側回旋

───

●頭半棘筋
起　　始：第3頸椎〜第6胸椎の横突起
停　　止：後頭骨の上項線と下項線の間
神経支配：脊髄神経後枝内側・外側枝
作　　用：頭部・頸椎・胸椎の伸展．片側の収縮で同側側屈，対側回旋

●板状筋・半棘筋の走行
　板状筋は，棘突起から横突起もしくは乳様突起に向かい，頭側外側へ走行する．板状筋の起始部は，僧帽筋，大・小菱形筋によって覆われている（▶図2-8）．しかし，乳様突起の内側部から頸部にかけては，表層に位置しているた

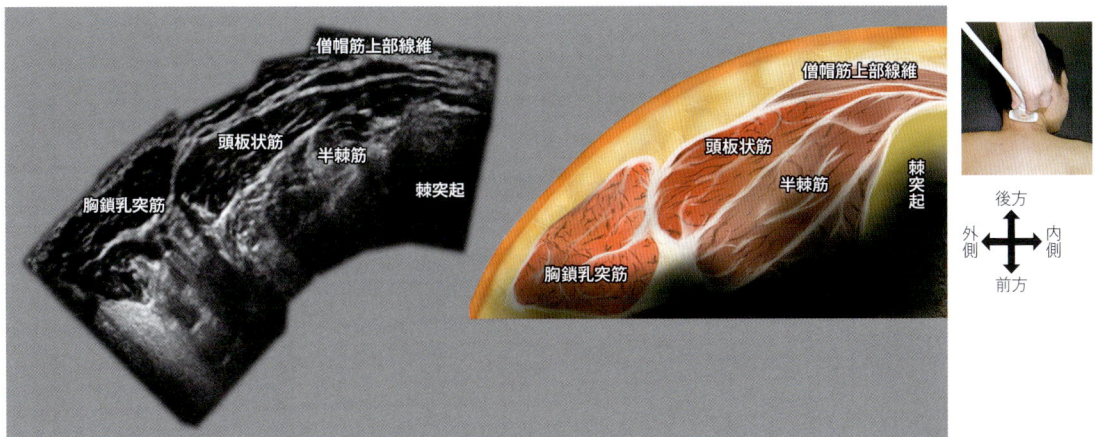

▶図2-8 頭板状筋・半棘筋のパノラマ像（短軸像）
僧帽筋上部線維の外側で，胸鎖乳突筋の後内側に頭板状筋の単独部位が存在する．頭板状筋の深層には，半棘筋が位置している．

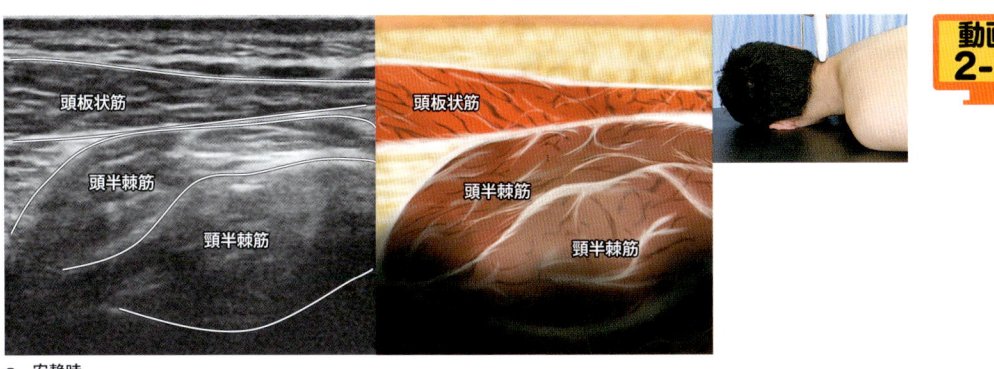

a 安静時

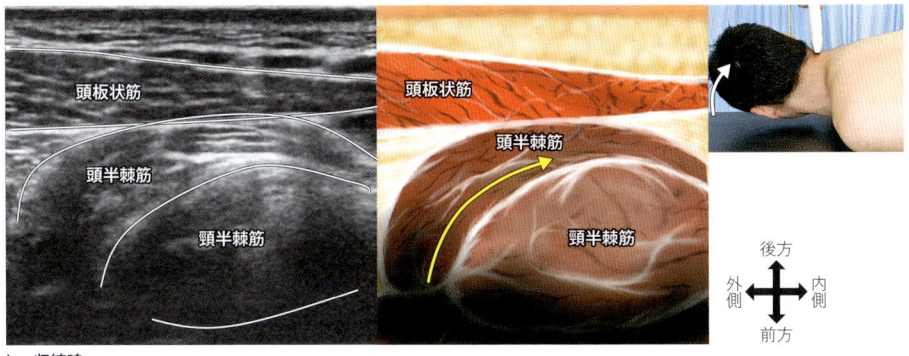

b 収縮時

▶図2-9 回旋位での頭部伸展時の頭板状筋と頭・頸半棘筋（短軸像）
頭部を同側回旋した肢位で頭部の伸展運動を行った．頭板状筋の動態は乏しいものの，頭・頸半棘筋は内側へ移動していた．

め，体表からの触察が可能である．
　半棘筋は，横突起から棘突起方向へ向かい，内側へ走行する．半棘筋は頭板状筋の深層に位置するため，体表から触察する際には頭板状筋を介して触れることになる．

● 頭板状筋と半棘筋の機能と動態

　頭板状筋と半棘筋は，頭頸部の複合伸展に作用する．その際の筋収縮の動態を観察すると，半棘筋が収縮に伴って大きく内側に移動するのに対して，頭板状筋は収縮時の内側への動きはわずかで，長軸方向への動きが大きいことが推察される（▶図2-9）．

> **超音波解剖でわかったこと**
>
> ・頭板状筋は，頭部伸展・同側回旋に伴って，わずかに内側へ移動しながら収縮する
> ・半棘筋は，頭部伸展・同側回旋に伴って，内側へ移動しながら収縮する

3) 後頭下筋群の超音波解剖

起　始：大後頭直筋；軸椎の棘突起
　　　　小後頭直筋；環椎の後結節
　　　　上頭斜筋；環椎の横突起
　　　　下頭斜筋；軸椎の棘突起
停　止：大後頭直筋；下項線の中間1/3
　　　　小後頭直筋；下項線の内側1/3
　　　　上頭斜筋；下項線の中間1/3の上部
　　　　下頭斜筋；環椎の横突起
神経支配：後頭下神経（C1）
作　用：頭部の伸展，同側側屈
　　　　大・小後頭直筋；同側回旋，上・下頭斜筋；対側回旋

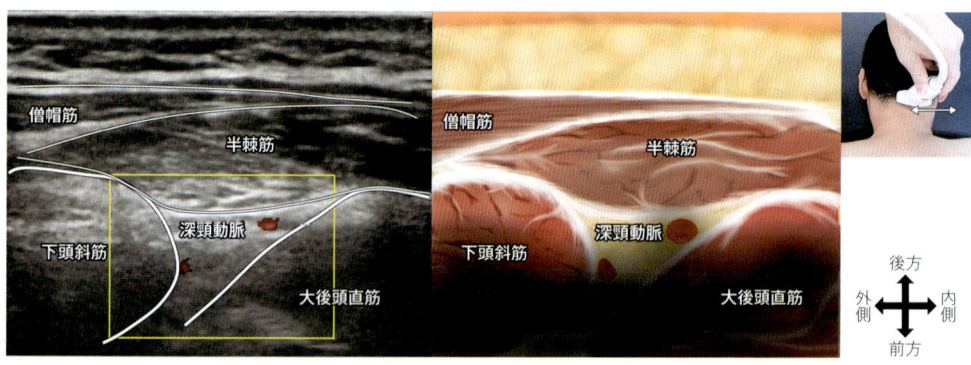

▶図2-10　後頭下筋群のカラードップラー像（短軸像）
上部頸部後方のカラードップラー像（短軸像）．僧帽筋・半棘筋の深層で深頸動脈の拍動が触れられる．深頸動脈の内側に存在する筋を大後頭直筋，外側に存在する筋を下頭斜筋と同定した．

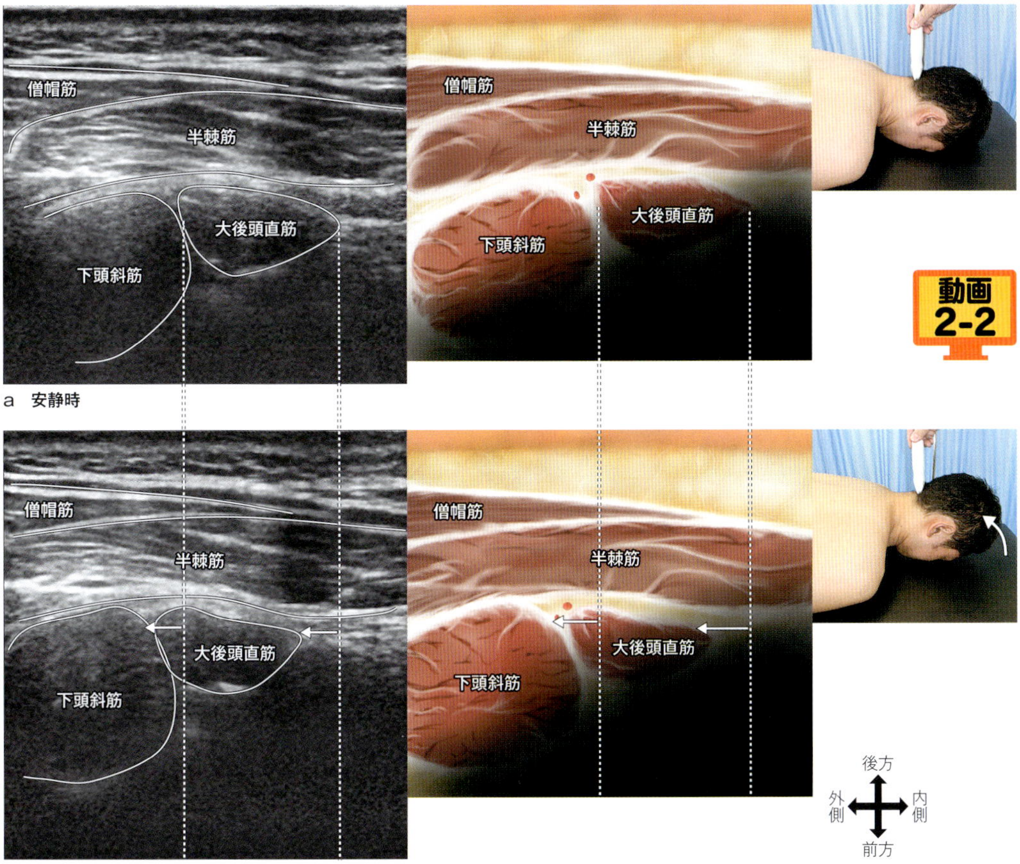

a 安静時

b 頭部伸展時

▶図2-11 頭部伸展時の後頭下筋群（短軸像）
後頭下筋群の収縮は，わずかな頭部の伸展運動，もしくは眼球を上転させるような運動によって，後頭隆起のすぐ遠位部で触知できる．後頭下筋群は収縮により，わずかに外側に移動する．

後頭下筋群は，頸部深層に位置する小さな筋であるが，大きな可動性をもつ**環椎後頭関節**と**環軸関節**の運動性と安定性を調整している（▶図2-10）．後頭下筋群は，半棘筋などが収縮しない程度のわずかな頭部の伸展，もしくは眼球を上転させるような運動で収縮する（▶図2-11）．

➡環椎後頭関節
atlanto-occipital joint

➡環軸関節
atlanto-axial joint

超音波解剖でわかったこと

・後頭下筋群は，わずかな頭部伸展に伴い，外側へ移動しながら収縮する

4．頸部伸筋群の運動療法

頸部伸筋群に対するリラクセーションは，頻繁に実施されることが多い．

1）頭板状筋・半棘筋の運動療法

頭板状筋は，収縮に伴う内外側への動きが乏しいため，胸鎖乳突筋より2横

こんな症状にも使える！

外傷性頸部症候群（いわゆる，むち打ちや頸椎捻挫）と呼ばれる交通外傷などでも，頸部伸筋群の筋緊張の亢進を認める場合がある．そのような場合にも頸部伸筋群のリラクセーションは応用できる．
ただし，やみくもに行うと症状を悪化させることがある．急性期は避け，頸部の機能評価に基づいて慎重に実施されるべきである．

指ほど内側で圧迫しながら，長軸方向への滑走を促す．

　一方，半棘筋は，頸部伸展・同側回旋運動に伴い，内側へ滑走する．この内側への滑走を促すように，頸椎棘突起の外側に指を置き，頸部伸展・同側回旋運動をさせた際に，筋が内側方向へ滑走するように徒手的に誘導する．

頭板状筋の収縮促通方法

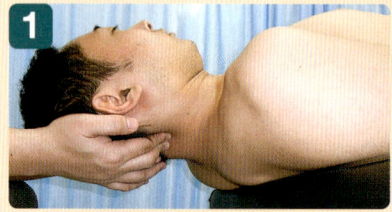
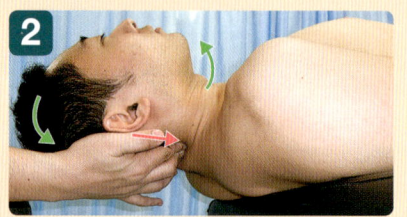

→ ：治療者が力を加える方向
→ ：患者が動かす方向

頭板状筋は胸鎖乳突筋の後内側で体表から触知できる．頭頸部の伸展運動に際して，短軸方向の動態は少ない．そのため収縮時に長軸方向への滑走を促すように操作する．

半棘筋の収縮促通方法

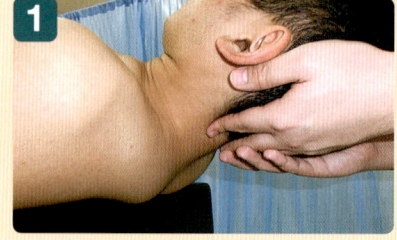
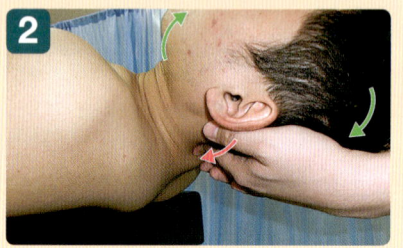

半棘筋は板状筋の深層で触知できる．頸部の同側回旋と伸展運動により半棘筋は内側へも滑走する．そのため，収縮時に半棘筋を内側へ移動させるように誘導する．

治療のポイント

後頭下筋群は半棘筋の深層に位置する．そのため，後頭下筋群の治療を行う際には，その前に半棘筋のリラクセーションを行い，半棘筋の圧痛がない状態で治療を開始する．

2) 後頭下筋群の運動療法

　後頭下筋群は筋長が短く，ストレッチしにくい筋である．また，半棘筋の深層に位置するため，半棘筋のリラクセーションが得られた後にアプローチするほうがよい．頭部を軽度伸展位にし，半棘筋の緊張を下げた状態で下項線の尾側から深層に圧迫する．この状態から伸展運動を促し，後頭下筋群の収縮を促す．後頭下筋群は収縮に伴い外側に移動するため，圧迫している筋を外側に滑走させることで，収縮を誘発しやすくなる．

後頭下筋群の収縮促通方法

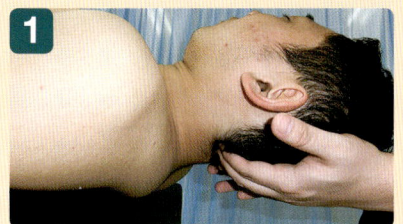
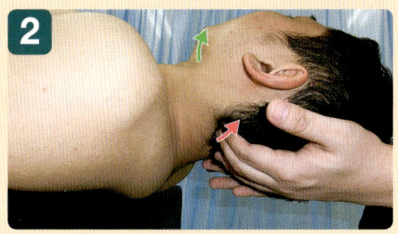

後頭下筋群はわずかな頭部伸展運動で収縮を触知できる．特に収縮に伴い外側へ移動するため，この移動を促すように誘導する．

II なぜ，肩甲帯の筋力強化で，頸部痛が消失したのか？

1. 肩甲帯のアライメント調節

肩甲骨は，肩鎖関節にて鎖骨と関節を構成し，胸郭上に位置している．また，肩甲骨の烏口突起と鎖骨の間に存在する**烏口鎖骨靱帯**によって，体幹とつながっている．肩甲骨は，この鎖骨の位置変化，もしくは肩甲骨に付着する筋群の張力によって，胸郭上での運動を行っている．

また，**肩関節**の運動に関わる多くの筋は，肩甲骨に付着している．上腕骨と肩甲骨では，上腕骨のほうが重い．そのため，肩関節の運動に関与する筋が収縮すると，力は肩甲骨を動かす方向に作用する．そのため，肩甲骨と胸郭をつなぐ筋が，肩甲骨を胸郭に引き付けることで，肩甲帯のアライメントは絶妙に調整されている．

➡肩甲骨
shoulder blade

➡烏口鎖骨靱帯
coracoclavicular ligament

➡肩関節
shoulder joint

2. 肩甲帯アライメントと頭頸部アライメントの関係

本症例は，肩甲骨が外転・下方回旋位をとり，胸椎が屈曲し，頭頸部の複合伸展が増強した**アライメント**をとっている．これらのアライメントの関連，つまり，肩甲骨のアライメントが胸椎や頸椎のアライメントを変化させるのか，頭頸部のアライメントが肩甲帯のアライメントを決定するのかは，明らかではない．しかし，臨床的にどちらかにアプローチするよりも，これらすべてのアライメントを整えた姿勢での運動を行うことや，どちらかの治療を行い，治療前後での変化を評価することで，アプローチを再考することは少なくない．

本症例の場合，治療初期は疼痛を訴える頸部や頭部にアプローチすることで，症状の寛解が得られたものの，仕事を続けていくと再び症状が出現している．そのために，肩甲帯と胸椎へのアプローチを行った．

肩甲骨が外転・下方回旋位をとると，胸椎は屈曲しやすく，肩甲骨が内転・上方回旋すると胸椎は伸展しやすい（▶図2-12）．そのため，固有背筋の収縮を促し，適切な胸椎のアライメントを調整するだけでなく，肩甲骨周囲筋の収縮

用語解説

アライメント（alignment）
骨の配列．正常な骨の配列の乱れは，力学的な負荷を変化させる．そのため，アライメントの変化を観察することは，緊張が亢進している筋と減弱している筋を推測できるため重要になる．

を促し，肩甲帯のアライメントも整えることが必要である．胸椎の屈曲を改善したい本症例では，外転・下方回旋した肩甲骨のアライメントの改善を目指した．そのためには，内転・上方回旋に作用する**僧帽筋**の**中部線維**や**下部線維**の筋力強化訓練が重要となる（▶図2-13）．

一方，これらの筋群の筋力が低下すると，代償的に僧帽筋上部線維の筋活動が強くなることが考えられる．僧帽筋の**上部線維**は，外後頭隆起や項靱帯に付着するため，肩甲帯が固定されると頭部の伸展に作用する．また，肩甲骨が外転・下方回旋位になると，肩甲骨下角部の内側縁が胸郭から浮き上がることがある．

大・小菱形筋は肩甲骨の内転作用を有しており，**前鋸筋**は外転作用を有している．これらの筋は，肩甲骨の内側縁を介して，全く逆方向のベクトルを有しているものの，両筋が働くと**肩甲骨内側縁を胸郭に引き付ける**（▶図2-14）．そのため，これらの筋が張力を発揮し，肩甲骨を胸郭に引き付けることも，肩甲骨のアライメントを改善するうえで重要になる．

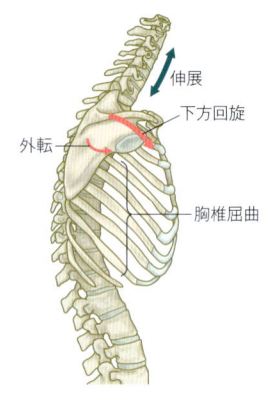

▶図2-12 本症例のアライメント

➡僧帽筋
　trapezius m.

➡大・小菱形筋
　rhomboid major/minor m.

➡前鋸筋
　serratus anterior m.

➡肩甲骨内側縁
　medial border of scapula

➡胸郭
　thorax

➡肩甲胸郭関節
　scapulothoracic joint

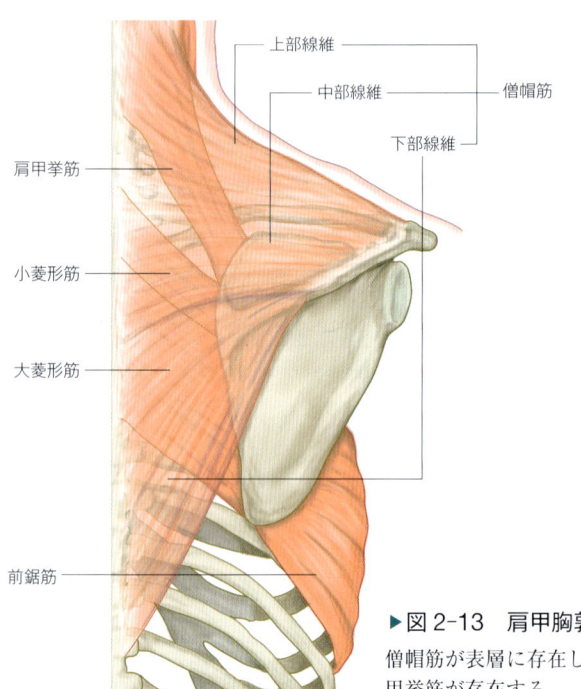

▶図2-13 肩甲胸郭関節に作用する筋群
僧帽筋が表層に存在し，その深層に菱形筋群や肩甲挙筋が存在する．

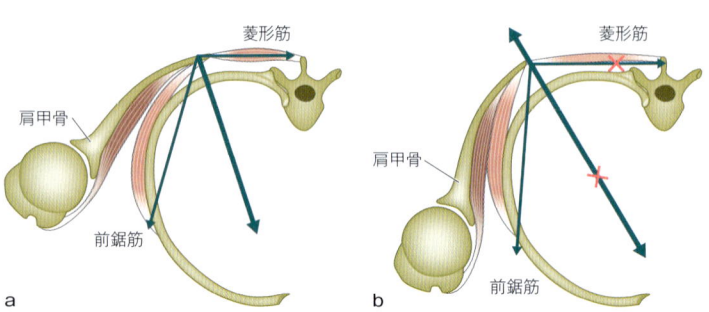

▶図2-14 菱形筋と前鋸筋の引き付け作用
a：菱形筋と前鋸筋の収縮（細い矢印）によって，肩甲骨内側縁を胸郭に引き付ける力（太い矢印）が発生する．
b：菱形筋の張力が低下した場合，肩甲骨は外転し，内側縁が持ち上がってしまう．

3. 僧帽筋・大・小菱形筋・前鋸筋を超音波で観察しよう！
1) 僧帽筋の超音波解剖

起　　始：上部線維；外後頭隆起，項靱帯
　　　　　中部線維；上位胸椎棘突起
　　　　　下部線維；下位胸椎棘突起
停　　止：上部線維；鎖骨外側 1/3 上縁
　　　　　中部線維；肩甲棘の上縁
　　　　　下部線維；肩甲棘基部の内側縁
神経支配：副神経，頸神経
作　　用：全体として肩甲骨内転，上部線維は挙上，下部線維は下制にも作用する．また，前鋸筋とともに肩甲骨の上方回旋にも作用する

2) 大・小菱形筋の超音波解剖

●大菱形筋
起　　始：外後頭隆起，項靱帯
停　　止：肩甲骨内側縁（下角～棘三角部）
神経支配：肩甲背神経
作　　用：肩甲骨内転・挙上．肩甲挙筋，小胸筋とともに下方回旋に作用する

―――――――――――――――――――

●小菱形筋
起　　始：上位胸椎棘突起
停　　止：肩甲棘部より頭側の内側縁
神経支配：肩甲背神経
作　　用：肩甲骨内転・挙上．肩甲挙筋，小胸筋とともに下方回旋に作用する

●僧帽筋，大・小菱形筋の走行と機能

　僧帽筋はもっとも表層に存在する浅背筋で，その深層に大・小菱形筋が存在する（▶図 2-15）．両筋とも肩甲骨の内転に作用する（▶図 2-16）が，僧帽筋は肩甲骨の上方回旋に作用し，大・小菱形筋は肩甲骨の下方回旋に作用する．上肢前方挙上や側方挙上時，肩甲骨は上方回旋するため，僧帽筋が作用すると考えられる．一方，後方挙上時，肩甲骨は下方回旋するため，大・小菱形筋が作用すると考えられる．

　しかし，上肢前方挙上運動中の大菱形筋（下角部）を観察すると，明らかに筋の膨隆が増している（▶図 2-17）．これは，上肢挙上運動中に，大・小菱形筋が前鋸筋とともに肩甲骨内側縁を胸郭に引き付ける作用をした結果と考えている．つまり，肩甲骨の内側縁を胸郭に引き付けるには，大菱形筋の収縮が必要となる．

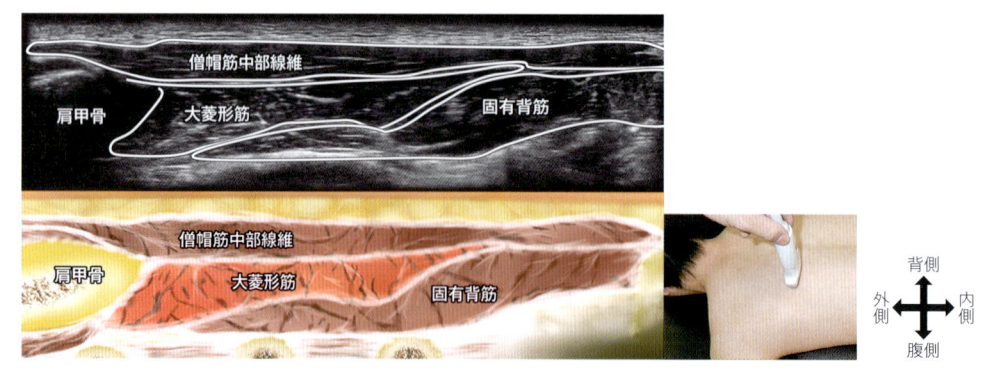

▶図 2-15 大菱形筋と固有背筋の位置関係

肩甲骨下角部で,体幹に対する短軸像.大菱形筋は僧帽筋の深層で,固有背筋の表層に位置している.

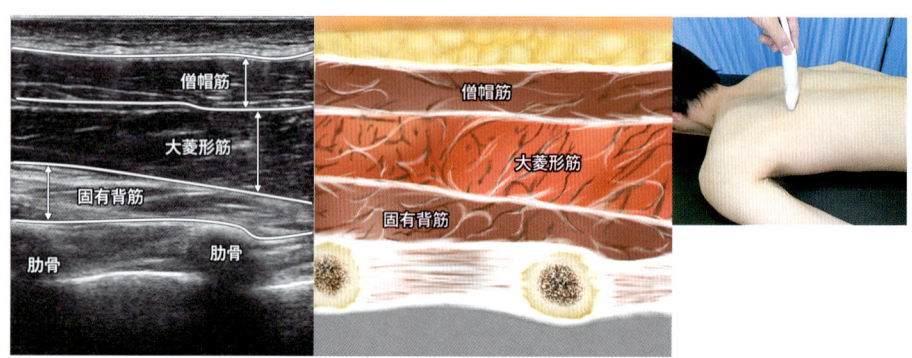

a 安静時

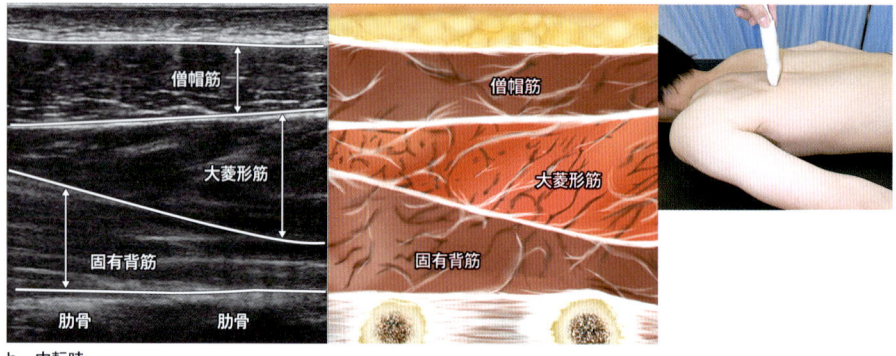

b 内転時

▶図 2-16 肩甲骨内転時の僧帽筋と大菱形筋(短軸像)

肩甲骨内側縁の内側部で,体幹の長軸に対する短軸像.肩甲骨を内転することで,僧帽筋・大菱形筋の筋厚が増加した.さらに固有背筋も筋厚が増加した.

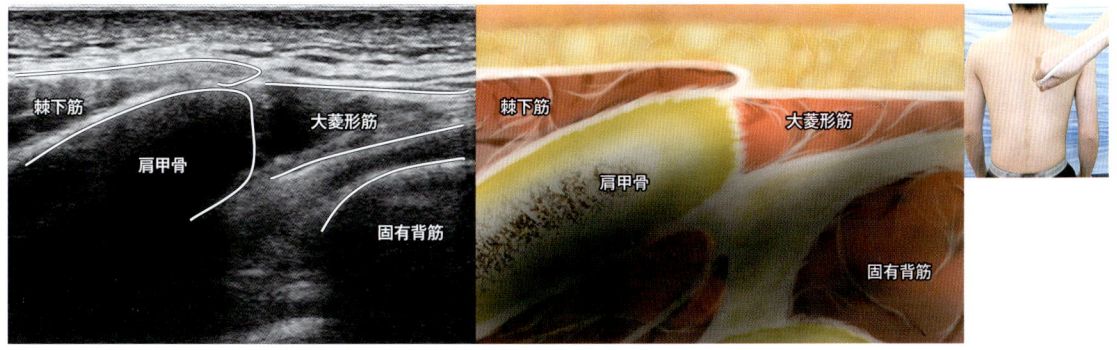

a 下垂時

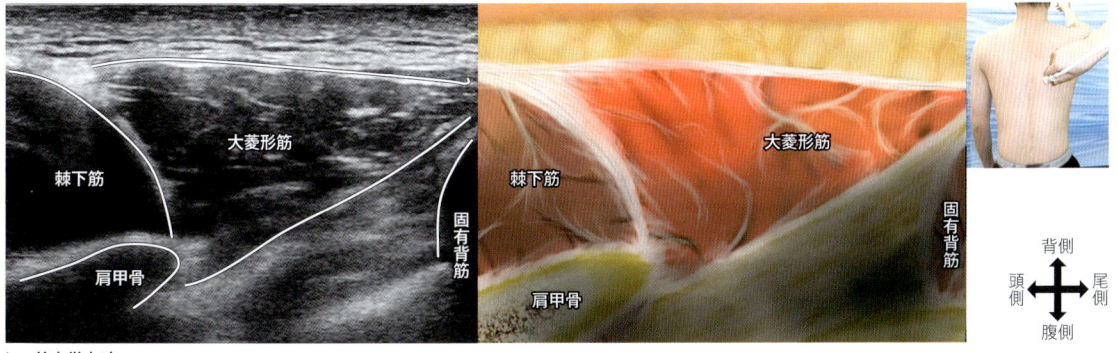

b 前方挙上時

▶図 2-17　上肢前方挙上時の大菱形筋（短軸像）
下角部の内側縁の内側部での短軸像．上肢の前方挙上に伴い，大菱形筋・棘下筋の膨隆が確認できる．また，肩甲骨内側縁も胸郭に向かって移動した．つまり，肩甲骨を胸郭に固定するために大菱形筋が収縮したと推察できる．

超音波解剖でわかったこと

- 上肢前方挙上運動中にも大・小菱形筋の筋厚が増すことから，肩甲骨の内側縁を胸郭に引き付ける作用をしている
- 胸椎を伸展させるときにも大・小菱形筋の筋厚が膨隆する

評価のポイント

大菱形筋の機能評価をするうえで，大菱形筋の触診は重要になる．大菱形筋の大部分は僧帽筋に覆われているが，下角部の内側のみ，大菱形筋が表層から触診可能になる．肩甲骨内転運動時の同部位での筋収縮を確認することは大事になる．

3）前鋸筋の超音波解剖

起　始：第1～9肋骨
停　止：肩甲骨内側縁
神経支配：長胸神経，特に下部の筋束は肋間神経外肋間筋枝の支配も受ける[1]
作　用：肩甲骨外転．僧帽筋とともに上方回旋に作用する

●前鋸筋の走行と機能

前鋸筋の最下部が付着する肋骨の高さには個体差が大きく，第7肋骨が3.6%，第8肋骨が41.8%，第9肋骨が40.6%，第10肋骨が12.5%，第11肋骨

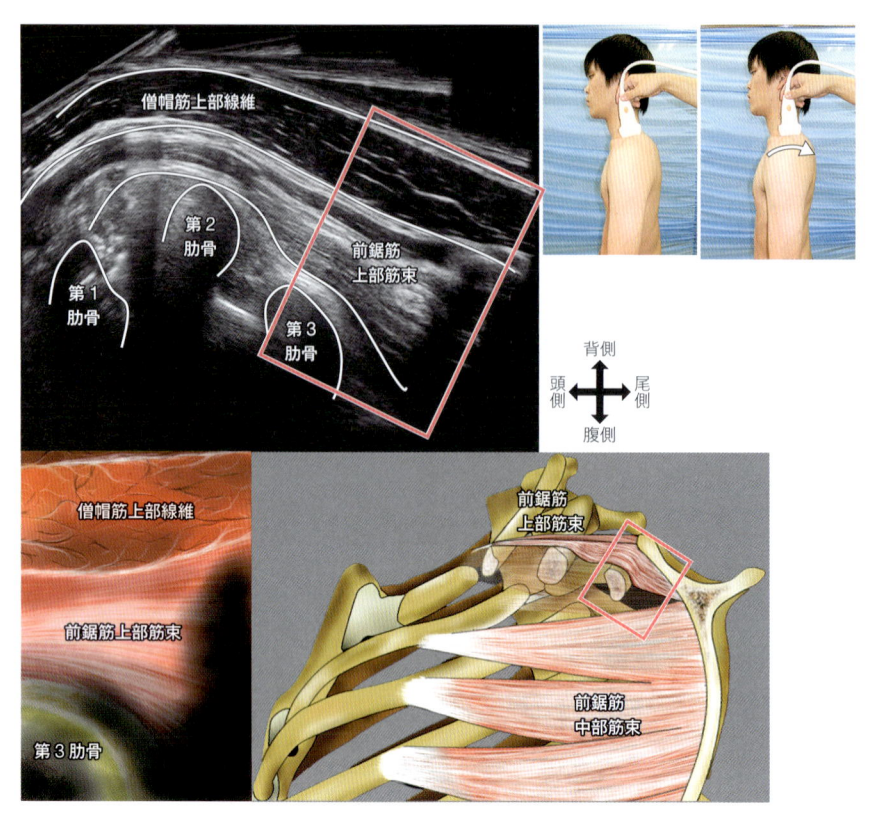

▶図2-18　胸椎伸展時の前鋸筋のパノラマ像（長軸像）
前鋸筋の上部筋束の動態を示す．前鋸筋の上部筋束は肩甲骨上角部からほぼ前方に走行し，第2・3肋骨を越えて，第1肋骨に付着する．胸椎伸展に伴い，この上部筋束は第1肋骨を上角に引き付けるような動態を示す．

が1.3％といわれている[2]．

　もっとも上部の筋束は，肩甲骨上縁の内側縁から第1肋骨に付着している．この筋束は肩甲骨の前傾にも作用する．また肩甲骨を固定した状態では，胸郭を肩甲骨に引き付けるように，胸椎を伸展させる（▶図2-18）．

　下部の筋束は，肩甲骨下角を引き下げ，後傾にも作用する．つまり，前鋸筋の上部筋束と下部筋束が協調的な収縮をすることで，肩甲骨内側縁全体を胸郭に引き寄せることが可能になる．

超音波解剖でわかったこと

・前鋸筋の上部筋束は，胸椎伸展運動時に第1肋骨を肩甲骨に引き付けるように収縮し，胸椎の伸展を補助している

4. 僧帽筋・大・小菱形筋・前鋸筋の運動療法

　これらの筋群に対する運動療法として，個別の筋収縮を促す方法は，それぞれの作用を適切に促すことで可能になる．

僧帽筋・菱形筋・前鋸筋のエクササイズ

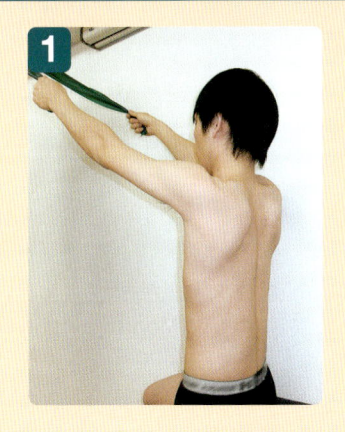

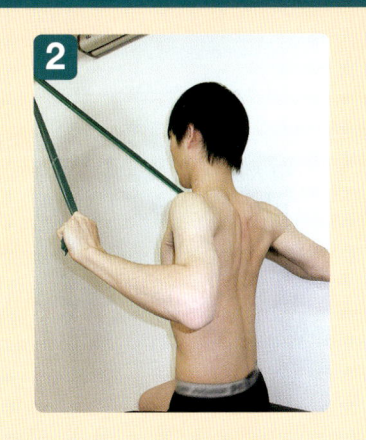

前上方から肩甲骨の内転運動と胸椎の伸展運動により，チューブを後下方に引く動作を繰り返す．この際に，肩甲骨内側縁が胸郭から浮き上がらないようにすることで，より前鋸筋の収縮が促通される．

> **こんな症状にも使える！**
>
> 投球障害肩や肩関節周囲炎においても，肩甲帯の機能低下は問題になる．そのような場合にもこのエクササイズは有効となる．肩甲骨周囲筋のみでなく，胸椎や胸郭のアライメントも考慮したうえで，運動療法を進めることが重要である．

　ここでは，これらの筋群の協調的な活動を促すことを考えたい．筆者らはチューブを肋木に掛け，肩関節挙上位から引き付ける運動を行い，肩甲帯の周囲筋の収縮を促している．

　引き付ける際には，肩甲骨の下制と内転が生じる．この際に肩甲骨の内側縁を胸郭に引き付けるように意識することで，前鋸筋と大・小菱形筋の作用を引き出せる．特に胸椎の屈曲が生じると，前鋸筋の上部筋束が伸張され，肩甲骨が前傾するため，下角部が浮き上がりやすくなる．そのため，固有背筋の収縮が促されることも重要になる．

　再び戻す際には，チューブの牽引力で上肢は挙上し，肩甲帯の挙上・外転運動が誘発される．この肩甲帯の運動を制御するように，僧帽筋中部線維や下部線維，大・小菱形筋の遠心性収縮を意識させる．また，胸椎のさらなる伸展を促すことで，胸椎の伸展に伴う前鋸筋上部筋束の収縮を促すことも可能になる．

【文献】
1) 那須久代, 山口久美子, 秋田恵一：前鋸筋の支配神経の分布と機能との関連性. 臨床解剖研究会記録 12：42-43, 2012
2) 河上敬介, 小林邦彦（編）：骨格筋の形と触察法, 第2版. pp128-131, 大峰閣, 2013

3 片麻痺の肩関節痛

症例

62歳，女性．3年前に脳梗塞（右中大脳動脈領域）により左片麻痺となり，1か月前より**左肩関節痛**が出現した．様子をみていたが，徐々に疼痛が増悪し，1週間前より夜間痛が出現したため，整形外科を受診した．

Brunnstrom Stage は上肢Ⅲ・手指Ⅲ，**Modified Ashworth Scale** は上肢・手指とも2であった．表在覚・深部覚ともに9/10で，軽度鈍麻であった．疼痛は，安静時 NRS（numeric rating scale）4/10，運動時 NRS 7/10，ともに肩関節前方深部に訴えがあった．Ⅰ 特に，上腕二頭筋長頭腱に著明な圧痛を認めた．また，左肩関節に2横指ほどの亜脱臼が存在していた．

上腕二頭筋長頭腱への物理療法と運動療法を行った結果，一時的に疼痛は軽減したが，治療後数日すると再び疼痛が出現した．そこで，関節可動域（ROM）を測定したところ，屈曲100°，外転80°，外旋0°，水平内転80°，他動的に**結帯動作**を再現すると殿部レベルで，可動性の低下を認めた．さらに，**Neer impingement test** が陽性であった．

Ⅱ 上腕二頭筋長頭腱への治療に加えて，腱板筋群のうち肩甲下筋・棘上筋・棘下筋への運動療法を追加した．その結果，疼痛は運動時のみ NRS 2/10 と残存したが，その他の項目は消失した．関節可動域は屈曲140°，外転110°，外旋25°，水平内転110°，結帯動作 L4 レベルと改善し，Neer impingement test は陰性となった．

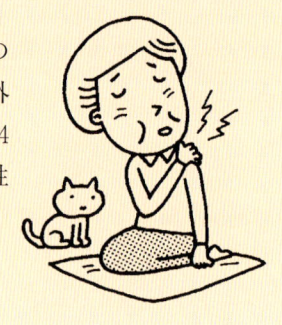

用語解説

Modified Ashworth Scale
四肢の関節の他動運動の抵抗量を6段階にグレード化したものである．評価する筋を他動的に動かしたときの抵抗感によって評価する．

結帯動作
手を背中に回して帯を結ぶ動作．肩関節に痛みや拘縮があると，手を回す位置が下がる．症状がひどいと，動作そのものが困難となる．

Neer impingement test
片手で肩甲骨を上方から下方に圧迫し，他の手で内旋した患肢を上腕骨の軸圧方向に圧迫しながら挙上する．その際に，大結節と腱板が肩峰に圧迫され疼痛を訴えると陽性となる．

Ⅰ なぜ，上腕二頭筋長頭に炎症が生じたのか？

1. 片麻痺の肩関節痛と亜脱臼は関係があるのか？
2. 片麻痺の肩関節痛と上腕二頭筋長頭の関係
3. 上腕二頭筋を超音波で観察しよう！
4. 上腕二頭筋の運動療法

Ⅱ なぜ，腱板筋群の運動療法で疼痛が消失したのか？

1. 上腕二頭筋長頭と腱板筋群の関係
2. 腱板筋群（肩甲下筋・棘上筋・棘下筋）を超音波で観察しよう！
3. 腱板筋群（肩甲下筋・棘上筋・棘下筋）の運動療法

I　なぜ，上腕二頭筋長頭に炎症が生じたのか？

1. 片麻痺の肩関節痛と亜脱臼は関係があるのか？

　片麻痺の肩関節痛の原因には，肩甲上腕関節の異常アライメントである亜脱臼，癒着性関節包炎（凍結肩），腕神経叢麻痺，肩手症候群，反射性交感神経性ジストロフィー（CRPS type1），視床痛（中枢性疼痛）などがある．

　亜脱臼は，高頻度に発生する合併症であるにもかかわらず，亜脱臼の程度と疼痛に相関関係は見出すことができなかったとする報告[1,2]があり，亜脱臼と疼痛は直結しない．また，非亜脱臼例のうちROMが大きすぎる，または小さすぎる症例において，著明な肩関節痛が発生したという報告[3]もある．

　片麻痺の肩関節は，急性期の弛緩時期に亜脱臼を代表とする不安定な状態となりやすい．さらに，回復期・慢性期において，筋緊張が不均衡となり，不動による使用頻度の低下も加わり，亜脱臼を呈したまま関節拘縮を生じることがある．その結果，不安定な部分と拘縮している部分が混在することとなる．このような状態での肩関節運動は，正常な関節運動から逸脱し，肩関節に過剰なストレスを加える．

　つまり，片麻痺の肩関節痛の原因を，亜脱臼という一症状から考えるのではなく，片麻痺の最大の特徴である**筋緊張の異常**によって，関節運動がどのように妨げられているのかを考える必要がある．

　本症例は，発症から3年が経過しており，亜脱臼と拘縮が混在している時期である．上肢のBrunnstrom StageはⅢであり，肩関節の運動時に上腕二頭筋の緊張が増加し，肩関節前面の疼痛を伴っている．

2. 片麻痺の肩関節痛と上腕二頭筋長頭の関係

　肩関節痛を訴える片麻痺患者は，MRI所見[4]や超音波検査所見[5]から上腕二頭筋長頭腱およびその周囲の肩関節前面に，高頻度に炎症症状を生じていると報告されている．では，何が原因で上腕二頭筋長頭腱へのストレスが増加するのだろうか．

　上腕二頭筋長頭が緊張すると，結節間溝を通過する長頭腱を介して上腕骨頭に内旋方向への力が加わる（▶図3-1）．この力は，肩関節の挙上運動に必要な外旋運動に拮抗する．そのため，片麻痺患者にみられる上腕二頭筋の異常な筋緊張の亢進は，上腕二頭筋長頭腱に機械的なストレスを加え続けることとなる．

　本症例は，上腕二頭筋長頭腱に著明な圧痛を認めている．そのため，上腕二頭筋の筋緊張を低下させることは，上腕二頭筋長頭腱への機械的なストレスを低下させることになる．

用語解説

亜脱臼（subluxation）
関節面相互の適合性は失われているが，関節面の一部が接触している状態．

用語解説

筋緊張の異常と異常筋緊張
筋緊張の異常とは，筋緊張の異常な亢進と減弱を指す．一方，異常筋緊張とは，痙縮や固縮，弛緩などの筋緊張の異常を指す．
前者は神経系の異常のほかに，皮膚の短縮や動作時の過剰な努力などによっても生じるのに対して，後者は神経系の異常によって生じる．

a 正常時　　　　　　　　　　　　　b 緊張時

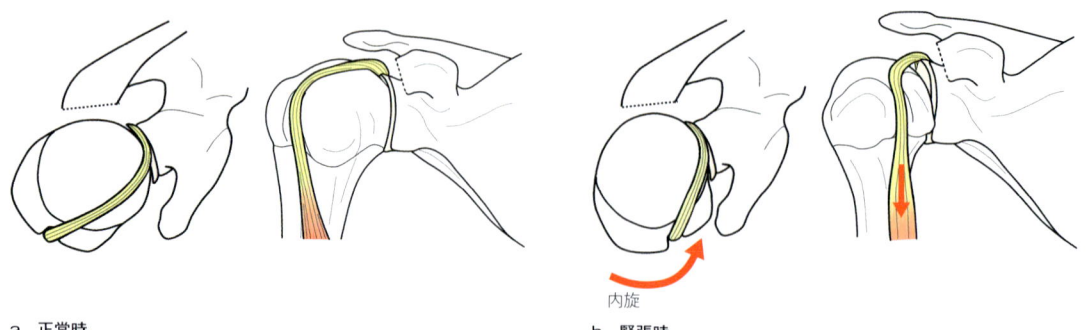

▶図 3-1　上腕二頭筋長頭腱と肩関節内旋
上腕二頭筋長頭の緊張が増加すると，結節間溝を通過する長頭腱を介して上腕骨頭に内旋方向への力が加わる．

3. 上腕二頭筋を超音波で観察しよう！

起　　始：長頭；肩甲骨関節上結節，関節唇
　　　　　短頭；肩甲骨烏口突起
停　　止：橈骨粗面，上腕二頭筋腱膜となり，前腕筋膜の上内側に放散
神経支配：筋皮神経
作　　用：肘関節屈曲，前腕回外，肩関節屈曲，肩関節運動時に上腕骨頭を安定させる

●上腕二頭筋の走行

上腕二頭筋長頭は，肩甲骨関節上結節と関節唇から起始した後，上腕骨頭の前上方の腱板疎部を通過し，結節間溝に進入する．新井ら[6]によれば，上腕二頭筋長頭腱は，腱板疎部を通過する際に，腱板疎部の構成要素である**烏口上腕靱帯**（CHL）と**上関節上腕靱帯**（SGHL）に包み込まれている．さらに，上腕二頭筋長頭腱が結節間溝に進入し角度を変える部分には，肩甲下筋腱最頭側部である小結節上面の上外側面に，薄い腱性組織（**舌部**）が伸びており，CHL，SGHLと舌部が結節間溝までの導通路を形成していると報告されている（▶図 3-2）．結節間溝通過後は，烏口突起から起始した上腕二頭筋短頭と合流し，共同の筋腹となり，橈骨粗面に停止する．

上腕二頭筋短頭と**烏口腕筋**は，浅層に三角筋が，深層には肩甲下筋が存在し，これらの筋に挟みこまれている．

●上腕二頭筋の動態

肘関節の屈曲運動時，上腕二頭筋長頭の結節間溝より近位部では，変化が確認できない．一方，結節間溝より遠位部では，収縮に伴い，筋腹が短頭とともに内側方向へ移動する（▶図 3-3，3-4）．

また，肩関節内旋時，**三角筋**は上腕二頭筋短頭と烏口腕筋の浅層を滑走し，**肩甲下筋**は上腕二頭筋短頭と烏口腕筋の深層にもぐりこむように滑走する（▶図 3-5）．解剖学的所見からこの部位には，**烏口下滑液包**や**肩甲下滑液包**などの滑膜組織が存在する（▶図 3-6）．

➜上腕二頭筋長頭
　long head of biceps brachii m.

➜烏口上腕靱帯
　coracohumeral ligament；CHL

➜上関節上腕靱帯
　superior glenohumeral ligament；SGHL

➜上腕二頭筋短頭
　short head of biceps brachii m.

➜烏口腕筋
　coracobrachialis m.

➜三角筋
　deltoid m.

➜肩甲下筋
　subscapularis m.

➜烏口下滑液包
　subcoracoid bursa

➜肩甲下滑液包
　subscapularis bursa

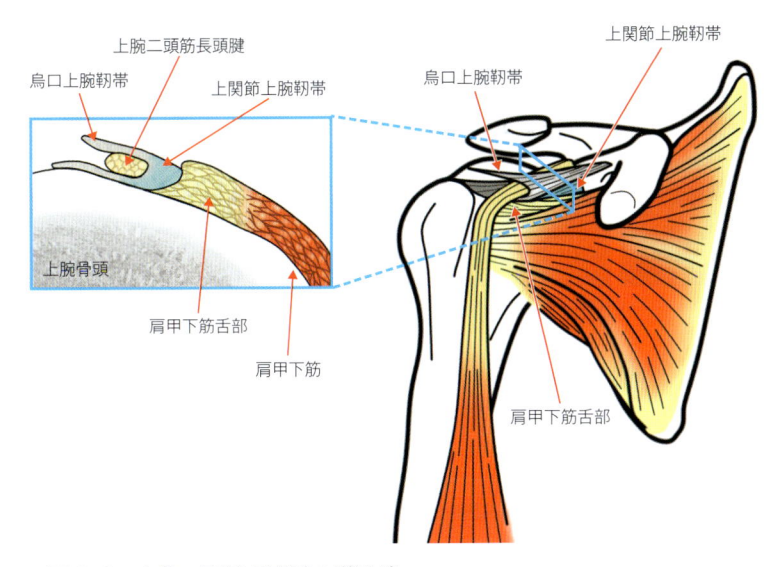

▶図3-2　上腕二頭筋長頭腱の導通路

上腕二頭筋長頭腱は，腱板疎部を通過する際に烏口上腕靱帯（CHL）と上関節上腕靱帯（SGHL）に包みこまれる．上腕二頭筋長頭腱が結節間溝に進入し角度を変える部分には，肩甲下筋の薄い腱性組織（舌部）が伸びており，CHL，SGHLと舌部が結節間溝までの導通路を形成している．

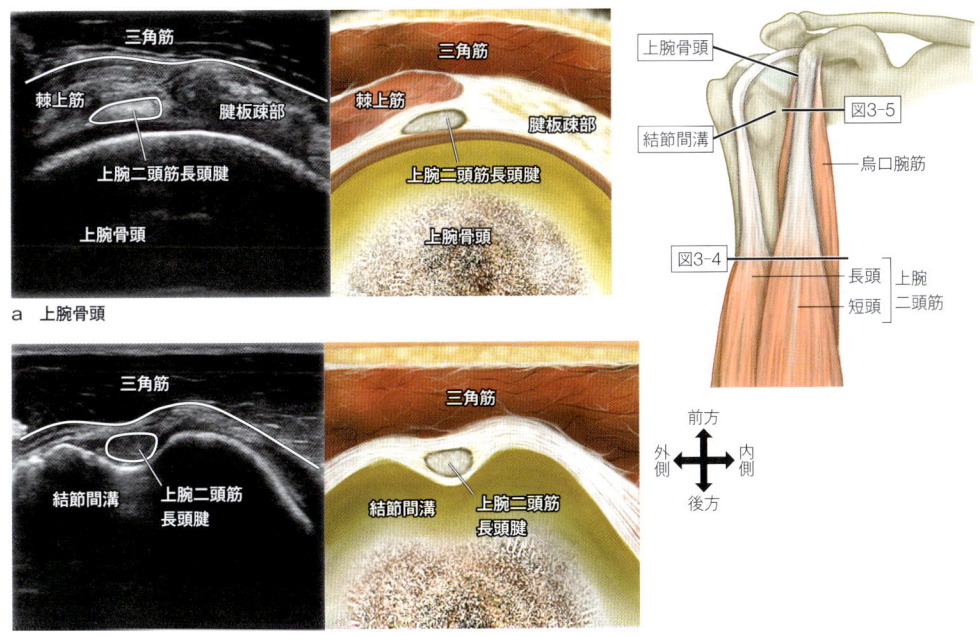

a　上腕骨頭

b　結節間溝

▶図3-3　上腕二頭筋の部位別短軸像

上腕骨頭レベルと結節間溝レベルにおいて，肘関節屈曲に伴う上腕二頭筋長頭腱の動きはほとんど確認できなかった．

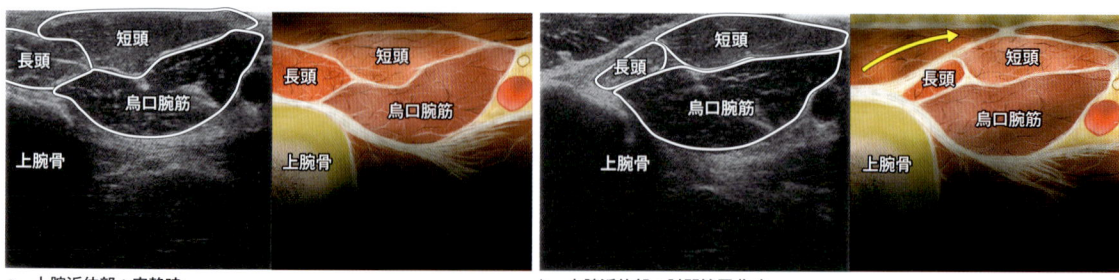

a　上腕近位部：安静時　　　　　　　　　b　上腕近位部：肘関節屈曲時

▶図 3-4　肘関節屈曲時の上腕二頭筋（短軸像）
結節間溝より遠位部では，収縮に伴い短頭とともに内側方向へ筋腹が移動することが確認できる．

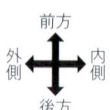

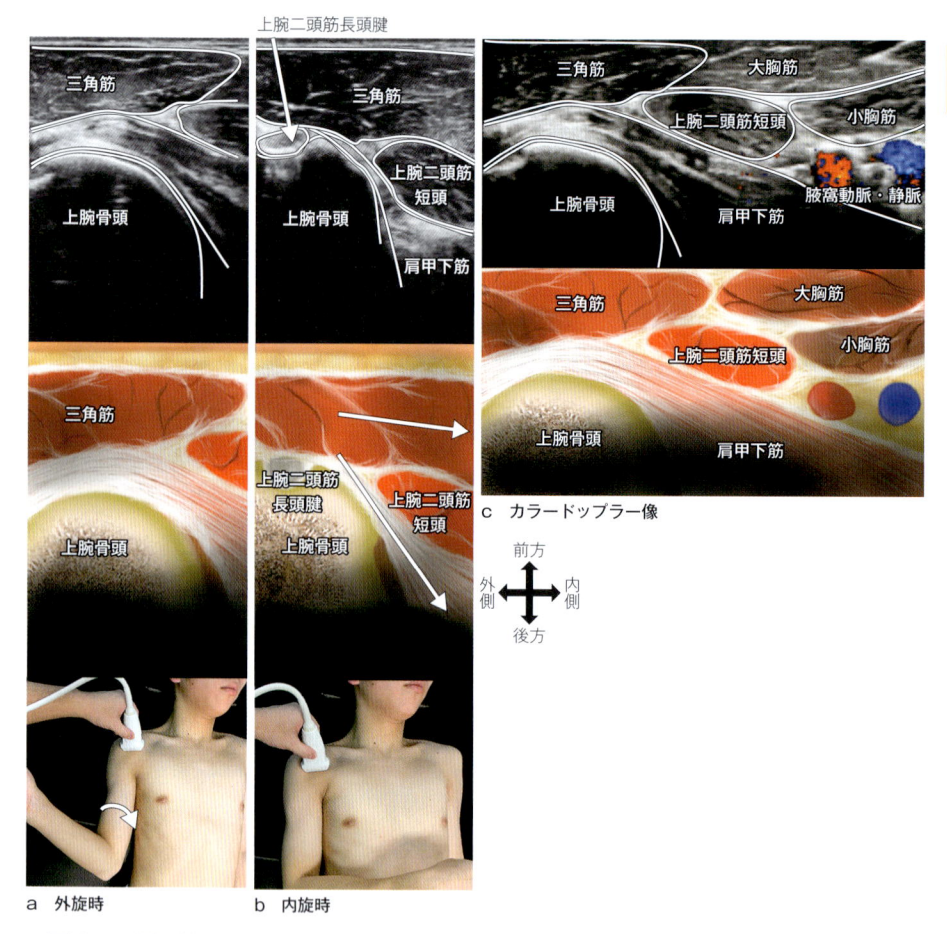

c　カラードップラー像

a　外旋時　　　b　内旋時

▶図 3-5　肩関節外旋～内旋時の上腕二頭筋（短軸像）
肩関節内旋時，三角筋と肩甲下筋は上腕二頭筋短頭を挟んで滑走する．この部分の癒着は肩関節の外旋制限を引き起こす原因となるため，治療の対象となる．
肩甲下筋の下部線維の停止腱は，小結節遠位から小結節稜にかけて骨頭を覆うように停止している．また，大胸筋の深層には上腕二頭筋短頭と烏口腕筋が存在し，腋窩動脈・静脈が走行する．その深層に肩甲下筋が存在しているため，カラードップラーにより血流を確認すると同定が容易となる．

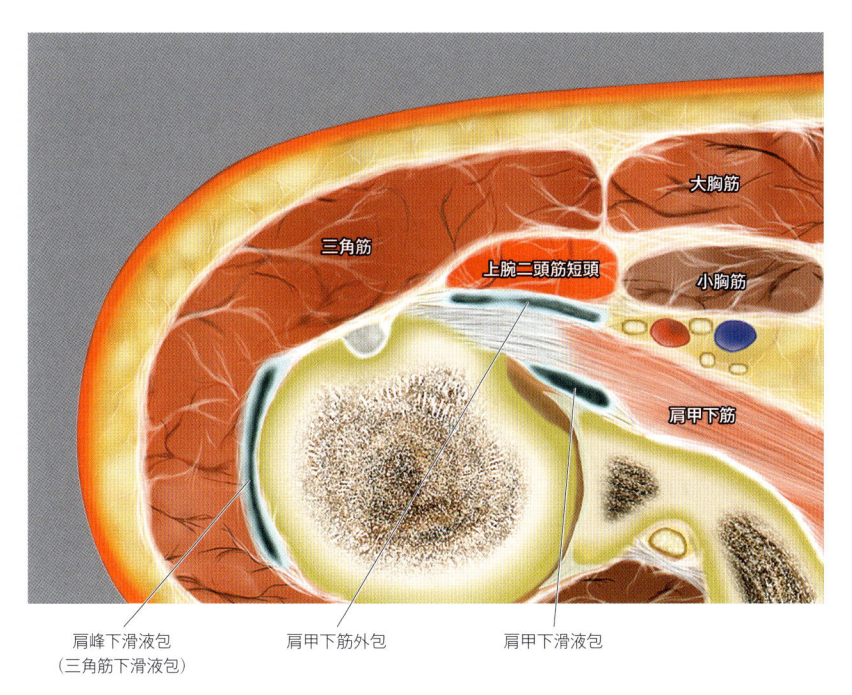

▶図3-6　肩関節前面の滑液包

超音波解剖でわかったこと

・上腕二頭筋の筋腹は，肘関節屈曲時に内側へ移動する
・肩関節内旋時，上腕二頭筋短頭の表層を三角筋が，深層を肩甲下筋が滑走する

4. 上腕二頭筋の運動療法

　本症例では，上腕二頭筋長頭腱部の炎症が疼痛の原因となっている．片麻痺の麻痺側上腕二頭筋の筋緊張は亢進しやすい．そのため，肘関節は屈曲位となりやすい．ここでは，上腕二頭筋の筋緊張を減弱させ，肘関節を伸展させることが重要となる．しかし，上腕二頭筋長頭腱は肘関節屈曲時にあまり動かない．一方，長頭と短頭の合わさった筋腹部分は比較的よく動くため，運動療法は上腕二頭筋の筋腹に対して行う．

上腕二頭筋の伸張方法

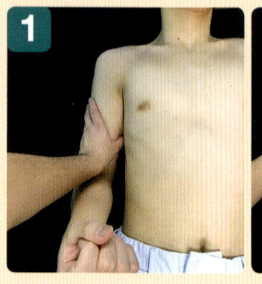

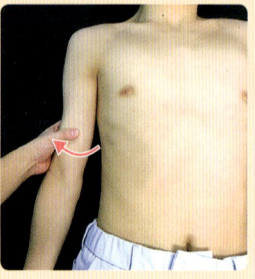

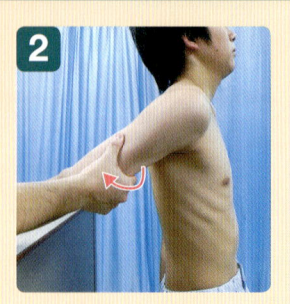

超音波により上腕二頭筋長頭の動態を観察すると，収縮により，結節間溝より遠位では短頭とともに筋腹が内側方向に移動することがわかる．上腕二頭筋をストレッチする際には，肘関節と肩関節の伸展と前腕の回内を強制する．その際，上腕二頭筋を外側方向に，筋腹をねじるように，ダイレクトに伸張する操作を加えたほうがよい．
①背臥位で行うストレッチ．②座位または立位で行うストレッチ．

→：治療者が力を加える方向

II なぜ，腱板筋群の運動療法で疼痛が消失したのか？

1. 上腕二頭筋長頭と腱板筋群の関係

　本症例は，上腕二頭筋長頭への運動療法により疼痛が一時的に軽減したが，完治には至らず，再発を繰り返した．そこで，再評価を行ったところ，外旋可動域が著明に低下しており，Neer impingement test も陽性であった．肩関節前方深部の疼痛の訴えと上腕二頭筋長頭腱の圧痛が著明なことから，上腕二頭筋長頭腱が損傷されやすい**前上方インピンジメント(⇒次頁参照)**を疑った．吉川ら[7,8]は，重度の腱板断裂症例において扁平化した上腕二頭筋長頭腱を認めたと報告している．インピンジメントや扁平化は，機械的なストレスに対する組織修復反応の結果と考えられる．つまり，肩関節に力学的ストレスが集中した結果と考えられる．

　肩関節挙上時，上腕二頭筋長頭と腱板筋群は，肩関節の安定化に作用し，機能的な代償関係をもつ．腱板筋群の機能低下により，肩関節運動時に上腕骨頭が正常な軌跡を描けない状態では，上腕二頭筋長頭腱へのストレスが増加する．つまり，本症例は外旋可動域の制限や腱板機能の低下が原因となって，上腕二頭筋長頭へストレスを与えていると考えられた．そこで，**腱板筋群へのアプローチ**を行った．

　川村ら[9]は，片麻痺患者に対して肩甲下筋のダイレクトストレッチを行い，疼痛・ROM の改善が得られたと報告している．また，片麻痺患者の肩甲下筋に Yelnik ら[10]はボツリヌス注射を，Hecht[11]はフェノールブロックを行い，肩甲下筋の筋緊張を抑制することで，ROM が改善することを示した．このように**肩甲下筋**は，片麻痺の肩関節痛に対する治療部位として，腱板筋群のなかでも重要なポイントとなる．

こんな症状にも使える！

肩甲下筋のストレッチは，肩関節の挙上や外旋方向の ROM 制限を呈する，肩関節周囲炎や肩関節拘縮などの疾患に対しても効果的である．
肩甲下筋の収縮促通方法は，肩関節不安定症など，肩関節の前方の安定性を得る際にも活用できる．

用語解説

腱板筋群
腱板(rotator cuff)を構成する筋(肩甲下筋，棘上筋，棘下筋，小円筋)のこと．これらの筋の腱は，合体して1つの腱を構成し，おもに肩の動的安定化に関与する．

BREAK TIME
前上方インピンジメントとhourglass biceps

　肩関節インピンジメントは，肩峰下インピンジメントと関節内インピンジメントに分けられる．さらに肩関節運動時に上腕骨頭と衝突する部位によって，細かく分類される（下表）．

　Boileauら[12]は，肩関節痛患者の関節鏡視下にて上腕二頭筋長頭腱の肥大を観察し，hourglass biceps（砂時計の二頭筋）と命名している．また，肩関節挙上時に肥大部が結節間溝内に入り込めずに引っかかり，腱が折れ曲がって関節内で挟み込まれる病態を報告した（下図）．

● 肩関節インピンジメントの分類

		衝突する部位	損傷される軟部組織	肩関節運動方向
肩峰下インピンジメント	肩峰下インピンジメント	肩峰または烏口肩峰靱帯と大結節の衝突	棘上筋停止部棘下筋停止部	内旋位での屈曲または外転結帯動作
	烏口下インピンジメント	烏口突起と小結節の衝突	肩甲下筋停止部	水平内転＋内旋
関節内インピンジメント	インターナルインピンジメント	関節窩後上縁と大結節の衝突	棘下筋停止部後上方関節唇	水平外転＋外旋
	前上方インピンジメント	関節窩前上縁と小結節（結節間溝部）の衝突	上腕二頭筋長頭腱肩甲下筋停止部前上方関節唇	屈曲内旋（＋内転）

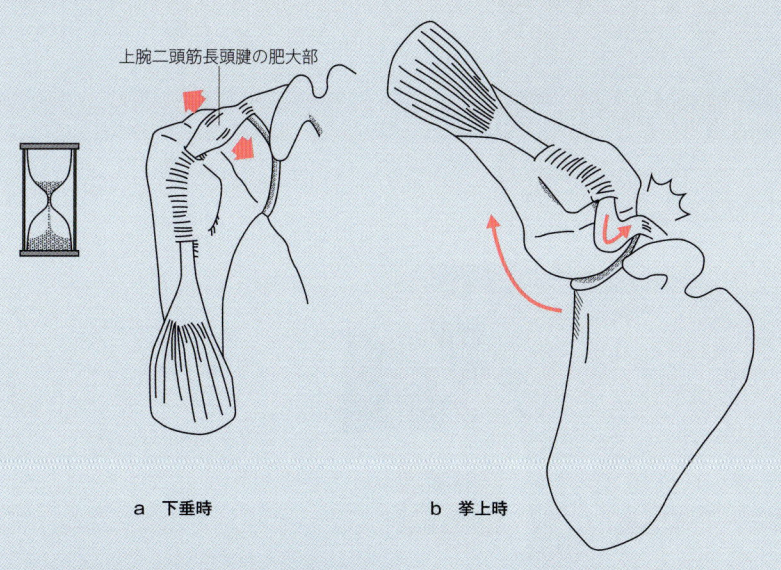

a　下垂時　　　b　挙上時

▶ hourglass biceps（砂時計の二頭筋）
肩関節挙上時に肥大部が結節間溝内に入り込めずに引っかかり，腱が折れ曲がって関節内で挟み込まれる．
（Boileau P, et al：Entrapment of the long head of the biceps tendon：the hourglass biceps—a cause of pain and locking of the shoulder. J Shoulder Elbow Surg 13：249-257, 2004 をもとに作成）

さらに，本症例のように罹患期間が長い例では，腱板筋群に**筋萎縮**がみられる[3]．そこで肩甲下筋へのアプローチとともに，腱板筋群の収縮を促すことが重要になる．こうして腱板筋群による肩関節の安定性が高まると，上腕二頭筋長頭への力学的ストレスが低下する．そのため，腱板筋群へのアプローチにより，上腕二頭筋長頭腱に由来する肩前面の疼痛が消失したと考えられる．

2. 腱板筋群（肩甲下筋・棘上筋・棘下筋）を超音波で観察しよう！

1）肩甲下筋の超音波解剖

起　始	肩甲下窩，肩甲下筋を覆う筋膜
停　止	小結節と小結節稜の上部，上腕骨頭の前方から前下方までの関節包
神経支配	肩甲下神経
作　用	肩関節の内旋，上腕骨頭を関節窩に引き付け，肩関節を安定させる

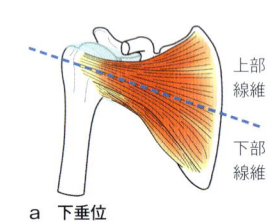

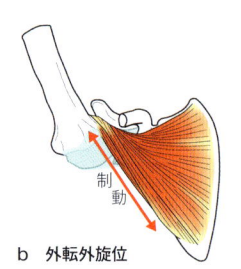

●肩甲下筋の走行

肩甲下筋は，肩甲下窩の筋線から起始する第1〜4筋束と，外側縁から起始す

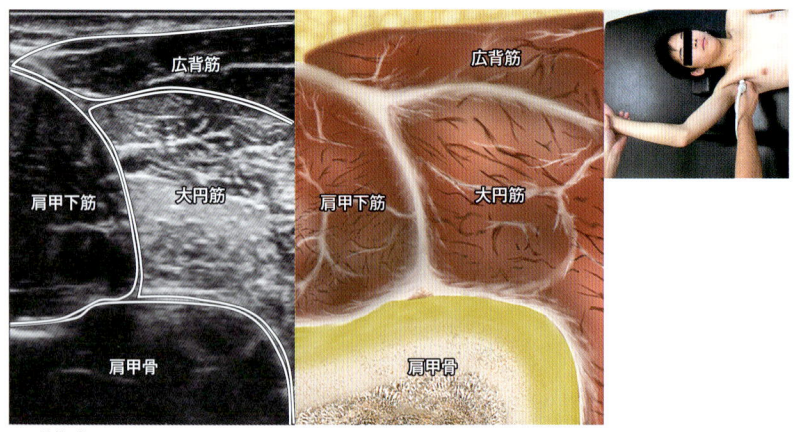

用語解説

筋萎縮（muscle atrophy）
筋線維の量が減ることで，通常は筋力低下を伴う．神経疾患および筋疾患によるものと，長期臥床などによる廃用性のものがある．

▶図3-7　下垂位と外転外旋位の肩甲下筋

下部線維は，骨頭の前下方を覆い，不安定性を制動する．

a　外旋時

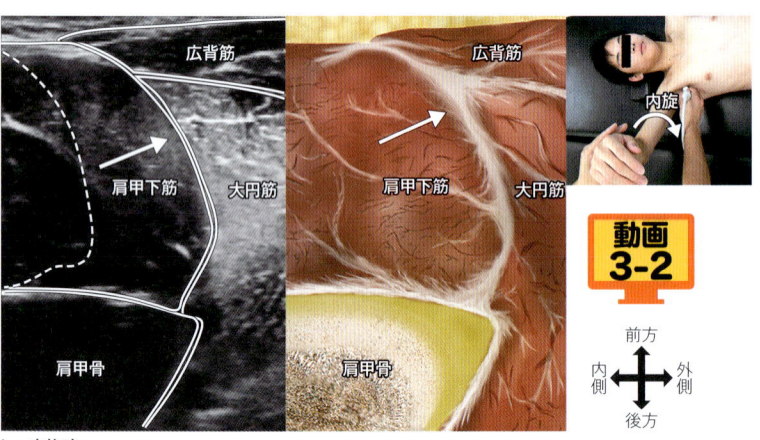

b　内旋時

▶図3-8　肩関節外旋〜内旋時の肩甲下筋（短軸像）
腋窩部で肩甲下筋の下部線維は，肩関節内旋時に前外側へ移動した．破線は筋の移動を示す．

る第5・6筋束に分類される[13]．第1～4筋束は小結節に，第5・6筋束は小結節稜の上部と前下方の関節包に付着する．

●肩甲下筋の分類と機能

肩甲下筋は，肩甲骨中央で上下に分類できる．

上部線維は，肩関節挙上時に骨頭を求心位に保ち，外転外旋位では烏口突起を支点として上腕骨頭を引き下げる働きをする．

下部線維は，肩関節挙上時の拮抗筋となり可動域を制限するが，外転外旋位で骨頭の前下方を覆い，上腕骨頭の前下方への不安定性を制動する働きをする（▶図3-7）．さらに腋窩部における下部線維は，肩関節内旋時に前外側へ移動した（▶図3-8）．筆者らがこの安静時と運動時の移動距離を計測した結果，最大値は $0.79 \pm 0.33\,\mathrm{cm}$ であった[14]．

超音波解剖でわかったこと

・肩甲下筋は，肩関節内旋時に前外側へ移動する

---

2) 棘上筋・棘下筋の超音波解剖

●棘上筋
起　　始：棘上窩，棘上筋膜の内面
停　　止：上腕骨大結節の上部・関節包
神経支配：肩甲上神経
作　　用：肩関節の外転，上腕骨頭を関節窩に引き付け，肩関節を安定させる

●棘下筋
起　　始：棘下窩，棘下筋膜の内面
停　　止：上腕骨大結節の上面から後面・関節包
神経支配：肩甲上神経
作　　用：肩関節の外旋，骨頭を関節窩に引き付け，肩関節を安定させる
　　　　　※内外転方向に関しては，肩関節肢位により作用方向が変化する．
　　　　　　下垂位；外転方向，挙上位；内転方向
　　　　　　90°屈曲位；水平伸展方向

●棘上筋・棘下筋の走行

従来，**棘上筋**は大結節の上面に幅広く停止しているとされてきた．しかし，前田ら[15]によると大結節の前内側に停止し，一部の例では結節間溝を越えて小結節にまで達すると報告されている（▶図3-9）．

棘下筋は，横走線維と斜走線維からなる．**横走線維**は肩甲棘下面から起始し，斜走線維の腱性部に停止している．**斜走線維**は棘下窩から起始し，上部の腱性

➡棘上筋
supraspinatus m.

➡棘下筋
infraspinatus m.

部は棘上筋の後方部分を覆い大結節上面に，下部の筋性部は大結節後面に停止している（▶図3-10）．棘下筋の停止に関して，松本ら[16]は大結節に幅広く付着し，大結節の前端まで達していると報告している．さらに，棘下筋は，内旋位での外転運動にも関与すると考察している．

● 棘上筋・棘下筋の動態

超音波画像では，外転時，棘上筋の停止部が肩峰下に引き込まれるように滑走する様子が確認できる（▶図3-11）．

▶図3-9　棘上筋・棘下筋の停止部

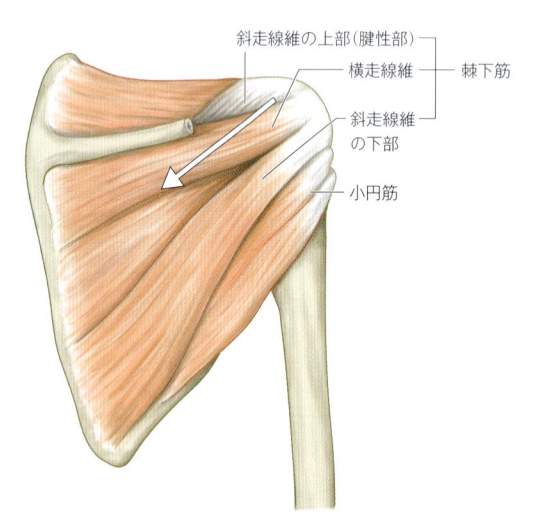

▶図3-10　棘下筋の横走線維と斜走線維
棘下筋は，内旋位での外転運動にも関与する．

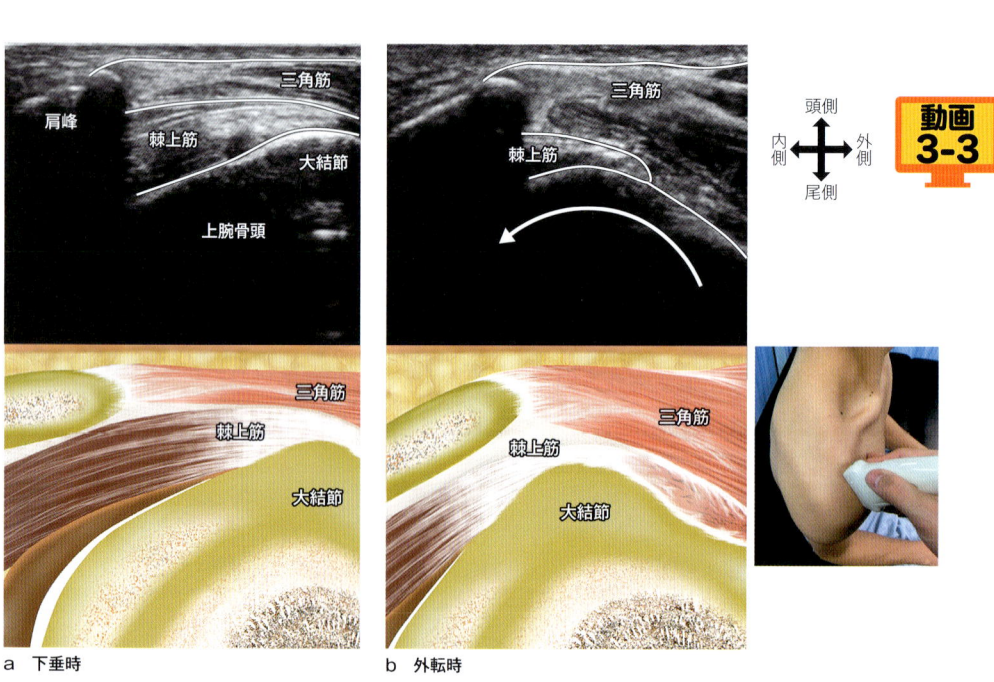

a　下垂時　　　b　外転時

▶図3-11　肩関節外転時の棘上筋腱（長軸像）
肩関節の外転により，棘上筋腱が肩峰下に引き込まれる．

棘下筋の横走線維は，収縮に伴い斜走線維の方向へ引かれ，棘下筋全体が斜走線維の中心に集まるように移動する．その際の運動方向を外転と外旋で比べると，外転方向のほうがより大きく移動している．外転方向は，外旋方向より可動範囲が大きいので，その影響を受けていると考えられる（▶図3-12）．

> **超音波解剖でわかったこと**
>
> ・肩関節外転時，棘上筋停止部は肩峰下に引き込まれるように滑走する
> ・肩関節外転時・外旋時，棘下筋の横走線維は斜走線維の方向へ引かれ，棘下筋全体が斜走線維の中心に集まるように移動する

3. 腱板筋群（肩甲下筋・棘上筋・棘下筋）の運動療法
1) 肩甲下筋の運動療法

　肩甲下筋に対する治療アプローチは広く行われ，一定の治療効果が得られている．ストレッチの伸張方向は起始部と停止部を引き離すものが主流である．また，その方向に徒手的に力を加える方法もある．藤縄ら[17]は，肩甲下筋に対

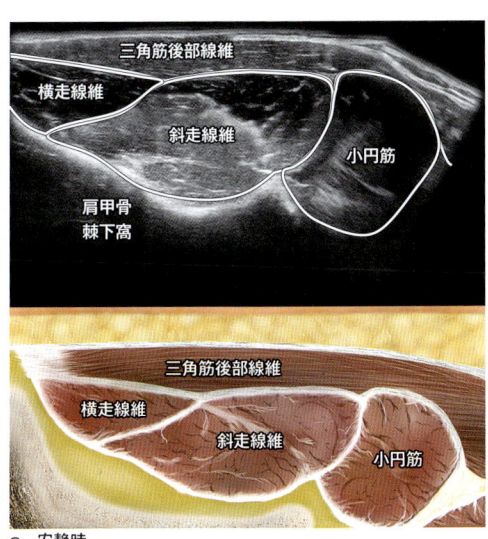

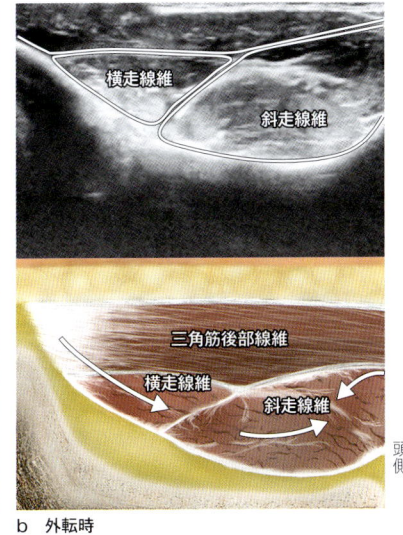

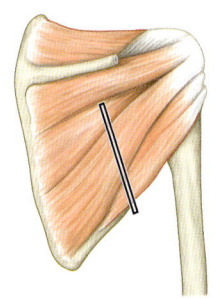

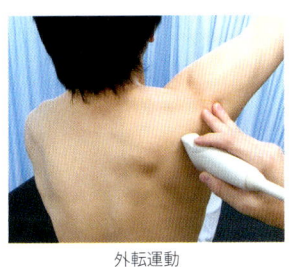

▶図3-12　肩関節外転時の棘下筋（短軸像）
棘下筋は，肩関節外転に伴い横走線維が斜走線維の方向へ引かれ，棘下筋全体が斜走線維の中心に集まるように移動する．

する徒手療法として，筋腹をつまんで横断マッサージを行うと述べている．

　筆者らは，超音波で観察した結果から，徒手的に力を加える方向を新たに考案した．肩関節周囲炎と診断された可動域制限を有する患者を対象に，肩甲下筋の筋腹に対して垂直方向にのみ圧迫を加える伸張方法（従来法）と，新たに考案した，肩甲骨外側縁から肩甲下窩に向かって肩甲下筋の下部線維を押し込むように圧迫する伸張方法（改変法）を行い，比較検討した．その結果，新たに考案したストレッチでは，屈曲方向の可動域が有意に増加するという結果が得られている（▶図3-13，●表3-1）．

2）棘上筋・棘下筋の運動療法

　肩関節の正常な運動は，肩関節肢位の変化に対して，それぞれの腱板筋が緊張を変化させることで，可能となっている．棘上筋の運動療法では肩関節外転運動が，棘下筋の運動療法では肩関節外旋運動が行われる．各筋のトレーニングとしては効果的であるが，臨床で治療を行う場合には，挙上運動に対して両筋をタイミングよく収縮させる練習が必要となる．

　一方，肩関節の挙上運動時に痛みを訴える症例では，このような運動が行えない場合がある．その場合には，下垂位での運動が中心となる．外旋運動は，行われる頻度の高い運動である．

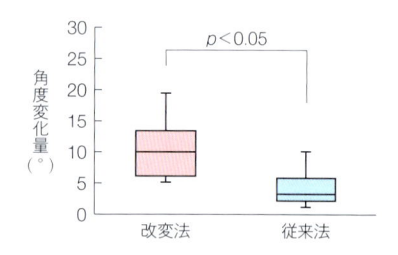

▶図3-13　改変法と従来法の比較
屈曲方向の可動域が有意に増加する．

●表3-1　改変法と従来法における各関節可動域の変化量

	屈曲	外転	90°外転位外旋
改変法	10.0（2.9～19.4）	13.6（−1.4～22.5）	11.9（−1.1～22.1）
従来法	3.3（0.4～10.1）	4.4（1.7～9.8）	4.8（−3.0～17.8）

中央値（四分位範囲）

CLINICAL HINT
寝返り時の痛みと結帯動作

　片麻痺患者の非麻痺側への寝返り動作では，麻痺側上肢が体幹の回旋についていくことができずに取り残されることがある．このとき，肩関節は内旋を伴った伸展運動（結帯動作）を強制され，疼痛を訴える場面にしばしば遭遇する．

　結帯動作の超音波解剖では，烏口肩峰靱帯と棘上筋が接触しながら滑走し，上腕骨頭と烏口肩峰靱帯の間のスペースに棘上筋が割り込む様子を確認できる．さらに，このスペースにおける棘上筋の厚みを，下垂位と結帯動作位で比較すると，結帯動作位のほうが厚い（下図）．木島ら[18,19]によれば，烏口肩峰靱帯の硬さが増すと接触圧が増加し，腱板断裂する可能性がある．結帯動作時，このスペースでの滑走障害や接触圧の増加は，棘上筋を損傷する可能性がある．特に随意性の低い片麻痺の肩関節では，無意識に過度なストレスが加わっている可能性がある．

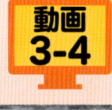

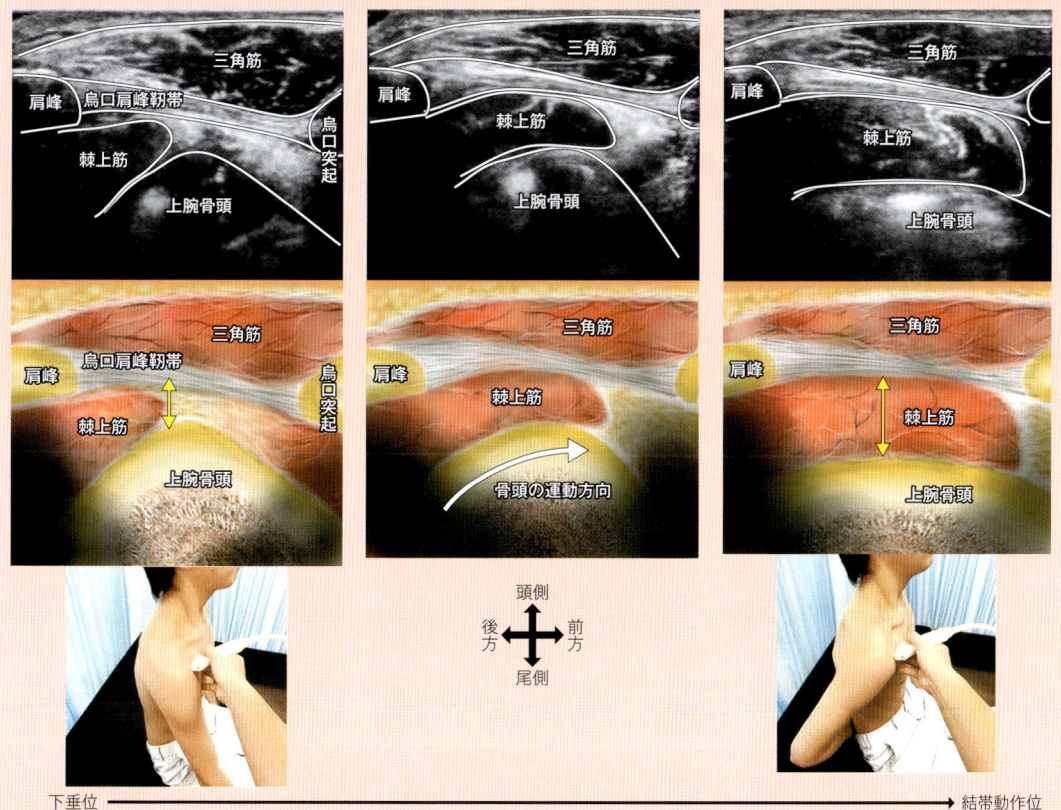

▶肩関節伸展内旋時（結帯動作）の烏口肩峰靱帯と棘上筋（短軸像）
烏口肩峰靱帯の中央スペースにおける棘上筋の厚み（黄矢印）を下垂位と結帯動作位で比較すると，結帯動作位のほうが明らかに厚い．
結帯動作時は，烏口肩峰靱帯と棘上筋が接触しながら滑走する．また，棘上筋が，上腕骨頭と烏口肩峰靱帯の間に割り込む．

肩甲下筋の伸張方法（改変法）と収縮促通方法

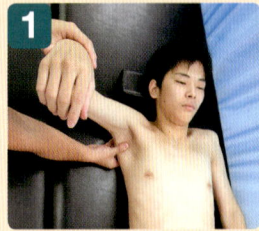

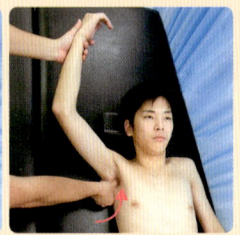

1 肩甲下筋の下部線維は腋窩部で触診可能である．超音波によりこの部位の動態を観察すると，収縮により，筋腹が前外側方向に膨隆することがわかる．そのため，肩甲下筋をストレッチする際には，肩甲下窩に向かって肩甲骨外側縁から肩甲下筋の下部線維を押し込むようにダイレクトに伸張する操作を加えたほうがよい．

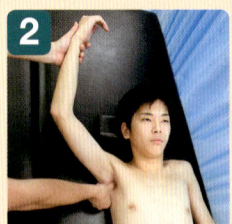

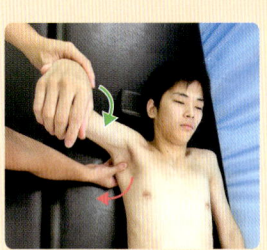

2 肩甲下筋の筋収縮を促す際には，筋腹全体を腋窩から前外側方向へ引き出すように誘導するとよい．

> **こんな症状にも使える！**
> 肩甲下筋のストレッチは，肩関節の挙上や外旋方向のROM制限を呈する，肩関節周囲炎や肩関節拘縮などの疾患に対しても効果的である．
> 肩甲下筋の収縮促通方法は，肩関節不安定症など，肩関節の前方の安定性を得る際にも活用できる．

→：患者が動かす方向

棘上筋・棘下筋の収縮促通方法

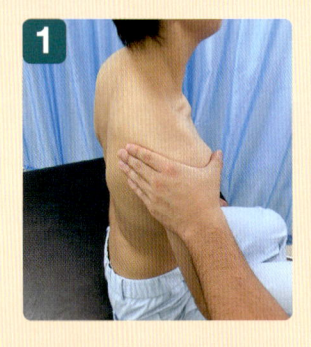

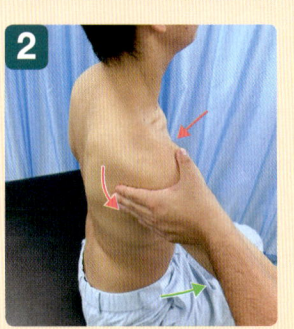

超音波により挙上運動時の動態を観察すると，棘上筋停止部は上腕骨とともに肩峰下に引き込まれる．また，棘下筋は横走線維が斜走線維の方向へ引かれ，棘下筋全体が斜走線維の中心に集まることがわかる．そのため，挙上運動時には，母指で骨頭を肩峰下に押し込むように誘導し，その他の指で棘下筋の横走線維を棘下窩側へ誘導するとよい．

> **こんな症状にも使える！**
> 棘上筋・棘下筋の収縮促通は，腱板損傷や肩関節不安定症などの疾患で，上腕骨頭を関節窩に対し求心位に保つ際にも活用できる．

棘下筋の収縮促通方法

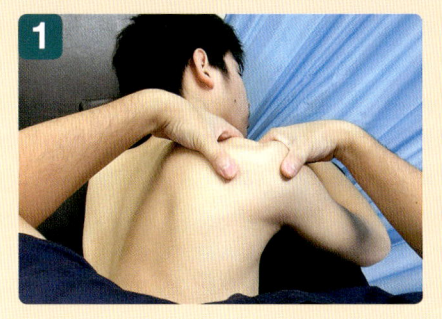

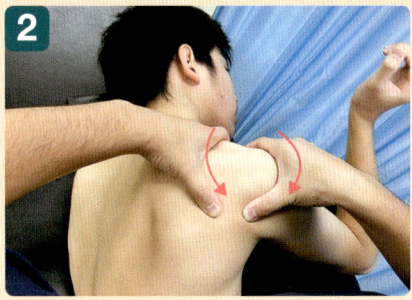

超音波により棘下筋は肩関節外旋時にも外転時と同様に，収縮に伴い筋腹が棘下窩に集まることがわかる．そのため，外旋運動時には，母指で棘下筋の横走線維を棘下窩側へ集めるように誘導するとよい．

【文献】
1) 橋内智尚，櫻井悟良，尾崎二郎，他：脳卒中片麻痺患者の肩関節痛の病態と治療．肩関節 25：415-418，2001
2) 野村栄貴：片麻痺患者の肩の痛み―臨床症状と動態X線所見．総合リハ 22：369-373，1994
3) 大峡由佳，阿部正隆，鈴木正弘，他：肩関節痛を訴える片麻痺患者のMRI所見について．日本リハビリテーション医学 27：749，1990
4) 比嘉丈矢，濱崎直人，仲宗根聰，他：片麻痺患者肩関節のMRIを用いた検討．整形外科と災害外科 50：1035-1038，2001
5) 江崎正浩，野々村諭香，安倍基幸：肩関節痛を有する脳卒中片麻痺患者の局所注射．リハビリテーション医学 43：47-50，2006
6) 新井隆三，秋田恵一，中村孝志：上腕二頭筋長頭腱の安定化機構―肩甲下筋腱，上関節上腕靱帯，烏口上腕靱帯の解剖学的構築．別冊整形外科 58：2-6，2010
7) 吉川玄逸，堀 克弘，平岡誠司，他：腱板断裂に伴う上腕二頭筋長頭腱障害の組織学的検討．肩関節 25：249-252，2001
8) 吉川玄逸，堀 克弘，兼子秀人，他：上腕二頭筋長頭腱障害を伴う腱板完全断裂の臨床像．肩関節 27：245-249，2003
9) 川村和之，浅田啓嗣，岡田啓太，他：可動域制限を呈した片麻痺肩関節に対する理学療法―肩甲下筋に注目して．徒手的理学療法 9：51-56，2009
10) Yelnik AP, Colle FM, Bonan IV, et al：Treatment of shoulder pain in spastic hemiplegia by reducing spasticity of the subscapular muscle：a randomised, double blind, placebo controlled study of botulinum toxin A. J Neurol Neurosurg Psychiatry 78：845-848, 2007
11) Hecht JS：Subscapular nerve block in the painful hemiplegic shoulder. Arch Phys Med Rehabil 73：1036-1039, 1992
12) Boileau P, Ahrens PM, Hatzidakis AM：Entrapment of the long head of the biceps tendon：the hourglass biceps--a cause of pain and locking of the shoulder. J Shoulder Elbow Surg 13：249-257, 2004
13) 壇 順司，高濱 照：運動器の機能解剖―肩関節 11．理学療法 21：1432-1436，2004
14) 山内仁詩，颯田季央，工藤慎太郎，他：肩甲下筋を効果的に伸ばすには―超音波画像診断装置を用いた検討．第29回東海北陸理学療法学術大会抄録，2013
15) 前田和彦，菅谷啓之，新井隆三，他：棘上筋停止部に関する解剖学的検討．肩関節 31：209-211，2007
16) 松本圭介，菅谷啓之，前田和彦，他：棘下筋こそが腱板断裂において最も重要な断裂腱である．肩関節 31：213-215，2007
17) 藤縄 理：徒手的理学療法．三輪書店，2009
18) 木島泰明，皆川洋至，山本宣幸，他：烏口肩峰靱帯の変性と弾性との関係―超音波顕微鏡を用いた計測．肩関節 32：233-235，2008
19) 木島泰明，皆川洋至，富岡 立：生体肩における烏口肩峰靱帯の弾性―超音波エラストグラフィーを用いた計測．肩関節 32：357-360，2008

4 投球障害肩

症例

18歳，男性．野球部に所属している．3か月前より，外野手からピッチャーに転向した．1か月ほど前より，投球のフォロースルー時に，肩関節外側部に痛みが生じるようになった．投球数をコントロールしながら練習を続けていたが，痛みが減らないため，整形外科を受診した．

X線上，骨折などの外傷はなく，**投球障害肩**と診断され，理学療法開始となった．肩関節水平屈曲運動にて疼痛が出現し，肩関節外側部の感覚鈍麻が認められた．また，患側の三角筋に筋萎縮を認め，肩関節屈曲／外転／外旋運動に軽度の筋力低下がみられた．これらの所見と外側腋窩隙の圧痛が認められたことから，**四辺形間隙症候群**（QLSS）と考えた．そこで，同部への物理療法と，小円筋に対する運動療法を実施したところ，疼痛は軽減した．

しかし，徐々に投球を再開すると，再び疼痛が出現した．そこで，肩甲骨が外転・下方回旋位のアライメントを呈していることに着目し，評価を行った．その結果，烏口突起の内側部に圧痛所見が得られ，小胸筋に筋スパズム，肩甲骨内転運動に筋力低下を認めた．以上の問題に対するアプローチを追加したところ，肩甲骨アライメントは正常化し，投球時の疼痛も消失した．

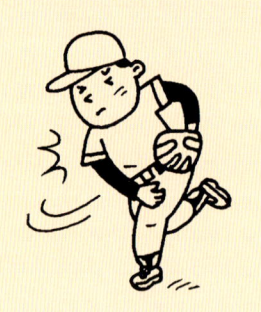

→投球障害肩
throwing shoulder injury

→四辺形間隙症候群
quadrilateral space syndrome；QLSS

疾患メモ

四辺形間隙症候群（quadrilateral space syndrome）
肩関節下面において上腕三頭筋長頭・大円筋・上腕骨頸部・小円筋に囲まれた四辺形間隙を，腋窩神経と後上腕回旋動脈・静脈が通る．その後方にある静脈叢が外的刺激により出血すると，腋窩神経と癒着し腋窩神経麻痺を起こす．また，挙上動作により間隙が狭くなると，腋窩神経を圧迫して絞扼性神経障害を引き起こす場合がある．

I なぜ，肩関節外側部に疼痛が出現したのか？

1. 投球と肩関節外側部の疼痛の関係
2. QLS を超音波で観察しよう！
3. 小円筋を超音波で観察しよう！
4. 小円筋の運動療法

II なぜ，烏口突起内側部の圧痛が関係したのか？

1. 小胸筋を超音波で観察しよう！
2. 小胸筋の運動療法

I なぜ，肩関節外側部に疼痛が出現したのか？

1．投球と肩関節外側部の疼痛の関係
1）投球障害肩とは

投球動作とは，コッキングからボールリリースまで 0.139 秒というごく短時間のなかで，静止しているボールに 150 km/ 時近いスピードを与える動きである（▶図 4-1）[1]．ワインドアップ後のコッキング期からアクセレレーション期にかけては，肩関節前方に伸張ストレス，後方に圧縮ストレスが加わる．ボールリリースからフォロースルー期には，肩関節前方に圧縮ストレス，後方に伸張ストレスが加わる（▶図 4-2）．

投球障害肩の病態は，腱板や上腕二頭筋などの損傷，関節唇・関節包など関節構成体の損傷，臼蓋関節窩後下縁の Bennett lesion といわれる骨棘形成など[2]，さまざまな症状を呈する．

➡コッキング期
　cocking phase

➡ワインドアップ
　wind up

➡アクセレレーション期
　acceleration phase

➡フォロースルー期
　follow through phase

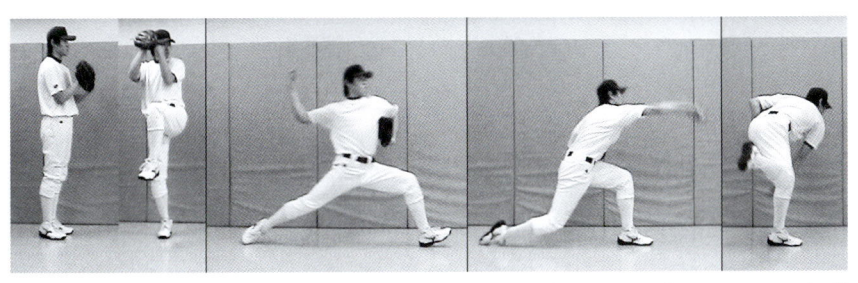

▶図 4-1　投球動作
ワインドアップ　コッキング期　アクセレレーション期　フォロースルー期

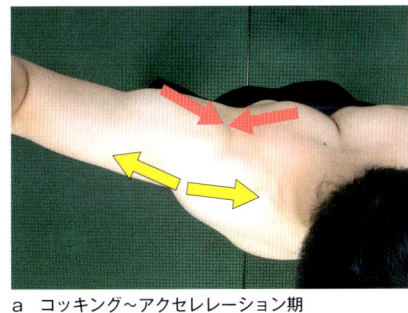

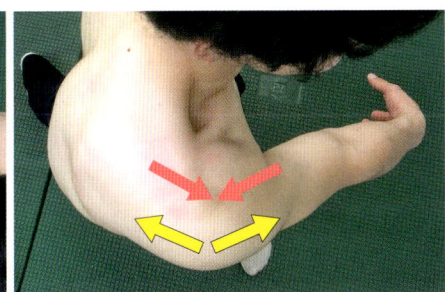

▶図 4-2　肩関節に加わるストレス
赤色：圧縮ストレス，黄色：伸張ストレス
a　コッキング〜アクセレレーション期
b　ボールリリース〜フォロースルー期

2）投球動作における QLS 症候群

投球動作のコッキング期やフォロースルー期では，腋窩神経が走行する QLS が狭小化するため，腋窩神経障害を生じる危険性がある[3,4]．岩堀らが，投球時に肩痛を訴えた 305 例を対象にした調査によると，その発生頻度は 32.4％[4] と報告されている．

2. QLS を超音波で観察しよう！

構　成　要　素：上方；小円筋
　　　　　　　　内側；上腕三頭筋長頭
　　　　　　　　下方；大円筋
　　　　　　　　外側；上腕骨頸部
絞扼される神経：腋窩神経

● 腋窩神経の絞扼

　QLS は，三角筋後部線維の深層で，小円筋，大円筋，上腕三頭筋長頭と上腕骨頸部の間に存在する四角形の間隙であり，腋窩神経，後上腕回旋動脈・静脈が通過する（▶図 4-3）．

　腋窩神経は，腕神経叢の後神経束から分岐した後，腋窩部を背側に向かい，QLS を通過し，三角筋と小円筋に至る運動枝と上腕近位外側面へと至る知覚枝（上外側上腕皮神経）に分岐する．したがって，腋窩神経が絞扼されると，QLSの圧痛，肩関節外側と上腕近位外側に広がる放散痛，肩関節水平内転強制による上腕近位外側への放散痛，上外側上腕皮神経の支配領域である上腕近位外側の知覚障害，三角筋の萎縮，肩関節外転筋力の低下などの症状が生じる．

● QLS の動態

　QLS は，肩関節肢位や構成する筋の緊張の変化により変形する．肩関節を挙上すると，前方より**大円筋**，下方より**上腕三頭筋長頭**，後方より**小円筋**がそれぞれ QLS を狭小化させる[5]．さらに肩関節に水平内転／内旋を加えると，小円筋が QLS を圧迫し，腋窩神経が末梢方向に牽引される（▶図 4-4）．そのため，小円筋の伸張性が低下するとより QLS を狭小化させる．

　本症例では，投球のフォロースルー期に肩関節を水平内転／内旋することにより，QLS の腋窩神経が絞扼され，肩関節外側の疼痛および三角筋の萎縮を生じたと考えられる．

➡四辺形間隙
quadrilateral space；QLS

➡腋窩神経
axillary nerve

➡大円筋
teres major m.

➡上腕三頭筋長頭
long head of triceps brachialis m.

➡小円筋
teres minor m.

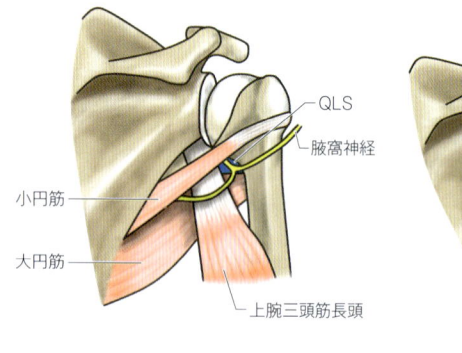

a　下垂位　　　　b　挙上位

▶図 4-3　QLS

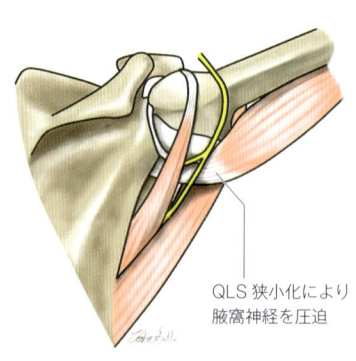

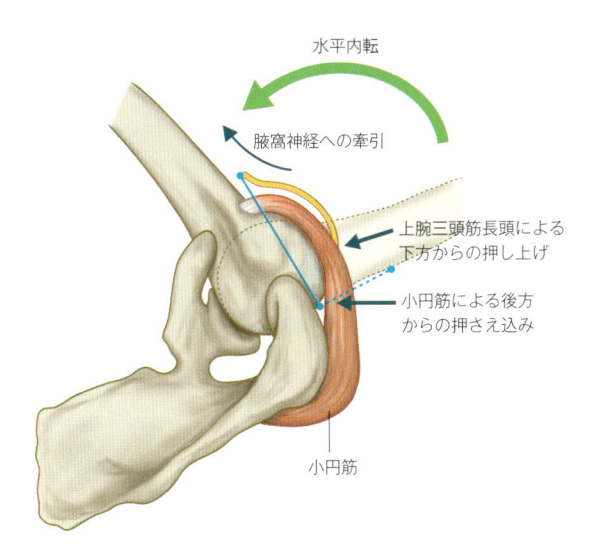

▶図 4-4　肩関節水平内転による腋窩神経の絞扼
●—● は腋窩神経の距離．水平内転により距離が長くなる．

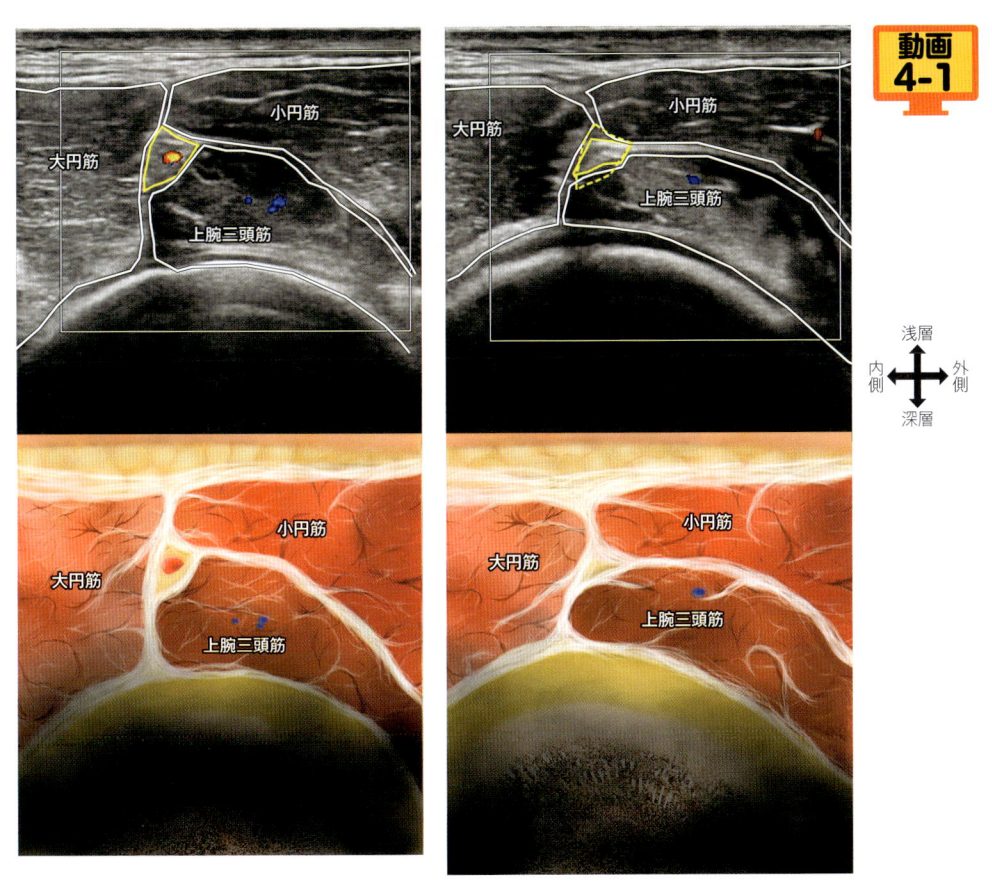

a　肩関節 90°屈曲位の QLS　　　　b　肩関節水平内転・内旋時の QLS

▶図 4-5　肩関節水平内転・内旋時の QLS（短軸像）
肩関節水平内転に内旋を加えると，QLS が狭小化することが確認できる．
a：黄色で囲んだ部分が QLS．
b：肩関節 90°屈曲位の QLS を破線で示す．黄色で囲んだ部分が QLS．

Ⅰ　なぜ，肩関節外側部に疼痛が出現したのか？

超音波解剖でわかったこと

・肩関節を挙上し（90°屈曲位），水平内転・内旋を加えると，QLS の狭小化が著明になる（▶図 4-5）

3. 小円筋を超音波で観察しよう！

起　　始：肩甲骨外側縁部上半
停　　止：上腕骨大結節後縁の下部
神経支配：腋窩神経
作　　用：肩関節の外旋と軽度の内転

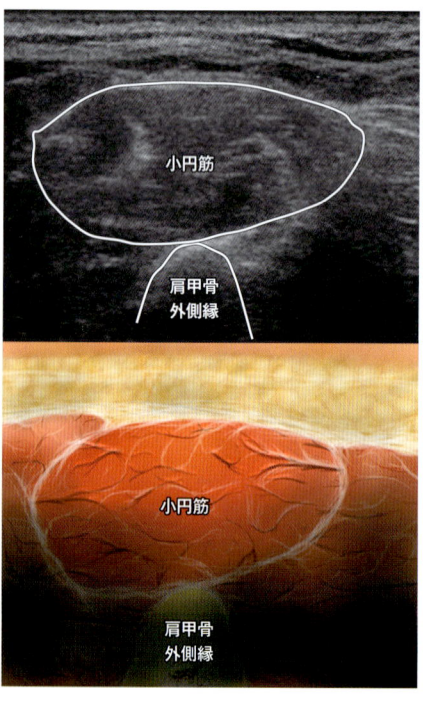

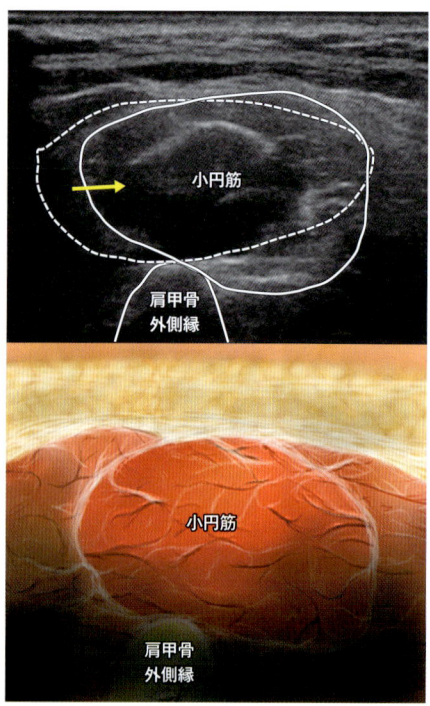

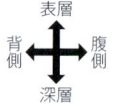

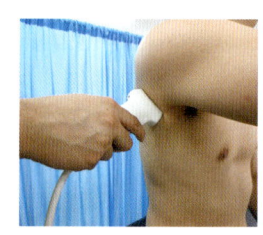

a　安静時　　　　　　　　　　b　外旋運動時

▶図 4-6　肩関節 90°屈曲位での外旋時の小円筋（短軸像）
肩関節 90°屈曲位で外旋運動を行うことで，小円筋が肩甲骨外側縁を乗り越えるように腹側へ移動することが確認できる．
b：安静時の小円筋を破線で示す．

超音波解剖でわかったこと

・小円筋は，肩関節 90°屈曲位での外旋運動時，腹側へ移動する（▶図 4-6）

4. 小円筋の運動療法

1) 小円筋のリラクセーション

　超音波解剖から，小円筋は肩関節 90°屈曲位での外旋運動時に腹側へ移動することが確認できた．したがって，小円筋の収縮を促通するためには筋の腹側への移動を促す必要がある．

小円筋の収縮促通方法

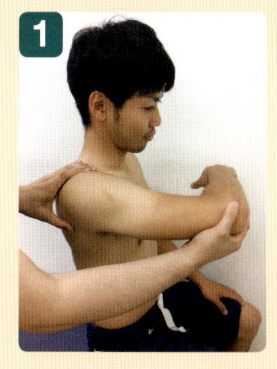

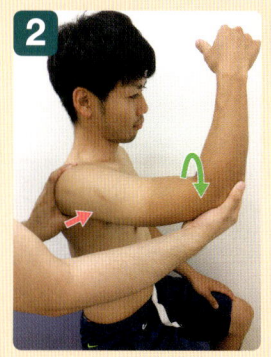

① 開始肢位．

② 肩関節 90°屈曲位で肩関節外旋運動を行わせながら小円筋の筋腹を腹側へ移動するように誘導する．こうすることで，小円筋の収縮に伴う腹側への動きを引き出すことができる．

> **こんな症状にも使える！**
> 小円筋の収縮促通方法は，肩関節の内旋可動域が低下している例が多い肩関節周囲炎患者においても使用することができる．

→（赤）：治療者が力を加える方向
→（緑）：患者が動かす方向

BREAK TIME
超音波による後捻角の測定

　従来，上腕骨後捻角の測定は，X線やCTを用いるのが一般的であった．近年，超音波画像診断装置の進歩により，非侵襲的で再現性のある測定が可能となった．

　佐々木らは，小学生の野球選手群 25 人，中学生の野球選手群 25 人，高校生の野球選手群 27 人を対象に，投球側と非投球側で上腕骨後捻角を超音波で測定した．その結果，上腕骨後捻角は投球側のほうが大きいと報告している[6]．さらに，Yamamoto らは，後捻角は年齢に伴い減少するが，投球側においては後捻角の減少が阻害されると報告した[7]．これらの報告から，投球時に作用する力は，成長に伴う変化を障害するほど大きいと推察できる．

II なぜ，烏口突起内側部の圧痛が関係したのか？

1. 小胸筋を超音波で観察しよう！

起　始：第2（3）〜5肋骨前端
停　止：肩甲骨烏口突起
神経支配：胸筋神経
作　用：肩甲骨の下方回旋と前傾
　　　　肩甲骨を固定すると，肋骨を引き上げる

●小胸筋の走行と分類

　小胸筋は，**大胸筋**に覆われており，第2（3）〜5肋骨前端から起始し，外上方に走り，肩甲骨烏口突起に停止する．小胸筋の支配神経である**胸筋神経**は，小胸筋の筋束を後方から貫いて，大胸筋の支配神経となる．

　荒川ら[8]は，この胸筋神経が小胸筋の筋束を貫いている部位を基準に，小胸筋を上部筋束と下部筋束に分けて観察した．その結果，上部筋束は大きく2つのタイプに分類できた（▶図4-7）．タイプ1の上部筋束は，下部筋束の停止腱に付着し，全体として下部筋束が主体である（10/37例）．タイプ2では，上部筋束が発達しており，下部筋束の前方を重なるように通り，その外側へ停止するため，ねじれた筋束構造をしている（27/37例）．

　タイプ2においてねじれが消失する肢位は，肩関節90°屈曲位かつ肩甲骨前方突出・上方回旋させた状態で，投球時のボールリリース肢位に近い．大胸筋の筋束も，同肢位で筋束のねじれが消失する．したがって，ボールリリース肢位は，大胸筋・小胸筋におけるすべての筋線維の収縮力を動員する肢位である可能性がある[8]．

●投球障害肩に対する小胸筋の影響

　小胸筋の作用は，肩甲骨の下方回旋と前傾である．したがって，小胸筋の短縮や筋緊張の亢進が出現すると，肩甲骨の内転／後傾／上方回旋が制限される．

　一方，投球動作で必要となる肩甲帯の機能として，コッキング期には肩甲骨

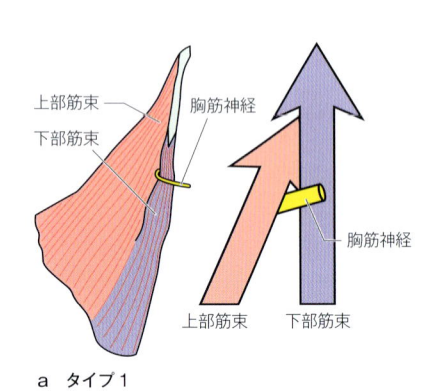

➡小胸筋
　pectoralis minor m.

➡大胸筋
　pectoralis major m.

➡胸筋神経
　pectoral nerve

a　タイプ1　　　b　タイプ2

▶図4-7　小胸筋のタイプ分類

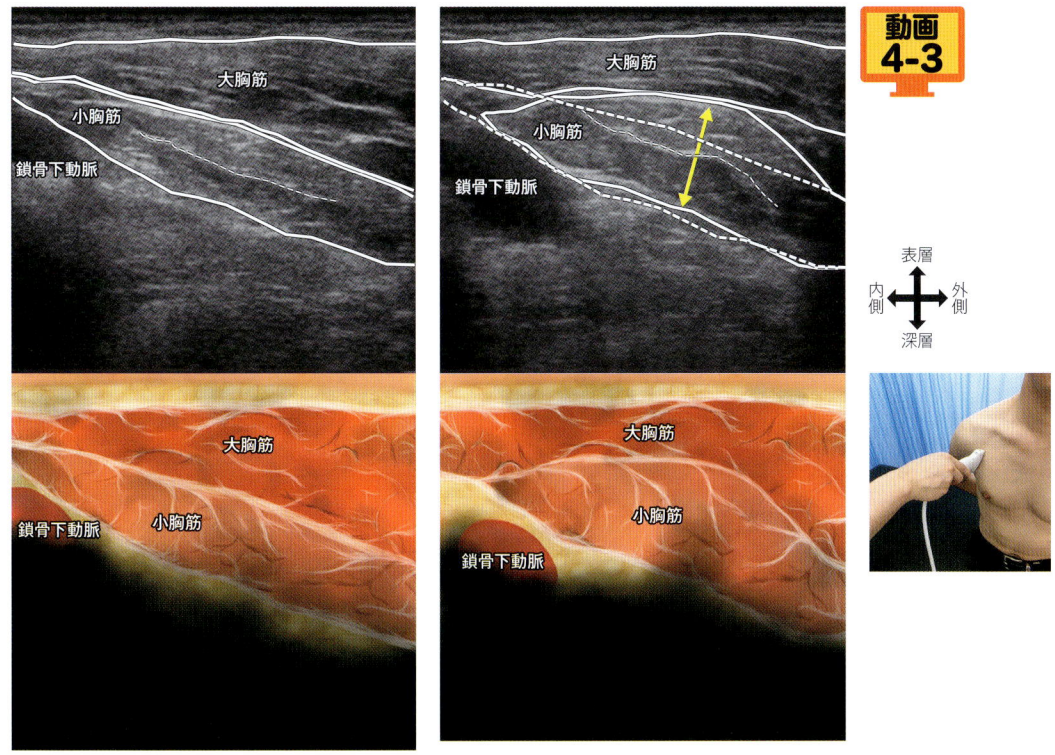

a　安静時　　　　　　　　　　　　b　リフトオフ動作時

▶図4-8　リフトオフ動作時の小胸筋（短軸像）
リフトオフ動作を行うことで小胸筋が中央に集まるように移動し，筋厚が増大することが確認できる．
b：安静時の小胸筋を破線で示す．

内転，アクセレレーション期には肩甲骨後傾，フォロースルー期には肩甲骨内転と上方回旋がある[9]．このように，投球時に必要とされる肩甲帯の機能と，小胸筋の機能低下により制限される肩甲帯の運動は一致している．

　コッキング期における肩甲骨の内転が制限されると，肩甲上腕関節の過剰な水平内転が生じる．また，フォロースルー期における肩甲骨の内転と上方回旋が制限されると，上肢のブレーキ機能が低下し，肩関節後方への伸張ストレスが増大する．これらの異常な関節運動により，腋窩神経がQLSで絞扼される．

　すなわち，小胸筋の機能改善は，投球障害肩に対しての重要な治療対象であると考えられる．

　本症例では，小胸筋の機能低下により肩甲骨の内旋が制限され，小胸筋の停止部位である烏口突起に圧痛を生じたものと考えられる．

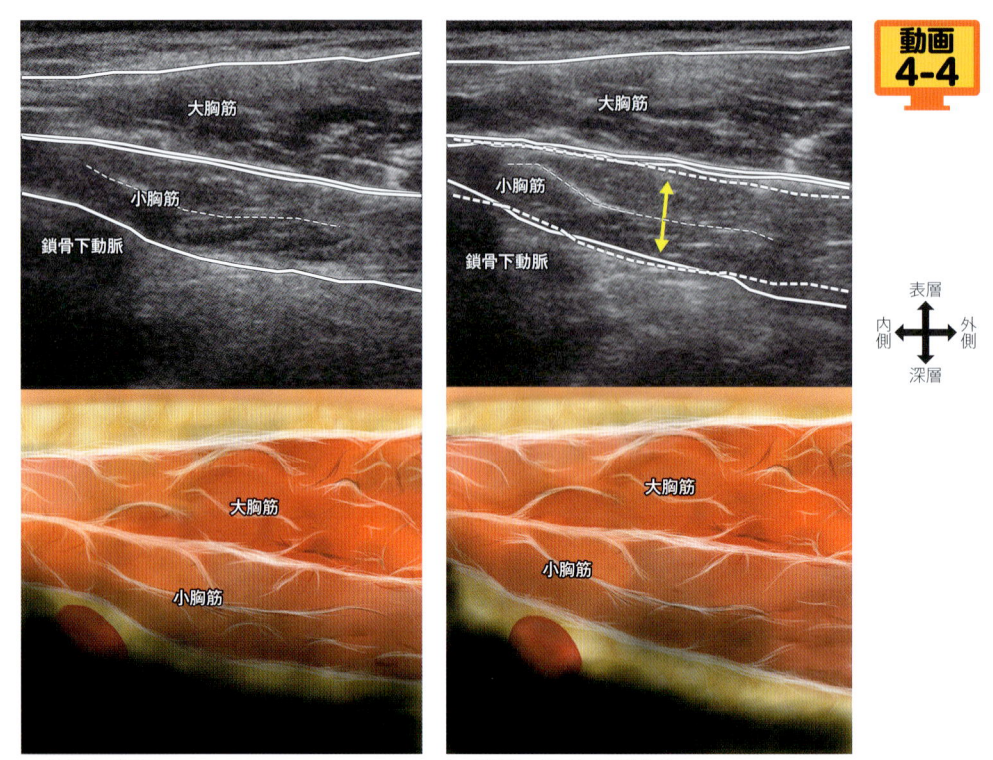

a 治療前：安静時 b 治療前：リフトオフ動作時

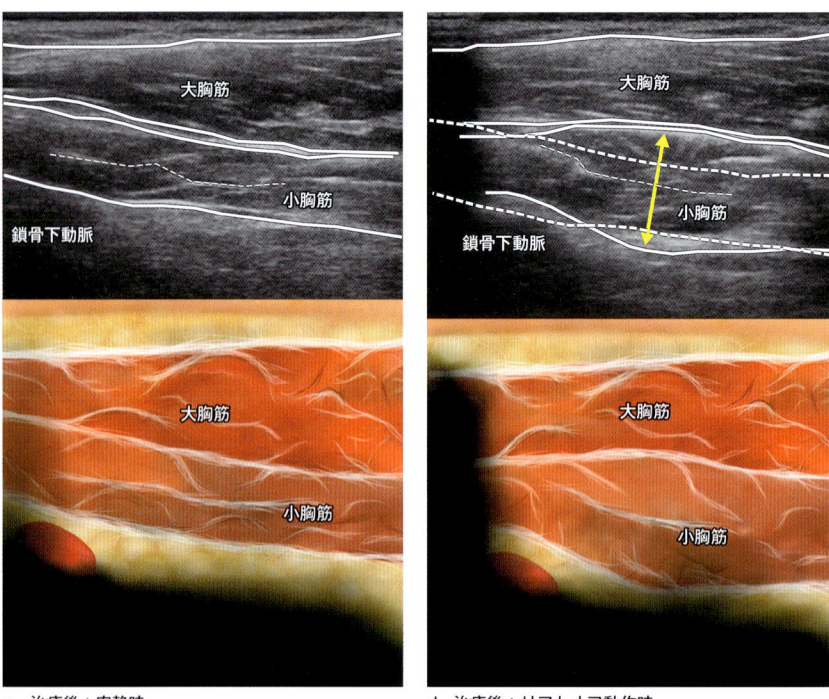

c 治療後：安静時 d 治療後：リフトオフ動作時

▶図4-9 大胸筋に圧痛を認める例：リフトオフ動作時の小胸筋の短軸像（治療前後の比較）
安静時の小胸筋を破線で示す．治療前は収縮に伴う小胸筋の中央への移動がみられないが，大胸筋の機能改善後には小胸筋の収縮に伴う中央への移動と筋厚の増大が確認できる．

> **超音波解剖でわかったこと**
>
> ・小胸筋は，収縮時，筋腹の中央に集まるように移動し，筋厚が増大する（▶図 4-8）
> ・大胸筋の短縮や筋緊張の亢進が確認される例では，小胸筋の短縮や筋緊張の亢進を改善しても，筋が中央に集まる動きはみられない（▶図 4-9）
> ・大胸筋の短縮や筋緊張の亢進を改善すると，小胸筋が収縮に伴って中央へ移動する様子が確認できる（▶図 4-9）

2. 小胸筋の運動療法

　超音波解剖から，小胸筋が，収縮時に中央に集まるように移動する様子が確認できた．したがって，小胸筋の収縮を促通するためには，筋の中央への移動を促す必要がある．

> **BREAK TIME**
> **伸展位での内旋可動域の重要性**
>
> 　肩関節後方組織の柔軟性低下は，投球障害肩を惹起すると考えられており，その評価法として，肩関節 90°屈曲位での内旋可動域の測定が用いられている．しかし，篠田ら[10]が高校生の野球選手 45 名を対象に，投球時に出現する肩関節疼痛と肩関節肢位との関係性を検討したところ，肩関節 90°屈曲位での内旋可動域は疼痛との関わりが示されなかったが，伸展位での内旋可動域は疼痛群で有意に低下していた．伸展位での内旋可動域は，棘下筋，棘上筋，後方関節包の硬さを反映しており，投球障害肩において必要な測定肢位となると考えられる．

小胸筋の収縮促通方法

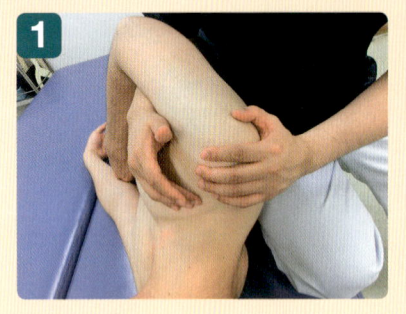

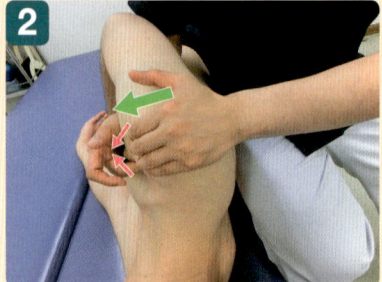

1 開始肢位.

2 烏口突起の内側で小胸筋の筋腹を把持し，患者に肩甲骨前傾運動を行わせながら，小胸筋の筋腹を中央に集めるように誘導する．こうすることで，小胸筋の収縮に伴う中央への動きを引き出すことができる．

【文献】
1) Fleisig GS, Andrews JR, Dillman CJ, et al：Kinetics of baseball pitching with implications about injury mechanisms. Am J Sports Med 23：233-239, 1995
2) 仲川喜之, 尾崎二郎, 玉井 進, 他：肩関節の投球障害—Bennett Lesionについて. 日本リウマチ・関節外科学会雑誌 7：35-39, 1988
3) 菅原 誠, 荻野利彦, 三浪明男, 他：スポーツによる腋窩神経麻痺—肩関節痛との関連について. 肩関節 10：68-71, 1986
4) 岩堀裕介, 加藤 真, 梶田幸宏, 他：投球による腋窩神経障害の発生状況. 肩関節 34：891-894, 2010
5) 整形外科リハビリテーション学会（編）：関節機能解剖学に基づく整形外科運動療法ナビゲーション—上肢. pp62-65, メジカルビュー社, 2008
6) 佐々木淳也, 村 成幸, 高原政利, 他：成長期の野球選手の上腕骨頭後捻角の計測—超音波を用いた評価. 肩関節 28：223-236, 2004
7) Yamamoto N, Itoi E, Minagawa H, et al：Why is the humeral retroversion of throwing athletes greater in dominant shoulders than in nondominant shoulders? J Shoulder Elbow Surg 15：571-575, 2006
8) 荒川高光：大胸筋と小胸筋の筋線維の走行からみた運動療法. 理学療法学 37：263-265, 2010
9) 整形外科リハビリテーション学会（編）：関節機能解剖学に基づく整形外科運動療法ナビゲーション—上肢. pp78-81, メジカルビュー社, 2008
10) 篠田光俊, 他：肩関節伸展30度位内旋角度と疼痛の関係. 第9回肩の運動機能研究会, p94, 2012

5 テニス肘

症例

　35歳，男性．1年前より，テニスを週に1回ほど行っていた．アマチュアの大会に参加するために徐々に練習量を増やしたところ，2か月前より，バックハンドストローク時に肘関節外側部の痛みを感じるようになった．その後，様子をみながら練習していたが，かばんを持つ動作などの日常生活動作でも同部位に痛みが出現するようになったため，整形外科を受診した．

　<u>テニス肘（上腕骨外側上顆炎）と診断され，理学療法開始となった</u>[I]．chair test と中指伸展テストが陽性で，上腕骨外側上顆，橈骨輪状靱帯，短橈側手根伸筋と総指伸筋の筋腹に圧痛が認められた．筋力は，手関節背屈運動が MMT4 レベルと低下していた．テニスの中止を指示し，短橈側手根伸筋へのダイレクトストレッチと手関節背屈の筋力訓練を行った．その結果，一時的に疼痛は軽減した．

　しかし，テニスを再開すると疼痛が増強した．そこで，再評価を行ったところ，橈骨輪状靱帯，総指伸筋の筋腹に圧痛が認められ，手指伸展位での背屈に対して抵抗を加えた際に疼痛が強く出現したことから，<u>総指伸筋への運動療法を追加した</u>[II]．その結果，橈骨輪状靱帯，総指伸筋の筋腹の圧痛は消失し，テニス時の疼痛も消失した．

➡ テニス肘
　tennis elbow

➡ 上腕骨外側上顆炎
　lateral humeral epicondylitis

評価のポイント
手指伸展位での背屈に対して，抵抗を加えることで，より総指伸筋の影響を反映する評価となると考えられる．

I　テニス肘の原因は何か？

1. テニス肘とは？
2. バックハンドストロークと日常生活動作の関係
3. 短橈側手根伸筋を超音波で観察しよう！

II　なぜ，総指伸筋への運動療法を追加したのか？

1. 総指伸筋を超音波で観察しよう！
2. 短橈側手根伸筋・総指伸筋の運動療法

I テニス肘の原因は何か？

1. テニス肘とは？

一般的にテニス肘として知られている上腕骨外側上顆炎であるが，テニスなどの運動時に限らず，重いものを持つ際やペットボトルのふたを開ける際などの日常生活動作でも疼痛を生じ，生活に支障をきたす．

1）疼痛の原因と病態

疼痛の原因についてさまざまな報告がなされているが，近年では**短橈側手根伸筋**の腱付着部の炎症がおもな原因と考えられている．病態としては，筋および起始腱の炎症，微細損傷，カルシウム沈着，血管性線維増殖などが報告されている．

→短橈側手根伸筋
extensor carpi radialis brevis m. : ECRB

2）治療法

治療法は，ストレッチや筋力訓練などの理学療法，テニスバンドなどの装具療法，非ステロイド性抗炎症剤（NSAIDs）を用いた薬物療法，ステロイド剤局所注射，手術療法などさまざまである．2006年，治療方法の指標として日本整形外科学会において，「上腕骨外側上顆炎診療ガイドライン」[1]が策定された．そこでは，上腕骨外側上顆炎の基準は以下のように定められている．

①**抵抗性手関節背屈運動で肘外側に疼痛が生じる**
②**外上顆の伸筋群腱起始部にもっとも強い圧痛がある**
③**腕橈関節の障害など伸筋群起始部以外の障害によるものは除外する**

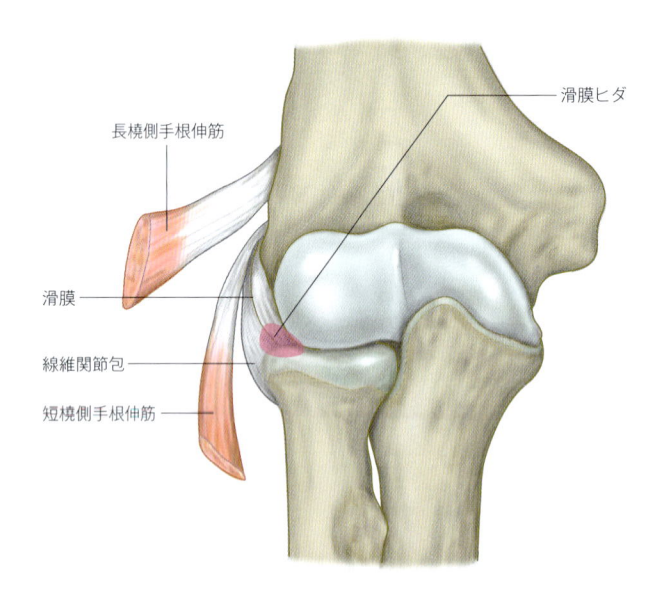

▶図5-1　滑膜ヒダの存在

3）難治例の存在

テニス肘の難治例においては，膝半月板構造と類似した**滑膜ヒダ**が肘関節外側部に存在する例（▶図5-1）[2]や，MRIで肘筋に強信号が認められる例[3]が報告されている．そこで本章では，これらの病態も広義のテニス肘としてとらえることとする．

さまざまな病態を呈するテニス肘の原因を正確に把握するためには，外側上顆近傍を正確に触察できる技術が必要となる．

2. バックハンドストロークと日常生活動作の関係

テニスのバックハンドストロークでは，肘関節伸展位・手関節背屈位でボールを打ち返すことから，短橈側手根伸筋，総指伸筋，長橈側手根伸筋の筋活動が高くなる[3]．一方，日常生活動作におけるかばんを持つ動作でも，手関節を背屈させる作用をもつ短橈側手根伸筋，総指伸筋，長橈側手根伸筋の高い筋活動が求められる．したがって，日常生活動作においても上腕骨外側上顆付近の疼痛が出現したと考えられる．

3. 短橈側手根伸筋を超音波で観察しよう！

起　　始：	上腕骨外側上顆，橈骨輪状靱帯
停　　止：	第3中手骨底
神経支配：	橈骨神経
作　　用：	肘関節伸展，手関節背屈／橈屈，前腕回外

●短橈側手根伸筋の走行

短橈側手根伸筋は，上腕骨外側上顆，橈骨輪状靱帯，総指伸筋との間の腱膜にある共同の起始腱から起始し，長橈側手根伸筋とともに伸筋支帯下の管を通り，第3中手骨底に停止する．破格として，短橈側手根伸筋と長橈側手根伸筋が癒合することがある[4]．

起始腱とその深層の外側側副靱帯の間に**腕橈滑液包**が存在し，短橈側手根伸筋と外側側副靱帯の間に生じる摩擦力を軽減している．したがって短橈側手根伸筋の緊張亢進や，前腕回内運動において橈骨頭の過剰な外側偏位が出現すると，腕橈滑液包への圧迫力が増強し，**滑液包炎**を生じる可能性がある（▶図5-2）．

●関節包と滑膜ヒダ

短橈側手根伸筋起始部の関節包は，輪状靱帯より近位において，短橈側手根伸筋と分離不能なほどに癒合している[5]．また難治性テニス肘で疼痛の原因となる腕橈関節の滑膜ヒダは，輪状靱帯近位端における関節包の盛り上がりである．短橈側手根伸筋起始部と滑膜ヒダは，外側上顆部で共通の起始部を有しているため，短橈側手根伸筋の収縮により，滑膜ヒダの挟み込みを防いでいると考えられる．

本症例は難治例であるため，滑膜ヒダの挟み込みが疑われる．

→滑膜ヒダ
synovial fold

類似疾患との見分け方

ゴルフ肘（golf elbow）
テニス肘は肘関節外側に疼痛を訴えるが，肘関節内側に疼痛を生じるのがゴルフ肘である．前腕屈筋群の炎症および変性によるもので，中高年に多く，オーバーユースが原因となることが多い．

→腕橈滑液包
brachioradialis bursa

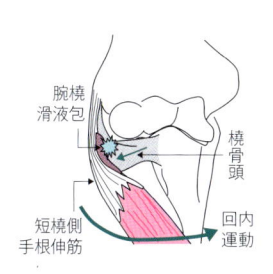

▶図5-2　前腕回内運動による滑液包炎の発生メカニズム

前腕回内運動によって橈骨頭は外側へ偏位する．回内運動に異常をきたした状態では，橈骨頭は過剰に外側偏位することとなり，腕橈関節の外側に存在する腕橈滑液包への圧迫力が増強し，滑液包炎を生じる．

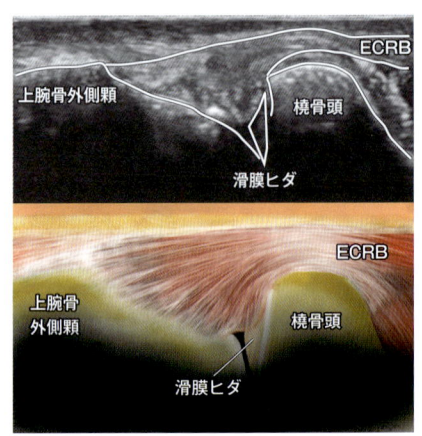

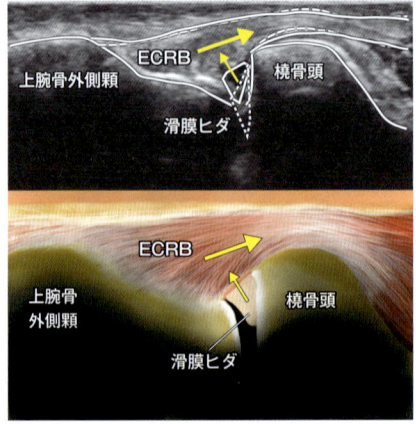

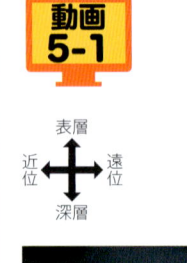

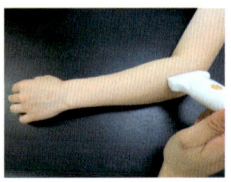

▶図 5-3　手関節背屈時の短橈側手根伸筋（ECRB）と滑膜ヒダ（長軸像）
b：安静時の筋の位置を破線で示す．ECRB の収縮により，滑膜ヒダが引き出される様子が確認できる．

超音波解剖でわかったこと

・手関節の背屈によって短橈側手根伸筋が収縮し，滑膜ヒダが引き出される（▶図 5-3）

CLINICAL HINT
肘筋とテニス肘の関係

　テニス肘と診断された症例において，疼痛の要因は短橈側手根伸筋とされてきた．しかし，慢性的なテニス肘では，MRI 所見で肘筋に炎症反応が存在する例がまれにあり[6,7]，腱肥厚，骨膜反応，橈骨頭滑液包などの高輝度反応以外に，肘筋の浮腫が確認されている[7]．したがって慢性的なテニス肘の患者に対しては，肘筋も視野に入れて評価をしていく必要がある．

II なぜ，総指伸筋への運動療法を追加したのか？

1. 総指伸筋を超音波で観察しよう！

起　　始：上腕骨外側上顆，外側側副靱帯，橈骨輪状靱帯，前腕筋膜
停　　止：第2～5指の背側で指背腱膜として膜状に広がる．末端は3つに
　　　　　分かれ，中央は中節骨底，両側は末節骨底へ向かう
神経支配：橈骨神経
作　　用：肘関節伸展，手関節背屈，第2～5指伸展，前腕回外

●総指伸筋の走行

総指伸筋は，上腕骨外側上顆，外側側副靱帯，橈骨輪状靱帯，前腕筋膜から起始し，第2～5指の末節骨底に停止する．その起始部では，短橈側手根伸筋の浅層に位置し，両筋の間の腱膜に共同の起始腱をもっている（▶図5-4）．

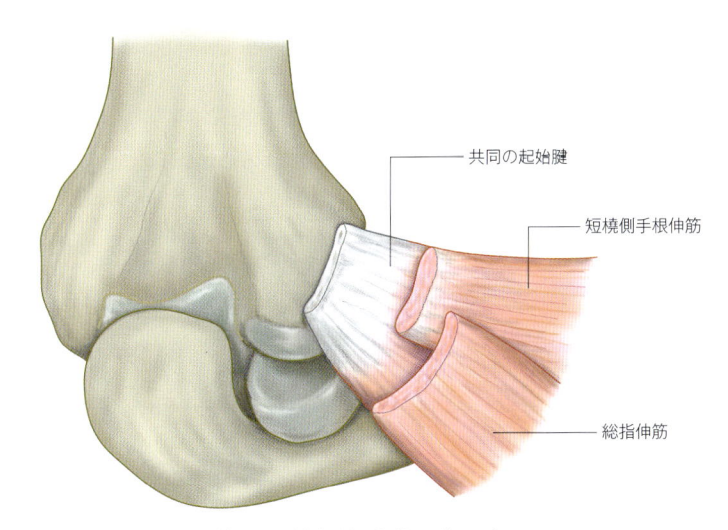

→総指伸筋
extensor digitorum m.

▶図5-4　総指伸筋と短橈側手根伸筋の共同腱
総指伸筋は短橈側手根伸筋の浅層に存在し，両筋は共同の起始腱をもっている．

a 安静時　　　　　　　　　　b 手関節背屈時

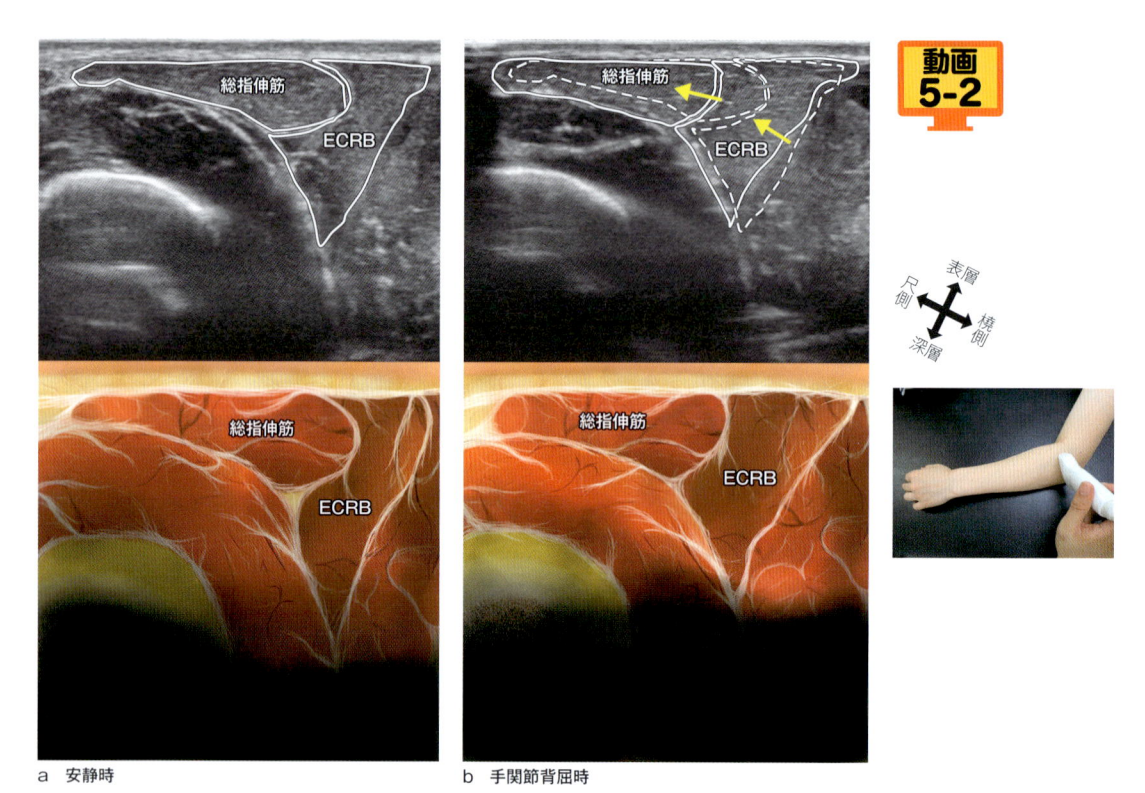

▶図 5-5　健常例：手関節背屈時の ECRB と総指伸筋（短軸像）
b：安静時の筋の位置を破線で示す．手関節の背屈に伴い，ECRB と総指伸筋が尺側へ移動することが確認できる．

a 安静時　　　　　　　　　　b 手関節背屈時

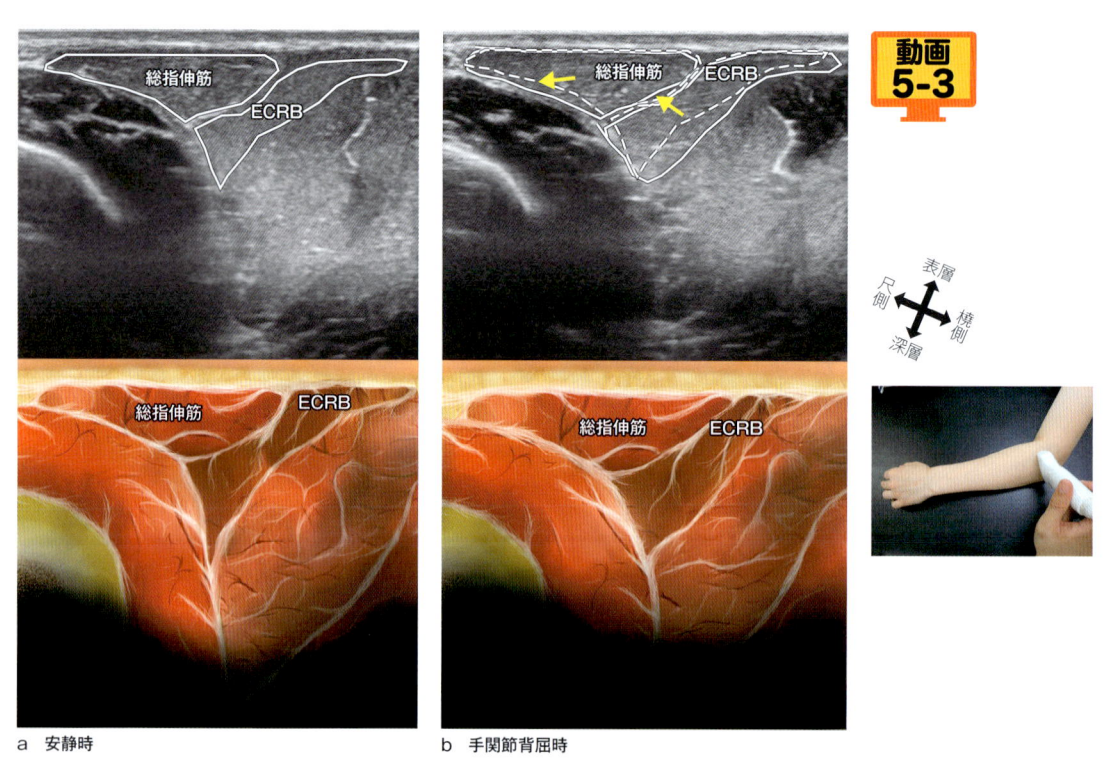

▶図 5-6　総指伸筋に圧痛を認める例：手関節背屈時の ECRB と総指伸筋（短軸像）
b：安静時の筋の位置を破線で示す．図 5-5 と比べると，総指伸筋と ECRB の尺側移動が明らかに少ない．手関節背屈に伴う総指伸筋の尺側への移動が制限されることで ECRB の尺側移動も制限されている．

超音波解剖でわかったこと

・短橈側手根伸筋と総指伸筋の筋腹は，手関節背屈時に尺側へ移動する（▶図5-5）
・短橈側手根伸筋の収縮に伴う尺側への移動を確保するには，その尺側に位置する総指伸筋が尺側に移動する必要がある（▶図5-6）

2. 短橈側手根伸筋・総指伸筋の運動療法

　超音波解剖から，短橈側手根伸筋は収縮時，尺側に移動することが確認できた．しかし，総指伸筋に圧痛を認める症例では，短橈側手根伸筋の尺側に位置する総指伸筋の尺側への移動が制限されるため，短橈側手根伸筋が移動できない．

　本症例においても総指伸筋に圧痛が認められたことから，短橈側手根伸筋への運動療法のみでは疼痛が消失しなかったと考えられる．したがって，短橈側手根伸筋の運動療法を行う際には，同時に総指伸筋の運動療法を行う必要がある．

短橈側手根伸筋，総指伸筋の収縮促通方法

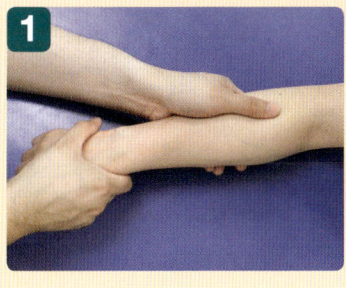

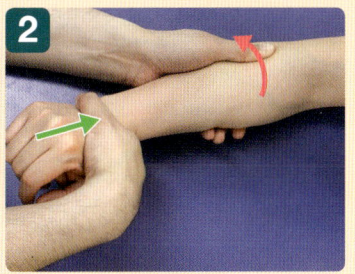

⟶：治療者が力を加える方向
⟶：患者が動かす方向

1 前腕近位部で短橈側手根伸筋・総指伸筋の筋腹を把持する．

2 手関節の背屈・橈屈運動を行いながら，筋腹を尺側へ誘導する．こうすると短橈側手根伸筋・総指伸筋が収縮に伴い，尺側へ移動する動きを引き出すことができる．

短橈側手根伸筋,総指伸筋の伸張方法

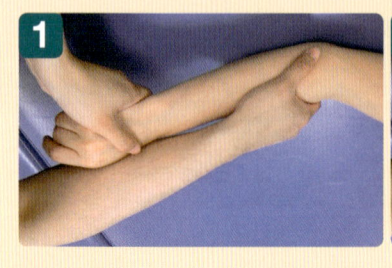

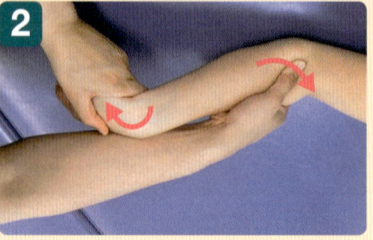

1 開始肢位.
2 他動的に手関節の掌屈運動を行いながら,短橈側手根伸筋・総指伸筋を橈側・背側方向にダイレクトに伸張する.こうすると短橈側手根伸筋・総指伸筋の伸張に伴った橈側・背側への移動を引き出すことができる.

【文献】
1) 日本整形外科学会診療ガイドライン委員会:上腕骨外側上顆炎の診療ガイドライン.南江堂,2006
2) 新井 猛:上腕骨外側上顆炎に対する鏡視下手術.整形・災害外科 54:35-40,2011
3) Morris M, et al:Electromyographic analysis of elbow function in tennis players. Am J Sports Med 17:241-247,1989
4) 森 於菟:分担解剖学Ⅰ―総説・骨学・靱帯学・筋学.第11版.pp354-361,金原出版,1982
5) Tsuji H, Wada T, Oda T, et al:Arthroscopic, macroscopic, and microscopicanatomy of the synovial fold of the elbow joint in correlation with the common extensor origin. Arthroscopy 24:34-38, 2008
6) Coel M:MR imaging of patients with lateral epicondylitis of the elbow (tennis elbow); importance of increased signal of the anconeus muscle. AJR Am J Roentgenol 161:1019-1021, 1993
7) Martin CE, Schweitzer ME:MR imaging of epicondylitis. Skeletal Radiol 27:133-138, 1998

6 肘関節脱臼

症例

　20歳，男性．利き手は右．草野球をしていて，クロスプレーで相手と接触した際に右肘をついて受傷した．整形外科を受診し，**右肘関節後方脱臼**と診断され，徒手整復後，保存療法が選択された．4週間のギプス固定後，理学療法が開始された．

　理学療法開始時は，肘関節屈曲90°，伸展-40°と著明な可動域制限を認めた．屈曲時は肘関節後内側の伸張痛，伸展時は肘関節前面の伸張痛を訴えた．そこで，**Ⅰ** 上腕筋と上腕三頭筋内側頭のリラクセーションとストレッチングを実施したところ，疼痛と可動域制限は徐々に緩和されていった．

　ギプス除去後8週が経過し，肘関節屈曲／伸展時の疼痛と可動域が改善したため，軽めの投球動作から許可された．その後，順調に回復していったが，8割程度の投球で肘関節内側に違和感と不安感が出現し，それ以上の投球はできないため，再度受診した．

　診察の結果，**Ⅱ** 肘関節の外反不安定性が軽度残存しており，筋力強化の指導が追加された．そこで，前腕屈筋群のトレーニングを行ったところ，不安定性は消失し，100％の投球が可能になった．

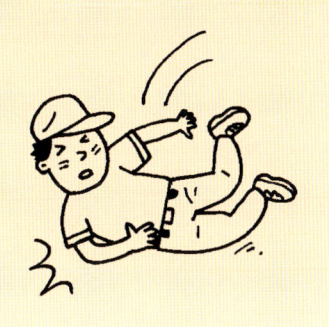

疾患メモ

肘関節脱臼（elbow dislocation）
腕尺関節と腕橈関節の接続が断たれた状態をいう．手掌をついて転倒したときに生じやすい．前方・後方・側方脱臼に分類されるが，90％が後方脱臼である．両側側副靱帯の断裂や裂離骨折，鉤状突起骨折を伴う場合もある．治療は徒手整復してギプス固定を行う．骨折を合併し，骨片転位が強い場合は骨接合術を行う．

Ⅰ なぜ，上腕筋と上腕三頭筋内側頭のリラクセーションが有効だったのか？

1. 肘関節可動域制限の原因は？
2. 上腕筋・上腕三頭筋内側頭を超音波で観察しよう！
3. 上腕筋・上腕三頭筋内側頭の運動療法

Ⅱ 肘関節の外反不安定性を解消するには？

1. 肘関節の内側支持機構
2. 浅指屈筋と尺側手根屈筋を超音波で観察しよう！
3. 前腕屈筋群の運動療法

I なぜ，上腕筋と上腕三頭筋内側頭のリラクセーションが有効だったのか？

1. 肘関節可動域制限の原因は？

　肘関節の後方脱臼は，肘関節に外旋・突き上げ・伸展・外反力が加わって生じる．肘関節を構成する靭帯や関節包が破綻するため，不安定性が生じやすい．
　一方，4週間のギプス固定は，関節構成体・筋・皮下組織の不動・拘縮を招く．

1）関節拘縮の分類

　関節拘縮は，その制限因子により，①皮膚性拘縮，②骨性拘縮，③神経性拘縮，④軟部組織性拘縮に分類することができる．

➡関節拘縮
joint contracture

　皮膚性拘縮は，不動により皮膚の短縮を招いたことで生じる拘縮で，片麻痺の維持期において，肘窩に生じることが多い．
　骨性拘縮とは，骨の変形などが原因となって拘縮を起こした状態である．変形性膝関節症の伸展制限で骨性拘縮が生じることもある．
　神経性拘縮とは，神経が原因となって生じる拘縮で，中枢神経疾患による拘縮などがあたる．
　本症例では，**軟部組織性拘縮**が疑われる．関節周囲の軟部組織には，靭帯・関節包・脂肪体・筋がある．本症例は，脱臼により靭帯・関節包（関節支持組織）が断裂しており，これらが直接的な可動域制限の因子になるとは考えにくい．肘関節運動時に，拮抗筋の伸張痛を訴えたことから，ギプス固定の不動に伴い，拮抗筋の滑走性が低下し，可動域制限が生じたと考えられる．それでは，拮抗筋のどの筋が原因となるのだろうか？

2）拮抗筋の鑑別

　上腕筋は，肘関節の屈曲により短縮し，伸展により伸張する．肘関節の掌側面を覆い，もっとも深層に位置する．そのため，本症例のように，肘関節が損傷している場合には，ともに損傷を受けている可能性がある．このほか肘関節の屈側を走行する筋には，上腕二頭筋がある．**上腕二頭筋**は二関節筋のため，肩関節肢位を変化させて，肘関節の可動域を測定することで鑑別が可能になる．肩関節や手関節の肢位によって肘関節の伸展可動域が顕著に変化する場合を除いて，上腕筋をターゲットに伸展制限の改善を試みるのが第1選択である．

➡上腕筋
brachialis m.

➡上腕二頭筋
biceps brachii m.

　上腕三頭筋内側頭は，肩関節肢位の影響を受けない単関節筋である．肘関節の屈曲により伸張し，伸展により短縮する．肘関節を伸展位か軽度屈曲位で固定した場合，上腕三頭筋は弛緩し，肘関節の後方関節包はたわむ．この肢位で不動期間が続くと，同筋と関節包の柔軟性は低下する．特に上腕三頭筋内側頭は関節包にも一部停止しているため，関節包の柔軟性が低下することで内側頭の滑走性も低下する．このような解剖学的特徴から，上腕三頭筋内側頭が屈曲制限因子の最有力と考えられる．

➡上腕三頭筋内側頭
medial head of triceps brachii m.

2. 上腕筋・上腕三頭筋内側頭を超音波で観察しよう！[1〜3]

1) 上腕筋の超音波解剖

●浅頭
- 起　　始：上腕骨骨幹前外側面
- 停　　止：尺骨粗面
- 神経支配：筋皮神経，尺骨神経
- 作　　用：肘関節屈曲

●深頭
- 起　　始：浅頭より遠位部
- 停　　止：扇状に広がり，腱膜様となって鈎状突起に付着
- 神経支配：筋皮神経，尺骨神経
- 作　　用：完全伸展位からの初期屈曲

●**上腕筋の走行**（▶図6-1）

　上腕筋は，上腕二頭筋の深層に位置し，肘関節の前面を覆う．肘関節掌側面の中央から尺骨粗面に向かって走行する．上腕筋は，浅頭と深頭に分けられる．浅頭は尺骨粗面に，深頭は扇状に腱膜組織を介して鈎状突起に停止する[2]．

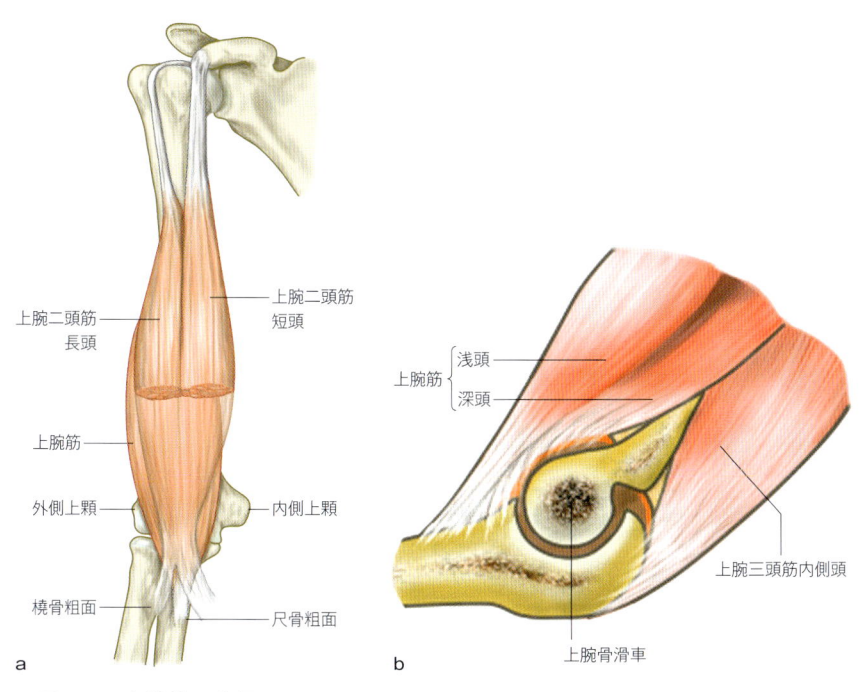

▶図6-1　上腕筋の走行
上腕筋は，上腕二頭筋の深層に位置し，腱成分は上腕二頭筋よりも遠位にあり，浅頭と深頭に分かれる．

● 上腕筋腱と上腕骨滑車の動態

　矢状面で観察すると，**上腕骨滑車**部分における上腕筋腱の走行が，肘関節の角度によって変化することがわかる．30°屈曲位では，上腕骨の長軸と上腕筋腱の走行は一致している．完全伸展すると，上腕筋腱は上腕骨滑車に下から押し上げられる．上腕骨滑車から尺骨粗面に向かう上腕筋腱は，上腕骨の長軸に対して30°程度傾いて走行している（▶図6-2）．

→上腕骨滑車
trochlea of humerus

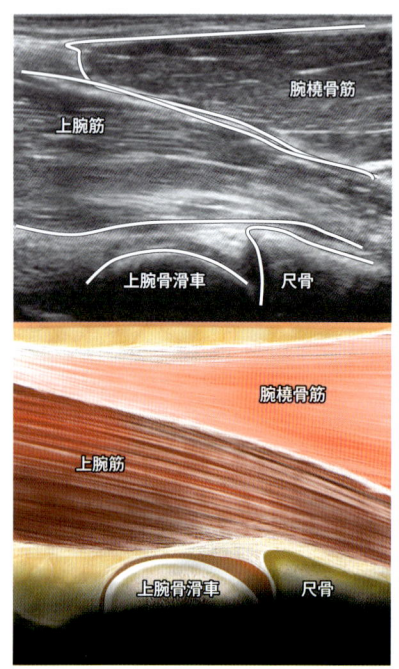

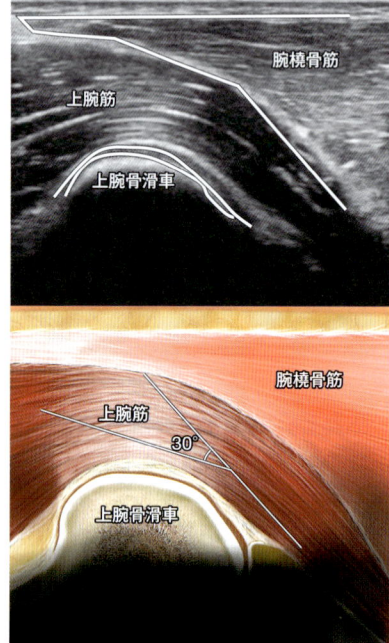

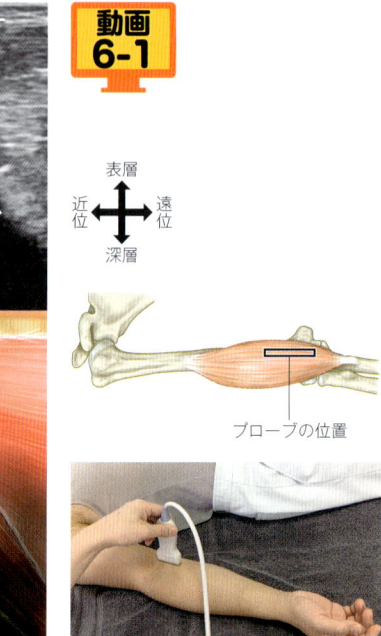

a　肘関節屈曲位（30°）
b　肘関節伸展位

▶図6-2　肘関節屈曲位（30°）から伸展位の上腕筋（長軸像）
a：肘関節屈曲位（30°）では，上腕筋腱は上腕骨長軸とほぼ平行に走行している．
b：肘関節伸展位にすると，停止腱は上腕骨長軸に対して30°程度傾く．

超音波解剖でわかったこと

・上腕筋腱の走行は，肘関節30°屈曲位で上腕骨の長軸とほぼ一致する．その後，肘関節を伸展するにつれて，上腕骨滑車部から停止にかけて，腱の走行が変化する（▶図6-2）

2) 上腕三頭筋の超音波解剖

→上腕三頭筋
triceps brachii m.

●長頭
- 起　　始：浅層にあり，肩甲骨の関節下結節
- 停　　止：尺骨肘頭
- 神経支配：橈骨神経
- 作　　用：肩関節伸展，肘関節伸展

●外側頭
- 起　　始：浅層にあり，上腕骨骨幹背側の近位部
- 停　　止：尺骨肘頭
- 神経支配：橈骨神経
- 作　　用：肘関節伸展

●内側頭
- 起　　始：上腕骨橈骨神経溝より遠位部
- 停　　止：長頭と外側頭により構成される共同腱に合流し，尺骨肘頭・肘関節後方関節包
- 神経支配：橈骨神経
- 作　　用：肘関節伸展

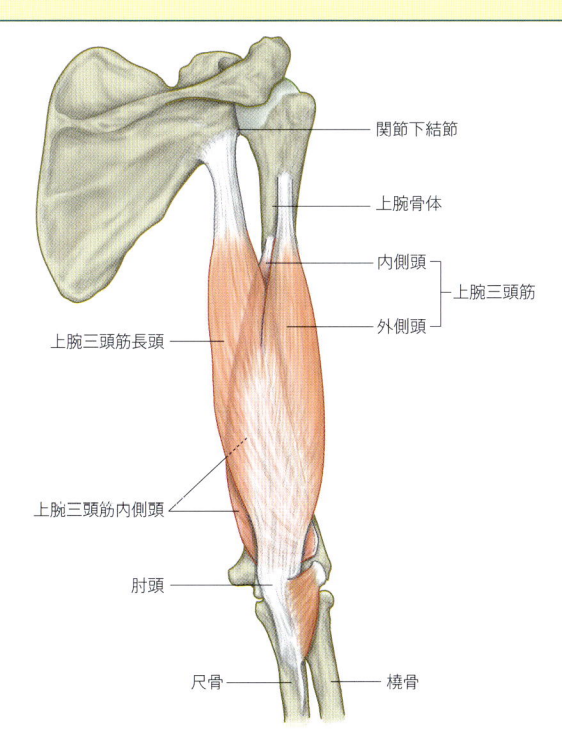

▶図6-3　上腕三頭筋の走行
浅層は長頭，外側頭，深層は内側頭で構成される．

●上腕三頭筋の走行（▶図6-3）

　上腕三頭筋は，二関節筋の長頭と，単関節筋の外側頭・内側頭に分かれる．浅層に長頭と外側頭が存在し，深層に内側頭が位置する．内側頭は，肘関節伸展位では長頭腱に覆われているが，肘関節90°屈曲位にすることにより筋腹が共同腱に圧迫される（▶図6-4）．したがって，肘関節遠位内側にて触知できる．

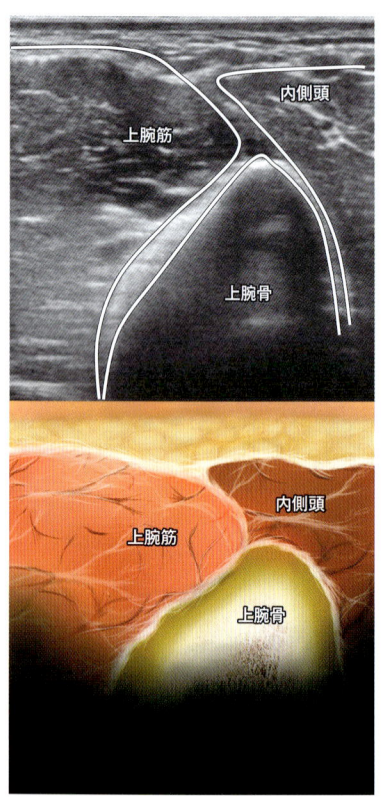

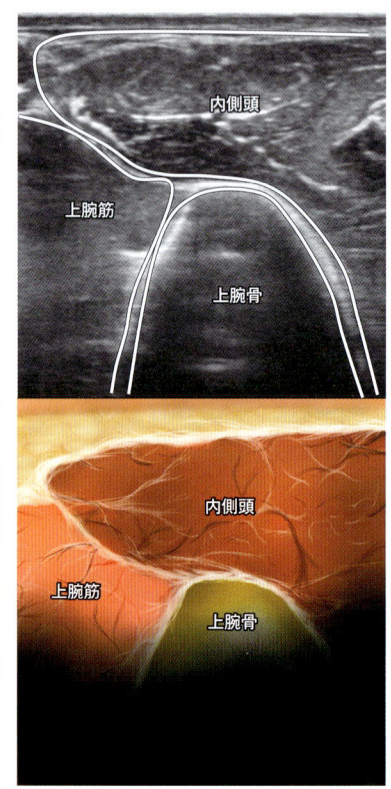

a　肘関節伸展位　　　b　肘関節90°屈曲位

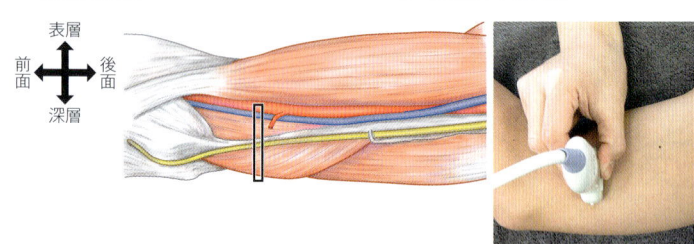

▶図6-4　肘関節伸展位から屈曲位（90°）の上腕三頭筋内側頭（短軸像）
a：上腕三頭筋の内側頭は長頭腱に被覆されている．
b：内側頭が内側顆上稜より前面に移動し，表層で触知できる．

超音波解剖でわかったこと

・上腕三頭筋内側頭は，肘関節伸展位から屈曲するにつれて，上腕筋を被覆するように前面に移動する（▶図6-4）

3. 上腕筋・上腕三頭筋内側頭の運動療法

1) 上腕筋のリラクセーション

上腕筋は，肘関節の屈曲運動により収縮するが，同時に上腕二頭筋も収縮する．上腕筋のリラクセーションの際には，上腕二頭筋の収縮力を弱める目的で，上腕二頭筋の前腕回外作用に拮抗して，前腕回内を伴う肘関節屈曲運動を行う．

超音波解剖により，肘関節を90°屈曲すると，上腕骨遠位部では上腕三頭筋内側頭の遠位内側の筋束は上腕筋を覆うことが確認できた[4]．そのため，上腕筋を触察する場合は，自動運動で回内運動を伴う肘関節の屈曲運動を行う必要がある．

2) 上腕筋のストレッチ

上腕筋は，長軸方向へのストレッチを積極的に行うと，肩関節の伸展による**代償動作**が生じやすいうえに，痛みが生じやすい．また，**異所性骨化**が生じやすい場所でもあるため，ストレッチには注意を要する．**防御収縮**が生じる手前で止め，上腕筋の筋腹をダイレクトに側方へストレッチする．柔軟性が得られたら，長軸方向へのストレッチを徐々に加える．

上腕筋の停止部の腱は，肘関節伸展に伴って上腕骨滑車の圧迫をうけるため，伸張刺激が加わりやすい．したがって肘関節30°屈曲位からの上腕筋のストレッチは，特に慎重に行う．ストレッチは長軸方向だけでなく，背側方向にも行う．

> **用語解説**
>
> **異所性骨化**
> 本来，骨組織が存在しない部位に発生する骨化である．外傷後の股関節や肘関節に多い．また脊髄損傷後や頭部外傷後，熱傷後に生じる．明らかな発生要因は不明であるが，過度なリハビリテーションにより生じるともいわれている．

3) 上腕三頭筋内側頭の運動療法

上腕三頭筋内側頭は，一般的には深層筋であるが，肘関節45°～90°屈曲位において上腕骨外側顆上稜を乗り越え，上腕筋の浅層に位置する．

リラクセーションのための収縮促通を行う際には，このレベルで触察するとわかりやすい．

ストレッチの際には，長軸方向への遠位滑走に加え，腹側への筋腹の移動を促す．

上腕筋の伸張方法

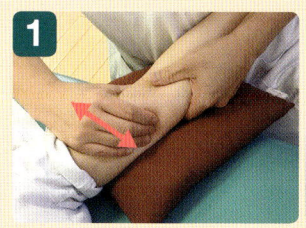

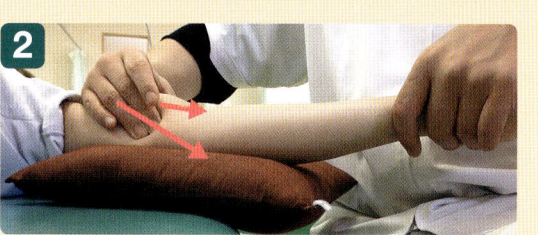

1 上腕筋長軸方向へのストレッチを加えていき，防御収縮が生じたらその手前で止め，その位置を保持した状態で，側方へのストレッチを加える．

2 肘関節30°屈曲位からは，長軸方向に加え背側方向へのストレッチを加える．

→ ：治療者が力を加える方向

上腕三頭筋の伸張方法

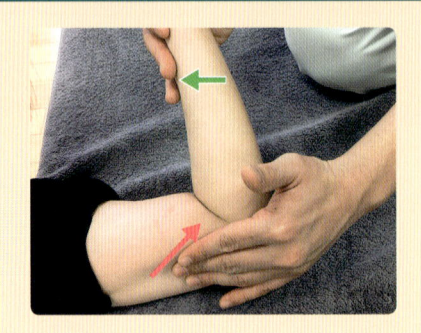

内側頭は，肘関節45〜90°屈曲位の範囲で収縮させるとき，上腕骨内側顆上稜の前面，上腕筋の浅層で触知できる．
ストレッチでは，長軸方向に加えて，前方への移動を促す．

→：患者が動かす方向

こんな症状がみられたら中止しよう

上腕三頭筋内側頭のすぐ腹側に尺骨神経が走行している．ダイレクトストレッチを行う際は，尺骨神経を直接刺激しないよう気をつける．また，肘関節を屈曲したときに尺骨神経領域の放散痛の訴えがある場合は，尺骨神経のトラブルの可能性が考えられるため，運動療法を中断し，医師に相談する．

II 肘関節の外反不安定性を解消するには？

1. 肘関節の内側支持機構

1）静的支持機構と動的支持機構

　肘関節の内側支持機構は，内側側副靱帯や骨・関節などの静的支持機構と，前腕屈筋群などの動的支持機構の2つに大別される．Morreyら[5]は，4体の屍体肘を用いて，肘関節の外反制動に対する内側側副靱帯，骨・関節，軟部組織・関節包の貢献度を算出した．その結果，貢献度は肘関節角度により変化し，肘関節伸展位ではこれらは同程度で，肘関節90°屈曲位では内側側副靱帯の貢献度が増加すると報告している．

　本症例では，肘関節脱臼により内側側副靱帯や骨・関節などの静的支持機構が破綻していると考えられる．したがって，肘関節の外反不安定性を改善するためには動的支持機構である前腕屈筋群が重要となる．

2）前腕屈筋群の構造とバイオメカニクス

　浅指屈筋，円回内筋，橈側手根屈筋，長掌筋，尺側手根屈筋は，いずれも内側上顆から起始し，肘関節屈曲，前腕回内，手関節掌屈に作用する．Davidsonら[6]は，筋の走行から，尺側手根屈筋と浅指屈筋が内側側副靱帯の作用を補う可能性を示唆した．またAnら[7]は，筋断面積とモーメントアームの積から，筋が発揮可能な内反トルクを推測し，浅指屈筋がもっとも大きな内反トルクを生む可能性があるとしている．

　内側上顆から起こる前腕屈筋群の筋頭は起始腱膜を挟んで互いに癒合しており（▶図6-5）[8]，肘関節外反ストレスに対して協働的に作用すると考えられる．
　ここでは，前述した報告の結果から，浅指屈筋と尺側手根屈筋を観察する．

➡前腕屈筋群
forearm flexors

➡浅指屈筋
flexor digitorum superficial m.；FDS

➡円回内筋
pronator teres m.；PT

➡橈側手根屈筋
flexor carpi radialis m.；FCR

➡長掌筋
palmaris longus m.；PL

➡尺側手根屈筋
flexor carpi ulnaris m.；FCU

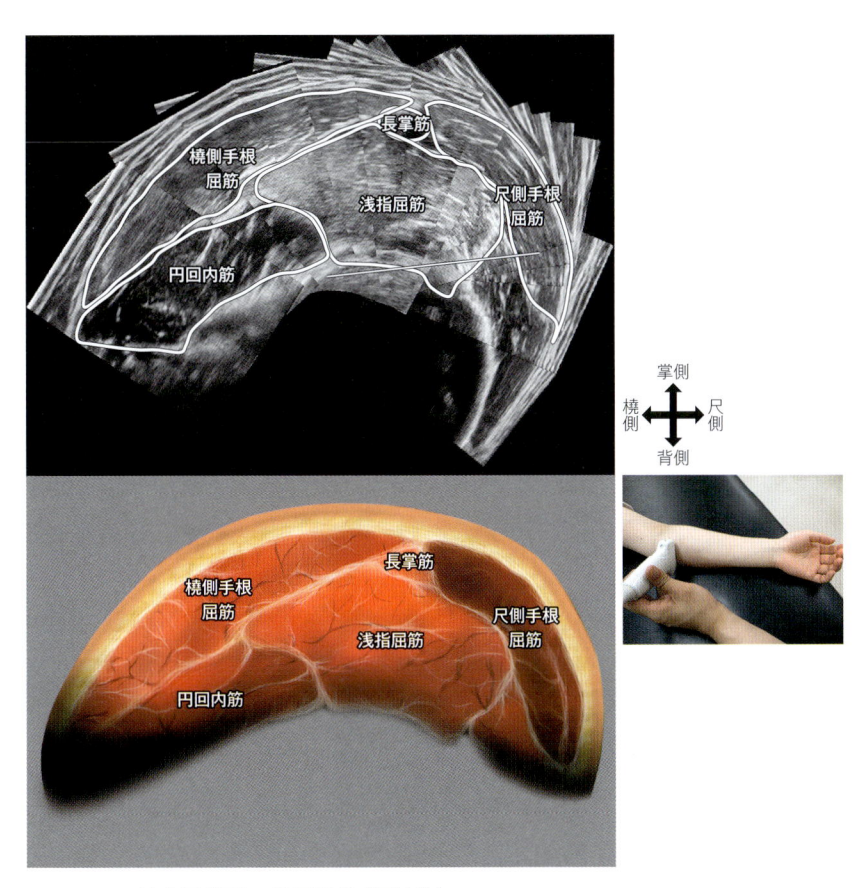

▶図 6-5　前腕屈筋群の位置関係（短軸像）

2. 浅指屈筋と尺側手根屈筋を超音波で観察しよう！

●浅指屈筋
起　　始：上腕骨内側上顆，尺骨粗面の内側上端部，橈骨の上部前面
停　　止：第 2～5 中節骨底
神経支配：正中神経（第 2 指筋腹はまれに尺骨神経）
作　　用：肘関節屈曲，前腕回内，手関節掌屈，第 2～5 指中手指節関節
　　　　　（MP 関節）と近位指節間関節（PIP 関節）の屈曲

●尺側手根屈筋
起　　始：上腕骨内側上顆，前腕筋膜，肘頭から尺骨中部までの後縁
停　　止：豆状骨に停止したのち，有鈎骨，第 5 中手骨底
神経支配：尺骨神経
作　　用：手関節の尺屈・掌屈

●浅指屈筋の走行
　上腕骨内側上顆，尺骨粗面の内側上端部，橈骨の上部前面から起始し，幅広

く厚い筋腹を形成し，橈側手根屈筋と長掌筋の深部を通る．第2〜5中節骨底に停止するため，4筋腹に分離し，4腱へと移行する．

浅指屈筋は，内側上顆から起始する前腕屈筋群のなかでもっとも深層に存在し，内側側副靱帯の前斜走線維と連続性がある[9]．

● **浅指屈筋の変異**

浅指屈筋が4個の独立筋に分かれる，橈骨の上部前面から起始する際に橈骨頭が欠ける，第5指腱が欠ける場合などがある[8]．

● **尺側手根屈筋の走行**

尺側手根屈筋の筋腹は腱の尺側に存在し，前腕前面の最内側を通る．また，これに関係する筋で，尺骨から起始して豆状骨に付着する**短尺側手根屈筋**が存在する例もある[8]．

➡短尺側手根屈筋
flexor carpi ulnaris brevis m.

● **尺側手根屈筋の変異**

筋腱移行部の位置には個体差があり，①筋腹が停止部まであるタイプ，②停止部近位まであるタイプ，③停止部近位約20 mmまであるタイプに分類される[10]．

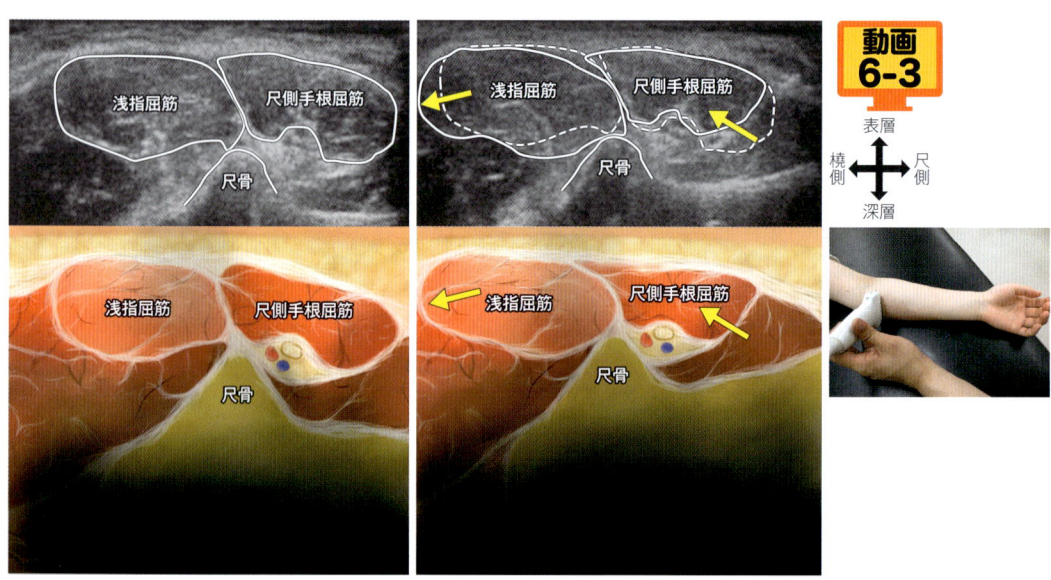

a 安静時　　　　　　　　　　b 手関節の掌屈/尺屈時

▶図6-6　手関節の掌屈・尺屈時の浅指屈筋と尺側手根屈筋（短軸像）
b：安静時の筋の位置を破線で示す．

超音波解剖でわかったこと

・手関節の掌屈・尺屈運動を行うことにより，浅指屈筋と尺側手根屈筋が収縮すると，これらの筋群は全体的にわずかに橈側へ移動する（▶図6-6）

3. 前腕屈筋群の運動療法

超音波解剖から，尺側手根屈筋と浅指屈筋は，収縮時に尺骨を乗り越えるよ

うにして橈側へ移動することが確認できた．これらの筋は共通の起始腱をもつことから，外反を制動する1つの機能単位として機能改善を行う．

前腕屈筋群の収縮促通方法

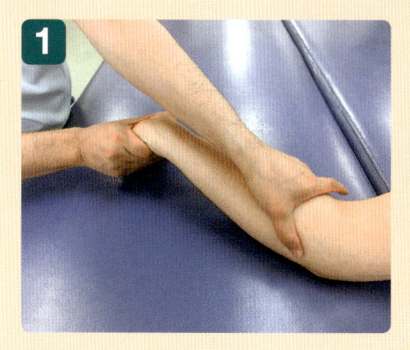

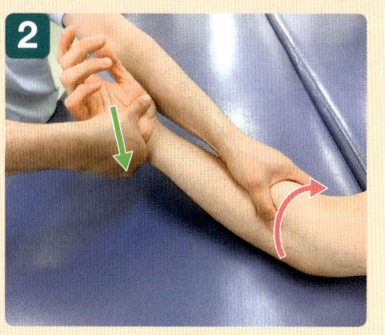

1 前腕近位部で前腕屈筋群の筋腹を把持する．

2 手関節の掌屈・尺屈運動を行いながら，前腕屈筋群を橈側へ誘導する．こうすると前腕屈筋群が，収縮に伴い橈側へ移動する動きを引き出すことができる．

> **こんな症状にも使える！**
>
> 橈骨遠位端骨折では背屈制限が生じる．この背屈制限には前腕屈筋群が強く関与するため，本方法が利用できる．特に収縮促通方法は，ダーツスロー運動（⇒第7章，77頁）である．この運動に軽い抵抗をかけることで，手関節の正常な関節運動を誘導できる．

前腕屈筋群の伸張方法

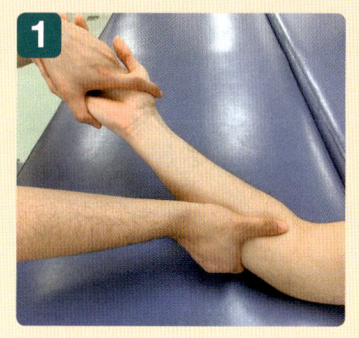

1 開始肢位．

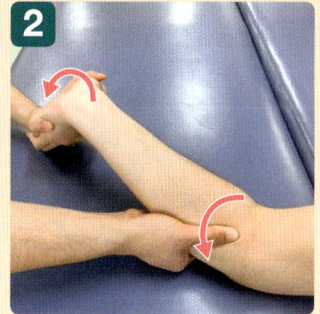

2 他動的に手関節の背屈運動を行いながら，前腕屈筋群を尺側・背側方向にダイレクトにストレッチする．こうすると前腕屈筋群の伸張に伴った尺側・背側への移動を引き出すことができる．

BREAK TIME
Struther's archade を超音波で観察しよう！

　Struther's archade とは，上腕筋と上腕三頭筋の筋間中隔であり，上腕の深筋膜によって固定されている部位である．この部位を尺骨神経が通過するため，尺骨神経の絞扼部位として理学療法の対象となる．

　図は，肘関節軽度屈曲位で肘関節屈曲の等尺性運動を行った際の Struther's archade の超音波画像（上：収縮前，下：収縮時）である．等尺性運動に伴い，尺骨神経や上腕動脈が，上腕筋・上腕三頭筋内側頭・上腕二頭筋に挟み込まれるように深層に引き込まれる．したがって，これらの筋の柔軟性を改善することが，尺骨神経の絞扼性神経障害に対する理学療法として必要となる．

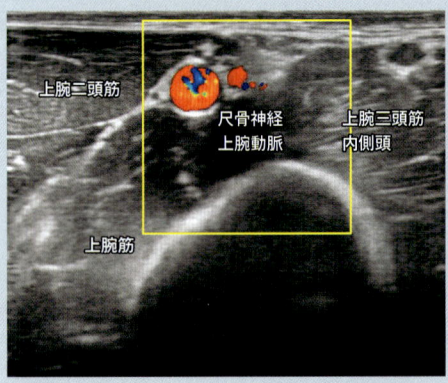

収縮前

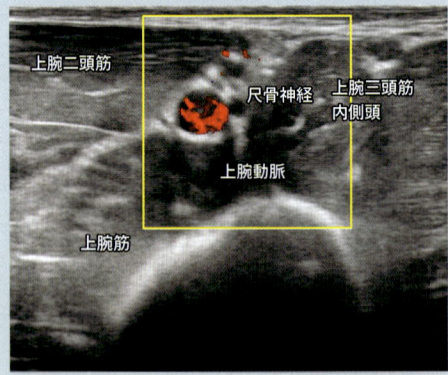

収縮時

【文献】
1) 青木隆明（監），林　典雄：運動療法のための機能解剖学的触診技術―上肢，第2版．pp231, 240, メジカルビュー社，2011
2) 工藤慎太郎（編）：運動器疾患の「なぜ？」がわかる臨床解剖学．pp46-47, 医学書院，2012
3) 林　典雄，他：超音波検査入門〈肩・肘〉―医療現場における様々な分野からのアプローチ Part-2. ジャパンライム，2012
4) 森田竜治，工藤慎太郎，奥村謙介，他：超音波画像診断装置を用いた上腕三頭筋内側頭の観察．第

26回東海北陸理学療法学術大会抄録集, p72, 2010
5) Morrey BF, An KN：Articular and ligamentous contributions to the stability of the elbow joint. Am J Sport Med 11：315-319, 1983
6) Davidson PA, Pink M, Perry J, et al：Functional anatomy of the flexor pronator muscle group in relation to the medial collateral ligament of the elbow. Am J Sports Med 23：245-250, 1995
7) An KN, Hui FC, Morrey BF, et al：Muscles across the elbow joint：a biomechanical analysis. J Biomech 14：659-669, 1981
8) 森　於菟：分担解剖学Ⅰ―総説・骨学・靱帯学・筋学, 第11版. pp347-353, 金原出版, 1982
9) Munshi M, Pretterklieber ML, Chung CB, et al：Anterior bundle of ulnar collateral ligament：evaluation of anatomic relationships by using MR imaging, MR arthrography, and gross anatomic and histologic analysis. Radiology 231：797-803, 2004
10) Grechenig W, Clement H, Egner S, et al：Musculo-tendinous junction of the flexor carpi ulnaris muscle. An anatomical study. Surg Radiol Anat 22：255-260, 2000

7 橈骨遠位端骨折

症例

　60歳，女性．転倒した際に手をついて受傷．整形外科を受診し，**橈骨遠位端骨折**と診断された．整復良好であったため，保存療法が選択された．

　4週間のギプス固定ののち，運動療法の処方が出された．処方内容には，「X線上，リスター結節部に骨片があるため，腱断裂に注意して可動域訓練を進めるように」と記載されていた．ギプス固定中は，手指の運動を行うよう医師に指導されており，手指の可動性は良好であった．

　手関節を掌屈すると，リスター結節部に違和感を訴えた．母指を屈曲すると違和感が増強した．そこで，長母指伸筋のリラクセーションを行い，掌屈運動は母指を伸展した状態で行うようにしたところ，**Ⅰ　違和感なく掌屈運動が可能になった**．

　運動療法開始から4週が経過し，十分に骨癒合し，リスター結節部の違和感も消失し，掌屈可動域は改善した．しかし，手をついたとき，手関節掌側に伸張痛の訴えが残り，背屈の可動域制限も残存した．伸張部位を詳細に評価すると，手関節の掌側と橈側に伸張痛を認めた．そこで，リバースダーツスロー運動（⇒77頁）を行ったところ，**Ⅱ　背屈の可動域制限が改善し**，症状なく手をつけるようになった．

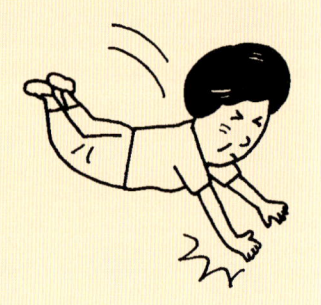

> 疾患メモ
>
> **橈骨遠位端骨折**
> （fracture of the distal end of the radius）
> 転倒により受傷することが多く，高齢者の四大骨折（このほか，上腕骨頸部骨折，脊柱圧迫骨折，大腿骨頸部骨折）として有名である．一般的にはColles骨折が多く，その他，Smith骨折，Barton骨折，chauffeur骨折などがある．保存療法が主体であったが，近年ではロッキングプレートや創外固定が発達し，安定した固定性とアライメントが獲得できるとして手術療法が選択されることも多い．

Ⅰ　なぜ，掌屈運動に違和感がなくなったのか？

1. 橈骨遠位端骨折の合併症
2. 長母指伸筋腱を超音波で観察しよう！
3. 長母指伸筋の運動療法

Ⅱ　なぜ，背屈の可動域制限が改善したのか？

1. 手関節の運動学
2. 長母指屈筋とリバースダーツスロー運動を超音波で観察しよう！
3. リバースダーツスロー運動の運動療法

I なぜ，掌屈運動に違和感がなくなったのか？

1. 橈骨遠位端骨折の合併症

橈骨遠位端骨折は，高齢者の四大骨折の1つであり，整形外科クリニックの臨床場面でしばしば遭遇する．また，合併症を生じるケースも少なくない（●表7-1）．本章では，特に腱断裂に着目して述べる．腱断裂には，主たるものとして，長母指伸筋腱断裂と長母指屈筋腱断裂がある．

1）長母指伸筋腱断裂
●発生率

Cooneyら[1]は，長母指伸筋腱断裂の発生頻度を1%以下と報告している．

水沢ら[2]は，橈骨遠位端骨折後に生じた9例の長母指伸筋腱断裂について検討した．その結果，9例すべてが**リスター結節**（▶図7-1）にかかる転位の少ない骨折であり，骨折から断裂までの期間は平均21日であった．

●筋断裂の原因

水沢ら[2]は，早発例は骨折と同時に腱損傷が生じ，遅発例は転位した骨片や骨棘による機械的摩擦によって断裂に至ると考察している．

Engkvistら[3]は，長母指伸筋腱断裂が，血行が疎の限局された部位に生じると述べている．

また，**血腫**の形成により内圧が上昇して生じる腱内血行障害，滑液栄養障害による阻血・低栄養状態，骨片による機械的摩擦が複合的に絡むことで，腱断裂に至るという報告が散見される[4〜6]．転位が少ないことで内圧が上昇しやすくなり，コンパートメント内の機械的な摩擦が生じやすくなると考えられる．

→長母指伸筋腱
extensor pollicis longus tendon：EPLT

→リスター結節
Lister's tubercle

→血腫
hematoma

●表 7-1　橈骨遠位端骨折のおもな合併症

合併症	症状	原因	対処法
拘縮	手関節・手指の可動域制限	ギプス固定による不動	可及的な運動療法
浮腫	前腕〜手指に腫れと可動域制限	ギプス固定による不動	逆行性マッサージ，紐ラッピング法，挙上位保持
手根管症候群	正中神経領域の知覚障害，運動障害	血腫や腫れによる手根管内圧の上昇	手根管開放術　急性期は経過観察
長母指伸筋腱断裂	母指IP関節単独の伸展不全	長母指伸筋腱の機械刺激による摩擦，栄養障害	伸筋腱縫合術　伸筋腱移行術
長母指屈筋腱断裂	母指IP関節単独の屈曲不全	ロッキングプレートによる干渉	屈筋腱縫合術　屈筋腱移行術
複合性局所疼痛症候群	灼熱痛，循環障害，関節可動域制限，神経障害	交感神経の過剰興奮	マイルドな運動療法，交代浴
三角線維軟骨複合体損傷	遠位橈尺関節や手関節尺側部痛	受傷時の外力による損傷	固定による保存療法，関節鏡視下縫合術

→拘縮
contracture

→浮腫
edema

→手根管症候群
carpal tunnel syndrome

→長母指伸筋腱断裂
rupture of extensor pollicis longus tendon

→長母指屈筋腱断裂
rupture of flexor pollicis longus tendon

→複合性局所疼痛症候群
complex regional pain syndrome：CRPS

→三角線維軟骨複合体
triangular fibrocartilage complex：TFCC

2) 長母指屈筋腱断裂

●発生率
長母指屈筋腱断裂は，掌側ロッキングプレート施行後に生じる．発生率は，0.17〜12%とばらつきがある[7〜9]．

➡長母指屈筋腱
flexor pollicis longus tendon：FPLT

●腱断裂の原因
長母指屈筋腱断裂の原因は，watershed line（▶図7-2）[10]あるいはsafety line[11]を越えたプレートの遠位設置，インプラントの突出，スクリューのバックアウト[7]，方形回内筋によるプレートの被覆不良[12]などが報告されている．

運動療法中の腱断裂を防ぐには，術中の情報，あるいは術後のX線像を十分に確認し，医師の指示を仰ぐ必要がある．また，運動療法において，腱を遠位に滑走させたときに，腱の走行に沿った痛みや軋音が生じた場合は，特に腱断裂のおそれが高いので遠位滑走は避ける．

3) 本症例の場合
本症例は，手関節掌屈に母指の屈曲を加えることで，リスター結節部の違和

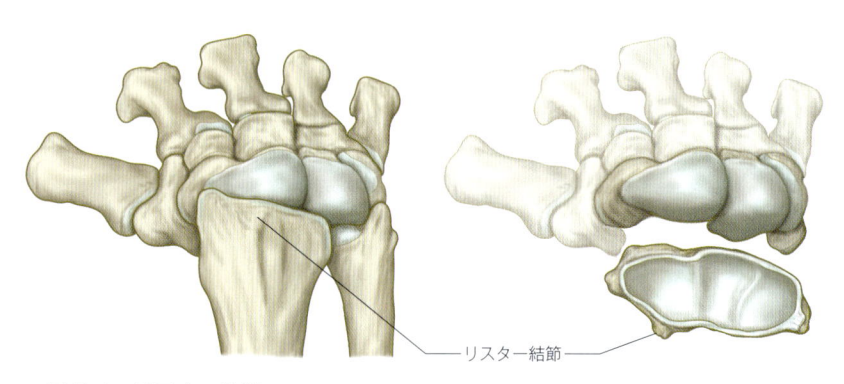

▶図7-1 リスター結節
橈骨背側の中央やや橈側に背側に突出した骨突起がリスター結節である．すぐ尺側に長母指伸筋が走行する．橈骨遠位端骨折で，転位が少なくリスター結節に骨折線が入っている場合，長母指伸筋腱断裂が生じる可能性が高くなる．

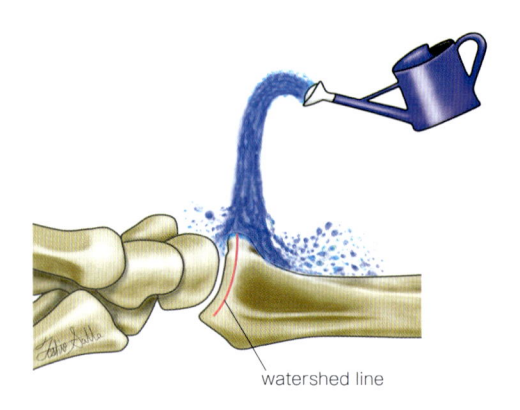

▶図7-2 watershed line
watershed lineとは，橈骨遠位端掌側でもっとも掌側にせりあがっている部分を結んだ部分である．

感が増強したことから，長母指伸筋腱に滑走障害を生じている可能性がある．長母指伸筋腱の滑走障害によって，二次的に手掌屈可動域制限も生じる．そのため，腱断裂のリスクを回避しつつ，掌屈可動域を確保することが求められる．

長母指伸筋の柔軟性を可能な限り確保した状態で，母指を他動的に伸展させる．長母指伸筋腱を緩めた状態で手関節を掌屈することにより，安全な掌屈可動域運動が可能になる．

2. 長母指伸筋腱を超音波で観察しよう！[13]

> 起　始：尺骨骨幹の背側（示指伸筋と長母指外転筋の間）
> 停　止：母指末節骨底の背側
> 神経支配：橈骨神経
> 作　用：母指MP関節とIP関節の伸展

●**長母指伸筋の走行**（▶図7-3）

長母指伸筋は，尺骨から橈側遠位部に向かって走行する．リスター結節のレベルで角度を変え，母指に向かって走行する．長母指外転筋・示指伸筋とともに前腕伸筋群の深層に位置しており，外傷後の腫れや痛みによる筋緊張亢進の影響を受けやすいと考えられる．

長母指伸筋は，伸筋支帯の第3区画を通過する．母指他動伸展位／屈曲位で，手関節掌屈運動を行った様子を比較すると，長母指伸筋腱の滑走量に差があることが観察できる（▶図7-4）．

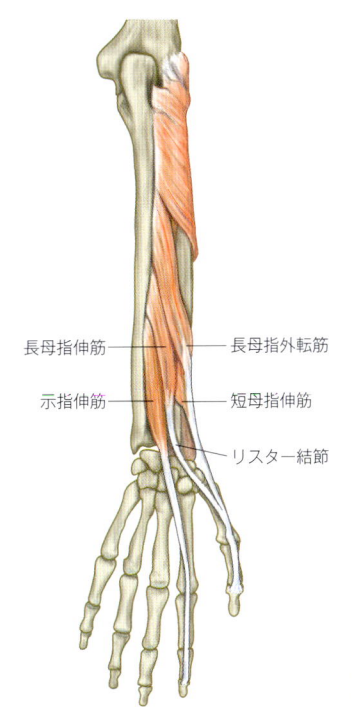

▶図7-3　長母指伸筋の走行
長母指伸筋は尺骨から起始し，橈側に向かう．リスター結節のレベルで腱走行を変え，母指末節骨に向かう．

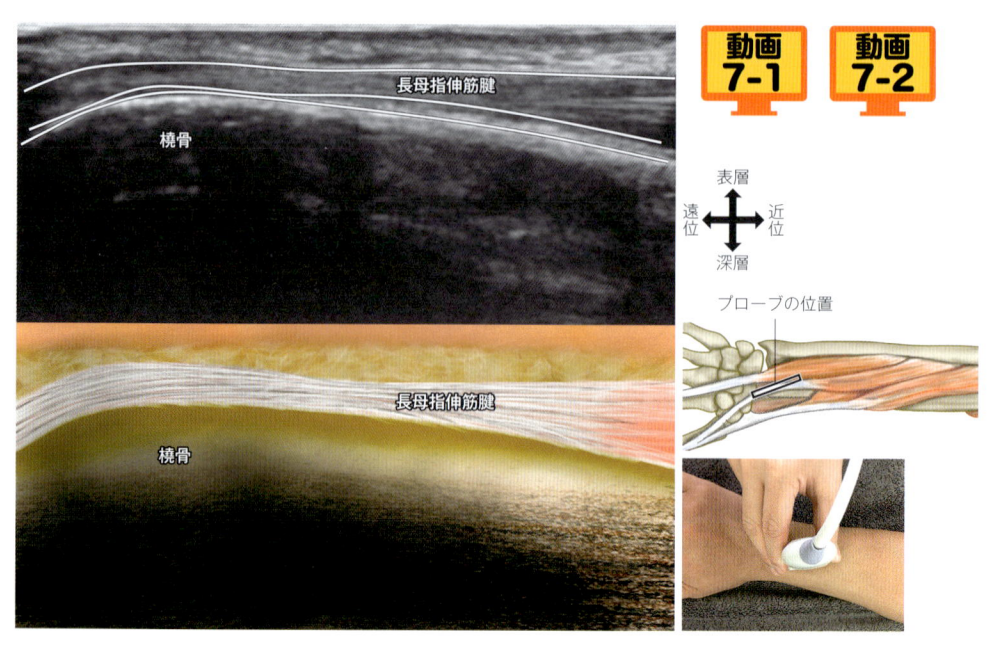

▶図 7-4　中間位の長母指伸筋腱（長軸像）
リスター結節の尺側にて長母指伸筋腱を撮像．
母指他動伸展位/屈曲位でそれぞれ手関節を掌屈すると，長母指伸筋腱の滑走量に違いがあるのがわかる．
母指他動伸展位（■動画 7-1）では，屈曲位より腱の滑走量が少ない（■動画 7-2）．

超音波解剖でわかったこと

・母指他動伸展位/屈曲位で手関節掌屈運動をすると，母指他動屈曲位のほうが，長母指伸筋腱の滑走量が大きい（▶図 7-4）

---

3. 長母指伸筋の運動療法

　長母指伸筋腱断裂の可能性がある症例は，前処置として長母指伸筋のリラクセーションを行い，筋の柔軟性を改善しておく．長母指伸筋のリラクセーションは，母指をやや橈側に外転し，MP 関節を伸展させた位置で保持し，IP 関節の伸展運動を反復する．

　掌屈運動を実施する際は，リラクセーションと同じ肢位で，IP 関節伸展位を他動的に保持した状態で，掌屈運動を行う．

長母指伸筋の運動療法

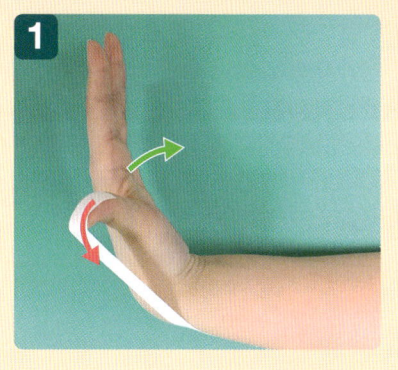

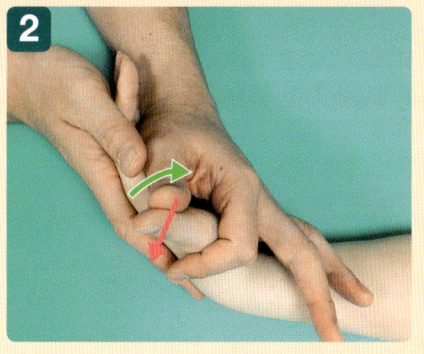

長母指伸筋腱断裂の危険がある場合は，母指 MP 関節，IP 関節伸展位で他動的に保持をした状態で掌屈運動を行う．

→：治療者が力を加える方向
→：患者が動かす方向

1 患者自身で行う場合は，テーピングで母指を他動伸展させる．

2 徒手的に他動伸展させている．

II なぜ，背屈の可動域制限が改善したのか？

1. 手関節の運動学

　手関節の運動には，掌屈（伸展）／背屈（屈曲），尺屈／橈屈があり，二軸性である．手根骨で構成される**手根中央関節**と，橈骨と手根骨で構成される**橈骨手根関節**の可動性が，手関節の可動域を規定する（▶図7-5）．

　近年，掌側ロッキングプレートの登場により，術後早期から運動療法を開始できるようになった．それに伴い，手関節可動域も早期に獲得できるようになってきている．早期運動療法を支える運動理論の1つが，手根中央関節と橈骨手根関節それぞれの独立した動きに関する研究である．

➡手根中央関節
mid-carpal joint；MC jt

➡橈骨手根関節
radio-carpal joint；RC jt

1）ダーツスロー運動

　森友らは，手根中央関節の純粋な運動は，橈屈背屈位と尺屈掌屈位を結ぶ運動であると報告している[14,15]．この動きは，**ダーツスロー運動**とよばれている（▶図7-6a）．ダーツスロー運動は手根中央関節単独の運動であるため，骨癒合が十分得られていない時期に，橈骨への軸圧ストレスを回避しつつ，ROM の拡大が期待できる運動として用いられてきた．

➡ダーツスロー運動
dart throwing motion

2）リバースダーツスロー運動

　ダーツスロー運動と反対の動き，すなわち尺屈背屈位と橈屈掌屈位を結ぶ運動は，橈骨手根関節単独の運動であり，**リバースダーツスロー運動**と呼ばれている（▶図7-6b）[16]．

　桂ら[16]は，リバースダーツスロー運動早期導入群と非導入群を比較した．そ

➡リバースダーツスロー運動
reverse dart throwing motion

の結果，術後 6 週時点で，早期導入群の橈骨手根関節の可動域が，有意に改善していると報告している．

本症例は，手関節背屈時に掌側・橈側の伸張感を認めている．手関節掌側には**掌側橈骨手根靱帯**が存在している．この靱帯は，手関節の橈屈・背屈で伸張

➡掌側橈骨手根靱帯
palmar radiocarpal ligament

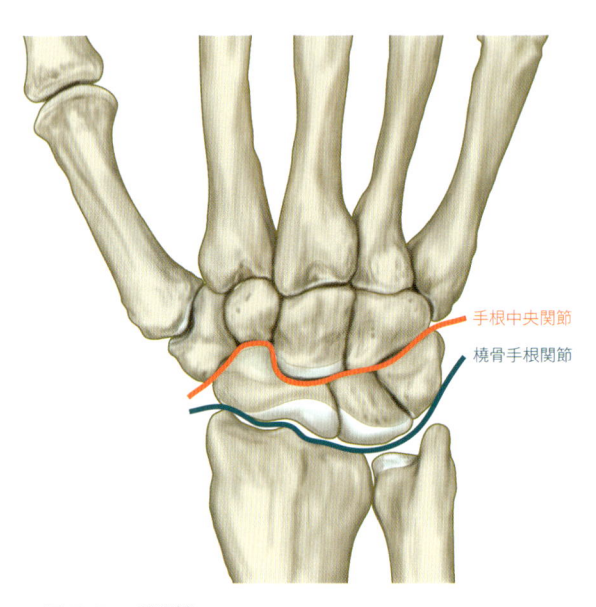

▶図 7-5 手関節
手関節は，近位手根列と遠位手根列で構成される手根中央関節，橈骨と近位手根列で構成される橈骨手根関節からなる．

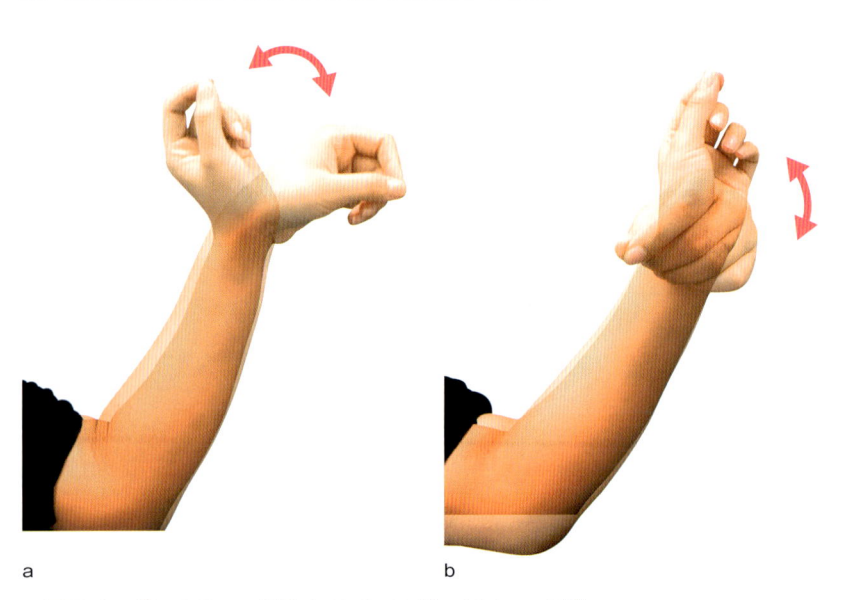

▶図 7-6 ダーツスロー運動とリバースダーツスロー運動
a：ダーツスロー運動．手関節橈屈・背屈運動と尺屈・掌屈運動である．手根中央関節単独の運動である．
b：リバースダーツスロー運動．手関節尺屈・背屈運動と橈屈・掌屈運動である．橈骨手根関節単独の運動である．

される．リバースダーツスロー運動は，手関節の尺屈・背屈の運動であり，掌側橈骨手根靱帯が十分緊張している状態ではない．そのため，橈骨手根関節の動きが許容されている．

本症例は，リバースダーツスロー運動により，橈骨手根関節単独の可動域が拡大し，症状の緩和につながったと考えられる．

2. 長母指屈筋とリバースダーツスロー運動を超音波で観察しよう！

1) 長母指屈筋の超音波解剖[13]

➔長母指屈筋
　flexor pollicis longus m.

起　　始	橈骨骨幹部の前面，前腕骨間膜
停　　止	母指末節骨底の掌側
神経支配	正中神経
作　　用	母指IP関節の屈曲

● **長母指屈筋の走行**（▶図7-7）

長母指屈筋は，橈骨の掌側面中央から**手根管**を通り，母指末節骨に向かう．**深指屈筋**と隣接し，前腕屈筋群の深層筋として位置している．

➔手根管
　carpal tunnel

➔深指屈筋
　flexor digitorum profundus m.

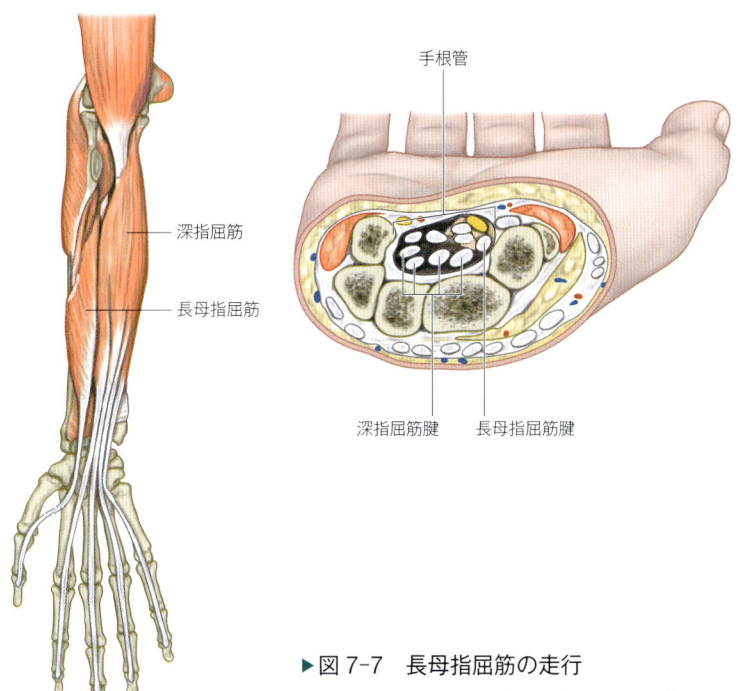

超音波画像では，長母指屈筋腱が橈骨遠位端のもっとも突出した部分の直上を滑走している様子が観察できる（▶図7-8）．

▶図7-7　長母指屈筋の走行
長母指屈筋は，深指屈筋に隣接する深層筋である．

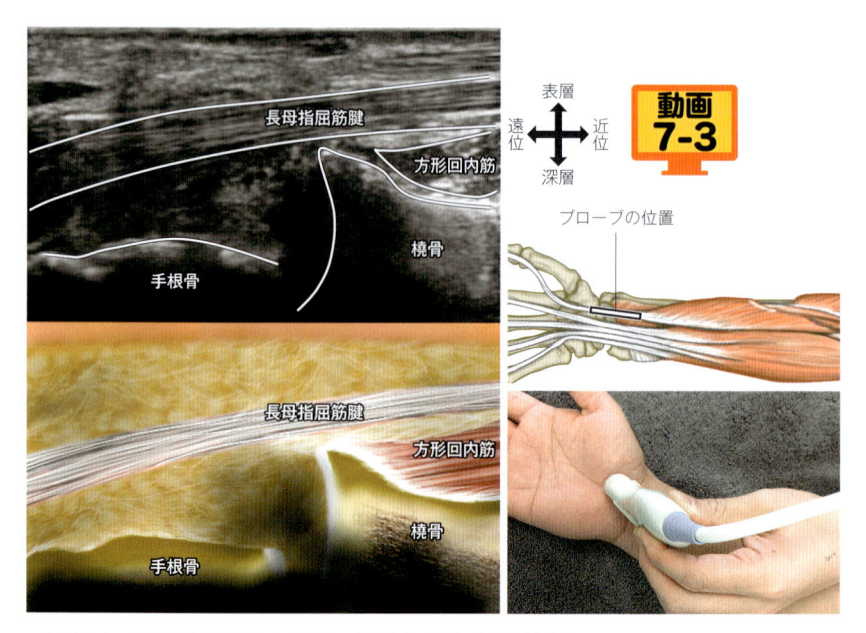

▶図7-8　橈骨遠位端直上を通る長母指屈筋腱(長軸像)

掌側で橈骨がもっとも隆起している部分の直上を，長母指屈筋腱が通過している．ロッキングプレートが遠位に設置されすぎると，プレートと腱の間隙が減少し，長母指屈筋腱にプレートが干渉することによって腱断裂が生じる可能性がある．

> **超音波解剖でわかったこと**
>
> ・長母指屈筋腱は，橈骨遠位端のもっとも突出した部分を滑走している（▶図7-8）．そのためロッキングプレートの設置により，プレートともっとも接することになる

2) リバースダーツスロー運動の超音波解剖（▶図7-9）

　リバースダーツスロー運動は，尺屈・背屈と橈屈・掌屈の運動である．手関節中間位から尺屈・背屈運動を行ったときの橈骨・舟状骨間を観察する．**動画7-4**では，尺屈・背屈運動時の，掌側橈骨手根靱帯の動きを観察している．

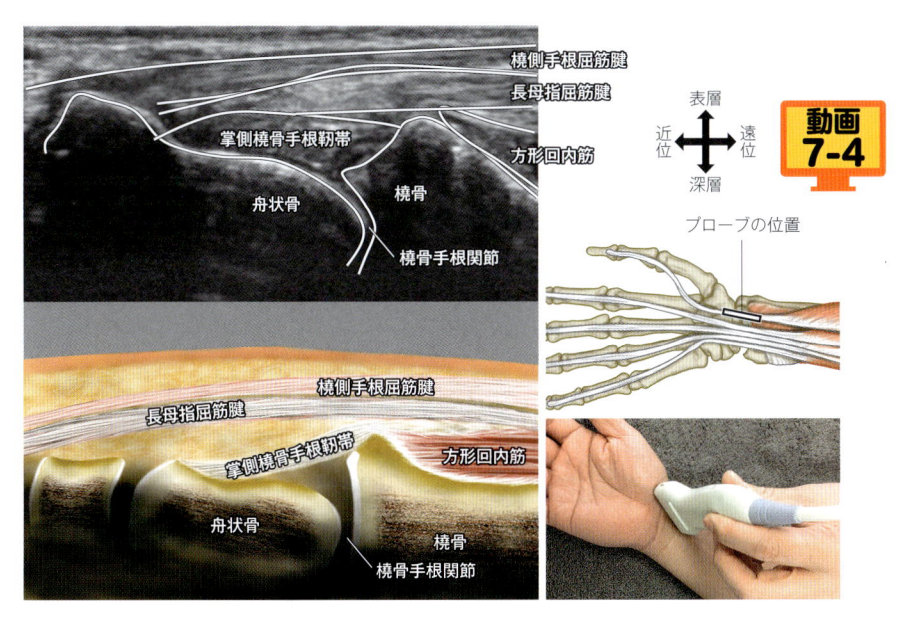

▶図7-9 リバースダーツスロー運動（長軸像）
手関節背屈・尺屈運動を行ったときの橈骨と舟状骨間の動きを観察している．背屈・尺屈に伴い，橈骨手根関節に運動が生じている．

超音波解剖でわかったこと

・手関節背屈・尺屈運動では，橈骨手根関節において舟状骨の掌屈・背屈運動が生じている（▶図7-9）

3. リバースダーツスロー運動の運動療法

　リバースダーツスロー運動は，背屈・尺屈と掌屈・橈屈運動を行う（▶図7-6）．

Break Time 固定期間中の手指運動の重要性

　臨床場面において，ギプス除去後に，手指が拘縮している症例に遭遇することがある．多くは，ギプス固定中に手指を動かすことによって予防できる．不動状態によって生じる手指の拘縮は，ADL を著しく制限する．

　手指の屈筋腱は手根管内を，伸筋腱は伸筋支帯の区画内を走行する．さらに，屈筋腱は，固い腱鞘で構成されるトンネルを通過する．伸筋腱は，指背腱膜や手内筋腱と合流し，末梢にいくにつれて複雑な腱走行となる．超音波画像では，屈筋腱が手指の屈伸に伴って滑走している様子が観察できる（下図）．手指の屈伸に伴う屈筋腱の移動が明らかになったことからも，ギプス固定中の手指の運動は，屈筋腱の滑走性を維持するうえで重要である．

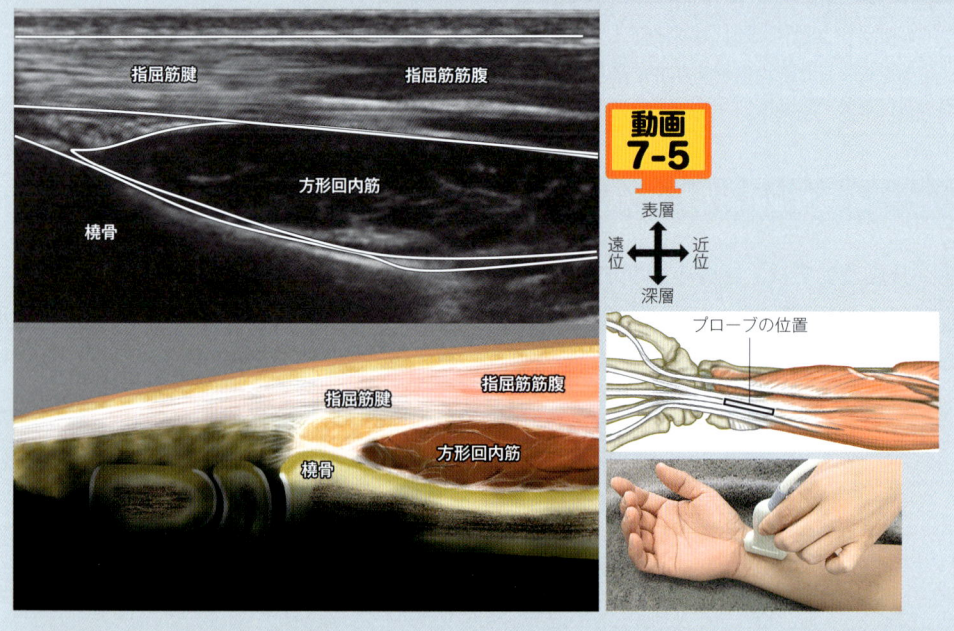

▶手指屈伸時の指屈筋腱（長軸像）
筋腱移行部での指屈筋の動きを観察している．手指の屈伸に伴って筋腱移行部が大きく移動していることがわかる．固定中に腱滑走不全が生じると，手指や手関節の可動域制限につながる．固定中から手指を動かし，腱滑走を促すことが予防策として重要であることを示唆している．

【文献】
1) Cooney WP 3rd, Dobyns JH, Linscheid RL：Complications of Colles' fractures. J Bone Joint Surg Am 62：613-619, 1980
2) 水沢慶一，吉中康高，福田　誠，他：橈骨遠位端骨折後の長母指伸筋腱断裂の検討．日本手外科学会雑誌 26：460-462, 2010
3) Engkvist O, Lundborg G：Rupture of the extensor pollicis longus tendon after fracture of the lower end of the radius--a clinical and microangiographic study. Hand 11：76-86, 1979
4) 香月憲一，宮本隆司，田野確郎：長母指伸筋腱皮下断裂の検討．日本手の外科学会雑誌 19：375-379, 2002

5) 清重佳郎：橈骨遠位端骨折に合併した長母指伸筋腱皮下断裂．日本手の外科学会雑誌 18：15-17, 2001
6) 黒沢秀樹, 荻野利彦, 三浪明男：橈骨遠位端骨折後の長母指伸筋腱断裂について．臨床整形外科 21：241-248, 1986
7) Soong M, van Leerdam R, Guitton TG, et al：Fracture of the distal radius：risk factors for complications after locked volar plate fixation. J Hand Surg Am 36：3-9, 2011
8) Minegishi H, Dohi O, An S, et al：Treatment of unstable distal radius fractures with the volar locking plate. Ups J Med Sci 116：280-284, 2011
9) Drobetz H, Kutscha-Lissberg E：Osteosynthesis of distal radial fractures with a volar locking screw plate system. Int Orthop 27：1-6, 2003
10) Orbay JL：The treatment of unstable distal radius fractures with volar fixation. Hand Surg 5：103-112, 2000
11) 今谷潤也, 清水弘毅, 高田逸朗, 他：橈骨遠位端掌側部の組織学的検討―いわゆる Watershed Line を中心に．日本手外科学会雑誌 26：466-468, 2010
12) 岡本雅雄, 藤澤幸隆, 大塚　尚, 他：橈骨遠位端骨折に対する掌側プレートの合併症．日本手の外科学会雑誌 25：801-804, 2009
13) 青木隆明（監）, 林　典雄：運動療法のための機能解剖学的触診技術―上肢, 第2版．pp297-299, 317-321, メジカルビュー社, 2011
14) 森友寿夫：3次元動態 MRI による手関節運動の解析．Orthopaedics 19：17-23, 2006
15) Volz RG, Lieb M, Benjamin J：Biomechanics of the wrist. Clin Orthop Relat Res：112-117, 1980
16) 桂　理, 渡邉健太郎：橈骨遠位端関節内骨折術後ハンドセラピィにおける橈骨手根関節に対する早期アプローチの試み．日本手外科学会雑誌 28：578-581, 2012

8 腰痛

症例

42歳，男性．仕事はデスクワーク主体の事務職である．最近，全身の筋力低下を感じつつも，運動は特に行っていなかった．1か月前から腰背部に痛みを感じるようになり，湿布の塗布と簡易型腰部コルセットの着用で様子をみていたが，一向に痛みが軽減しないため，整形外科を受診した．

X線上，腰部椎体前方に骨棘形成と椎間板変性が認められたが，年齢相応であることから**筋・筋膜性腰痛症**と診断され，理学療法開始となった．疼痛は，立ち上がり動作や前屈動作で特に強く，腰背部-仙骨後面にかけて出現した．触察上，腸肋筋および最長筋の圧痛所見が認められた．また，座位姿勢は後弯位のいわゆる"**猫背**"であった（▶図8-3，⇒86頁）．理学療法では，温熱療法と干渉波の物理療法に加え，<u>腸肋筋・最長筋のリラクセーション</u>を行った．その結果，安静時での疼痛は軽減したものの，前屈動作での腰背部痛は残存していた．

腰背部を再評価したところ，多裂筋の筋力低下が認められた．そこで，姿勢指導を含めた<u>多裂筋の筋力トレーニング</u>を実施したところ，前屈動作時の腰背部痛が消失した．

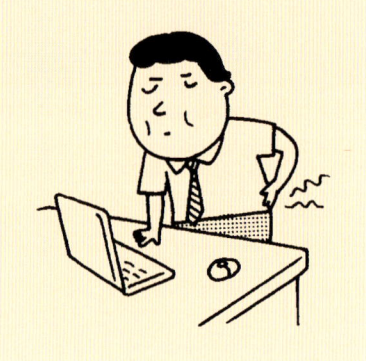

➡筋・筋膜性腰痛症
myofascial lumbar pain syndrome

➡猫背
stoop

I なぜ，腸肋筋・最長筋の運動療法で安静時の腰背部痛が軽減したのか？

1. 筋・筋膜性腰痛症とは？
2. 腰背部筋の構造と機能
3. 腰部固有背筋群を超音波で観察しよう！
4. 腸肋筋・最長筋の運動療法

II なぜ，多裂筋の運動療法で腰背部痛が消失したのか？

1. 体幹前屈位での筋内圧
2. "猫背"と固有背筋の筋活動
3. 多裂筋を超音波で観察しよう！
4. 多裂筋の運動療法

I　なぜ，腸肋筋・最長筋の運動療法で安静時の腰背部痛が軽減したのか？

1. 筋・筋膜性腰痛症とは？

　腰痛症とは，「安静時・運動時を問わず腰部の疼痛を主訴とする疾患の総称」と定義[1]されている．腰痛症のうち，腰部椎間板ヘルニアや脊椎圧迫骨折など原因が特定できる**特異的腰痛**は全体の約15％，画像所見で明らかな器質的変化が認められず，原因が特定できない**非特異的腰痛**は約85％である（▶図8-1）[2,3]．

　非特異的腰痛のうち，筋および筋膜といった，いわゆる関節外軟部組織の緊張が強く，圧痛点が存在する慢性腰痛状態を，**筋・筋膜性腰痛症**とよぶ．その原因として，腰背部の筋・筋膜の疲労，過伸張などいわゆるover useが挙げられる[4]．また，神経刺激症状や神経麻痺症状がないことが特徴である．

➡腰痛症
　low back pain；LBP

➡特異的腰痛
　specific low-back pain

➡非特異的腰痛
　non-specific low back pain

2. 腰背部筋の構造と機能

　腰背部筋には，内側群として**半棘筋・回旋筋・多裂筋**，外側群として**腸肋筋・最長筋**などがある．機能的役割として，前者は脊柱の安定性，後者は脊柱の運動性を提供する．内側群と外側群は，共通の**胸腰筋膜**という線維性の筋膜に包まれている（▶図8-2）．

1）胸腰筋膜にかかる伸張ストレス

　胸腰筋膜が伸張されることによって生じる緊張状態は，腰背部を安定化させる[5]．反面，過度な伸張ストレスは筋・筋膜性腰痛症の原因となる．

　この伸張ストレスは，胸腰筋膜の浅葉に付着する**広背筋・大殿筋**，深葉に付着する**内腹斜筋・腹横筋**（●表8-1）の自動収縮によって生じる場合と，腰椎後弯位の他動的伸張によって生じる場合の2つに大別できる．前者は重労働やスポーツによって，後者は不良姿勢によって生じることが多い．

➡半棘筋
　semispinalis m.

➡回旋筋
　rotator m.

➡多裂筋
　multifidus m.

➡腸肋筋
　lumbar iliocostal m.

➡最長筋
　lumbar longissimus m.

➡胸腰筋膜
　thoracolumbar fascia

➡広背筋
　latissimus dorsi m.

➡大殿筋
　gluteus maximus m.

➡内腹斜筋
　internal oblique m.

➡腹横筋
　transverse abdominis m.

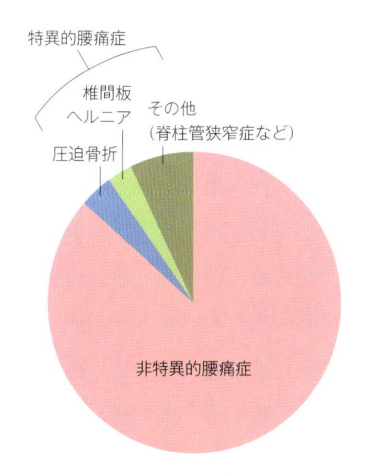

▶図8-1　腰痛の分類

●表8-1　胸腰筋膜に起始する筋

胸腰筋膜	浅葉	広背筋，大殿筋
	深葉	内腹斜筋，腹横筋

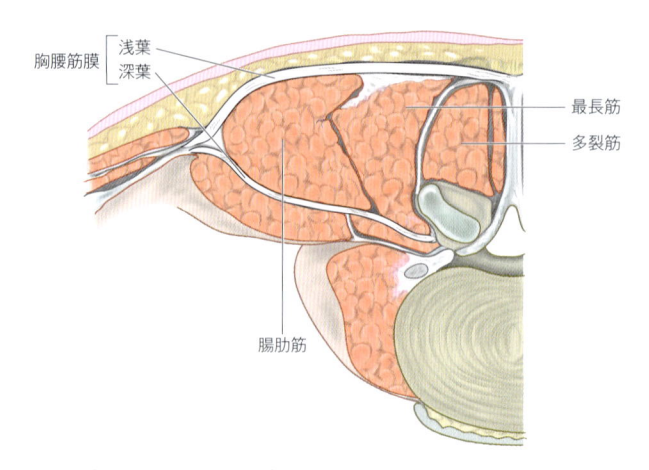

▶図 8-2　腰背部固有背筋群と胸腰筋膜の関係
多裂筋は胸腰筋膜の深葉に，最長筋・腸肋筋は浅葉に取り囲まれるように包み込まれる．

2) 不良姿勢の影響（▶図 8-3）

不良姿勢によって生じる胸腰筋膜の緊張状態は，腰背部の安定性を高める．一方で，他動的伸張のために腰部固有背筋群の筋力低下[6]を招き，その結果，胸腰筋膜への依存がさらに強くなる．胸腰筋膜への過度な伸張ストレスは，筋膜疲労・炎症などを引き起こし，最長筋・腸肋筋などに過度な筋緊張が生じる．

3. 腰部固有背筋群を超音波で観察しよう！

腰部固有背筋群は，腰椎棘突起から多裂筋・最長筋・腸肋筋の順に位置する（▶図 8-4）．本来であれば，多裂筋の深層には 1 椎体間をつなぐ**短回旋筋**，2 椎

➡短回旋筋
short rotator m.

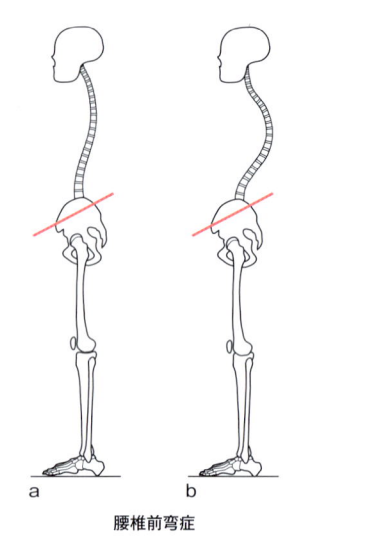

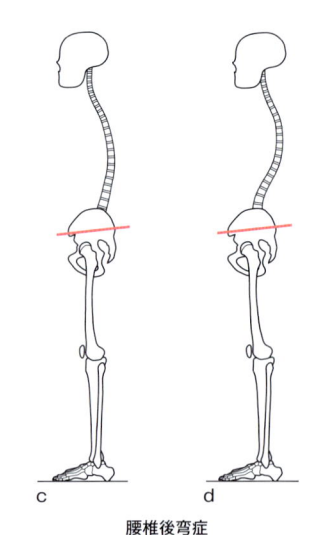

▶図 8-3　不良姿勢の種類
a：過前弯位．骨盤前傾に伴う腰椎前弯増大．
b：凹円背（sway back）．骨盤前傾に伴う腰椎前弯増大＋胸椎後弯の増大．
c：平背（flat back）．骨盤後傾に伴う腰椎前弯減少＋胸椎後弯の減少．
d：円背．骨盤後傾に伴う腰椎前弯減少＋胸椎後弯増大．本症例が該当．

体幹をつなぐ**長回旋筋**が存在するが，ここでは多裂筋の一部として表記する． ➜長回旋筋
long rotator m.

1) 多裂筋（腰背部内側群）の超音波解剖

| 起　　始：腰椎棘突起・横突起
| 停　　止：腰椎副突起・仙骨後面・上後腸骨棘
| 支配神経：各レベルの脊髄神経背側枝の内側枝
| 作　　用：両側性；腰椎伸展，一側性；反対側への回旋

●多裂筋の走行と作用

多裂筋（multifidus muscle）の multi は，「多数から成る」という意味をもち，多くの線維集合からなることを表す．多裂筋の深層には長・短回旋筋が存在するが，その線維方向は同じで，外下方に向かう．つまり，機能的には同じ作用をもち，多裂筋は両側性に収縮すると腰椎前弯を増強させ，一側性に収縮すると棘突起を同側に回旋させ，反対側への回旋運動を生じる（▶図8-5）．しかし，筋自体が外側群に比べて短いため，その作用は小さい．

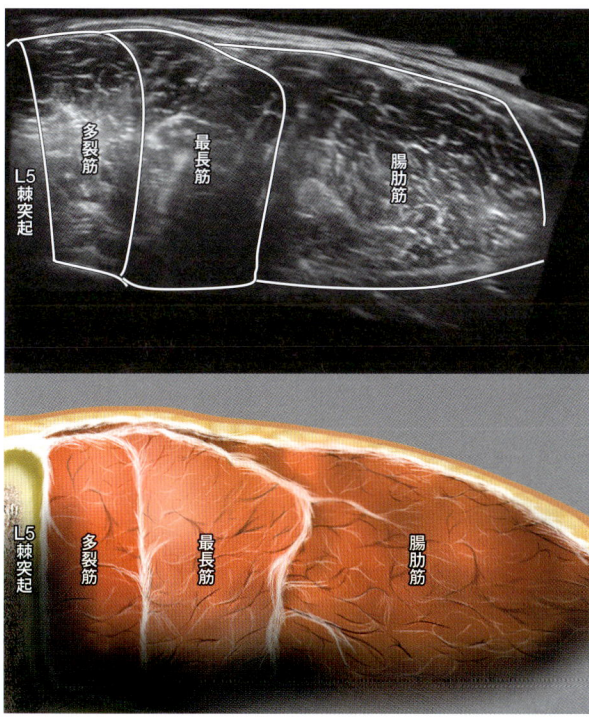

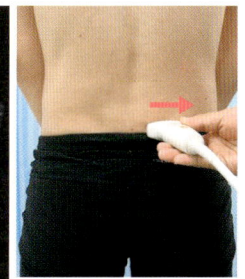

▶図8-4　胸腰筋膜と腰部固有背筋群の位置関係を示すパノラマ像（短軸像）
第5腰椎棘突起から多裂筋・最長筋・腸肋筋の順で腰部固有背筋は配置されている．また，多裂筋は胸腰筋膜の深葉，最長筋・腸肋筋は浅葉に覆われている．

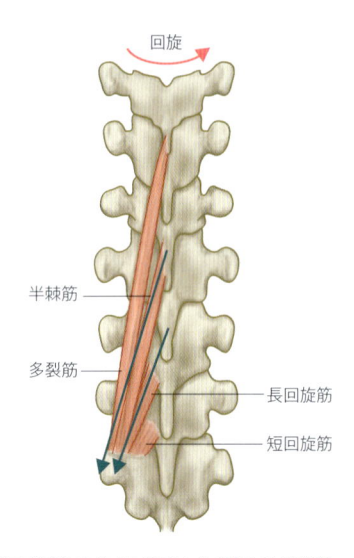

▶図 8-5　多裂筋および回旋筋の作用（図は左側のみ記載）

多裂筋（と長・短回旋筋）は，横突起を左側に回旋させるため，右回旋運動の補助筋として作用する．

〈L3 レベル〉　〈L4 レベル〉　〈L5 レベル〉

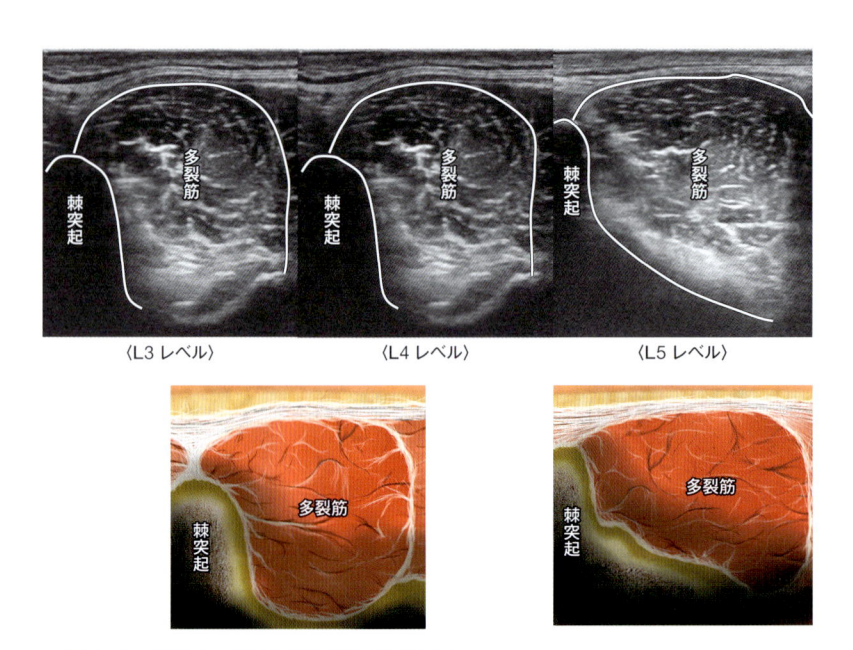

▶図 8-6　椎体レベル別の多裂筋（短軸像）

多裂筋は，棘突起と横突起の陥凹を埋めるため，L5 レベルでは左右径が大きくなる．

超音波解剖でわかったこと

・多裂筋は，棘突起と横突起の陥凹空間を埋める形で存在し，特に L5 レベルになると左右径が大きくなる（▶図 8-6）

2）最長筋・腸肋筋（腰背部外側筋群）の超音波解剖

●最長筋
起　　始：仙骨・上後腸骨棘
停　　止：腰椎横突起の内側端・肋骨突起
支配神経：各レベルの脊髄神経後枝の外側枝
作　　用：両側性；腰椎伸展，一側性；同側への側屈・回旋

●腸肋筋
起　　始：仙骨・腸骨稜・胸腰筋膜
停　　止：下位肋骨・腰椎横突起
支配神経：各レベルの脊髄神経後枝の外側枝
作　　用：両側性；腰椎伸展，一側性；同側への側屈・回旋

●最長筋と腸肋筋の走行と作用

　最長筋・腸肋筋は，上外側へと扇状に広がりながら，肋骨および肋骨突起に付着する（▶図8-7）．そのため，両側性に活動すると脊柱全体を伸展させ，一側性に活動すると同側に側屈させる．また，体幹回旋の補助筋としても作用す

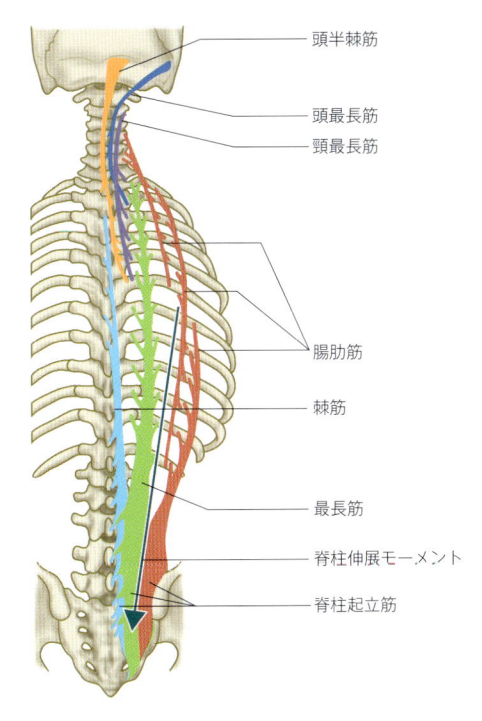

▶図8-7　腸肋筋・最長筋の位置関係
腸肋筋は，最外側に位置し，上外側に向かって走行し，肋骨角に停止する．
最長筋は，上方に向かって走行し，肋骨および胸腰椎横突起に停止する．
そのため，一側が作用すれば側屈と脊柱の回旋，両側が作用すれば胸郭を含めた脊柱の伸展に非常に有利な配置となっている．

a 安静時 　　　b 体幹伸展時

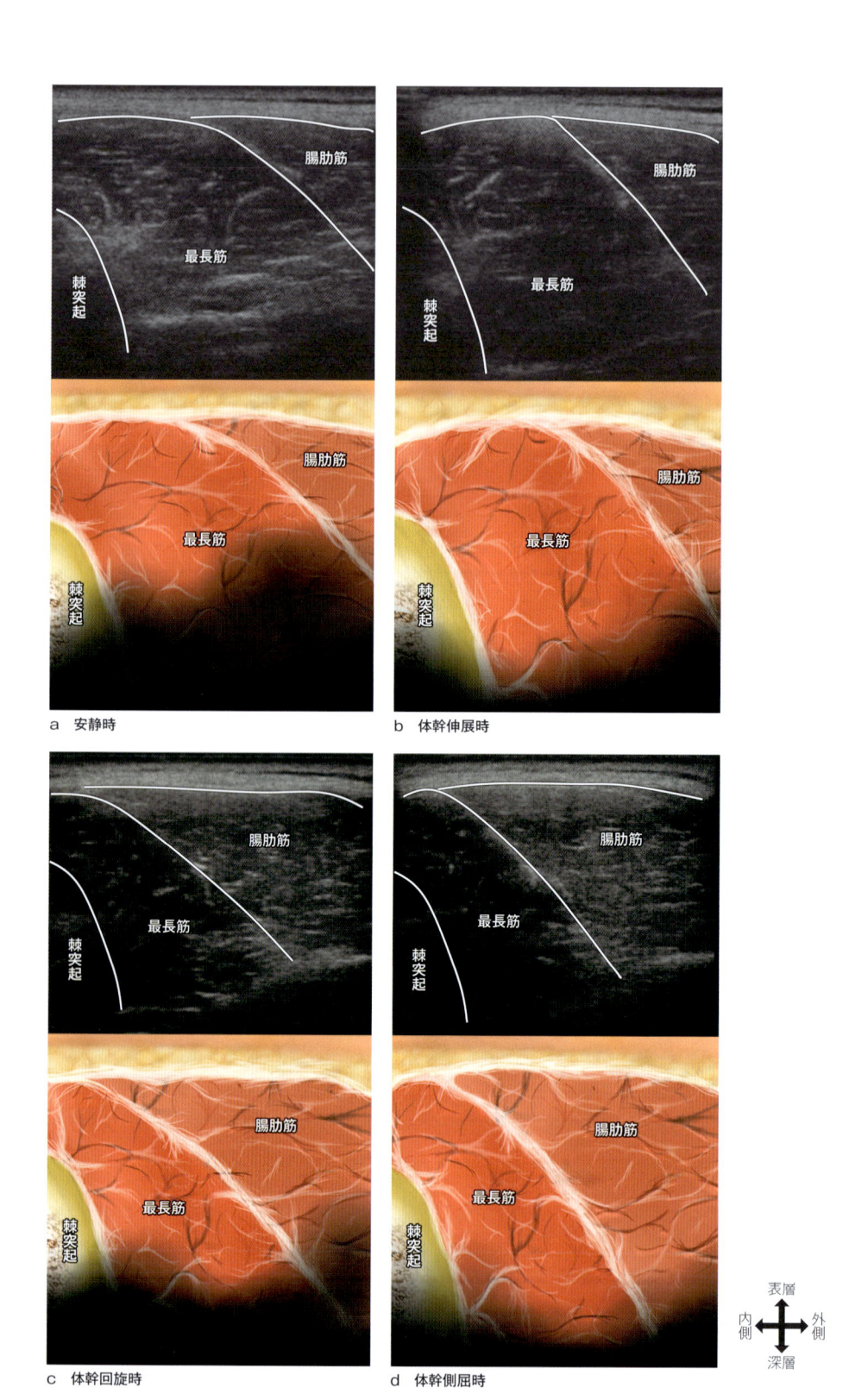

c 体幹回旋時 　　d 体幹側屈時

▶図8-8 運動時の最長筋・腸肋筋（腰背部外側群）
L1棘突起を基準にした短軸像.
b：体幹伸展時には，両側性に外側筋群が作用し，最長筋の筋厚が厚くなる.
c，d：体幹回旋・側屈時には，腸肋筋が最長筋を押しのけるように内側に移動してくる.

る．さらに，仙骨・腸骨に付着することから，骨盤前傾時に腰椎前弯を増強させ，逆に骨盤後傾・腰椎後弯位になると伸張される．

同じく脊柱を伸展させる筋として多裂筋があるが，筋長が短く，脊柱とほぼ平行に走行することから，多裂筋の担う脊柱伸展モーメントは全体の20％にすぎない（⇒87頁）．残り80％は，胸腰部の最長筋・腸肋筋が担う[5]．

超音波解剖でわかったこと

- 最長筋と腸肋筋は，体幹の伸展・回旋・側屈に作用する
- 最長筋は体幹伸展時，腸肋筋は回旋・側屈時に筋厚が大きく変化する（▶図8-8）

4．腸肋筋・最長筋の運動療法

1）腸肋筋・最長筋のリラクセーション

不良姿勢による筋・筋膜性腰痛症では，他動的かつ持続的に胸腰筋膜が伸張されることで，最長筋・腸肋筋の筋緊張が高まる．そこで，腸肋筋・最長筋の筋走行に沿ったストレッチを行うことでリラクセーションを行う．

腸肋筋・最長筋の伸張方法

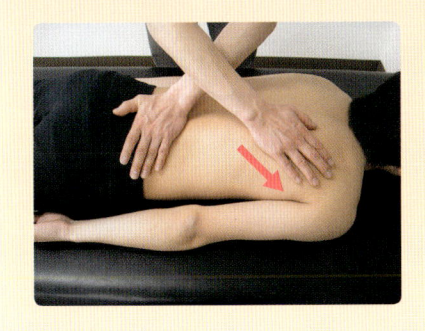

左手で第1～4腰椎棘突起および横突起を触診し，圧迫固定する．次いで右手で，下部肋骨の肋骨突起に向かって，最長筋・腸肋筋を伸張する．伸張刺激が強くなりすぎないように，両手をクロスさせながら行うとよい．

⟶：治療者が力を加える方向

2）腸肋筋・最長筋のリラクセーション前後の比較

最長筋と腸肋筋の筋緊張亢進は，共同筋膜に包まれる多裂筋の収縮状態にまで影響を与えると考えられる．最長筋・腸肋筋のリラクセーション施行前後における，多裂筋の収縮動態を超音波画像で観察した．

●対象
　筋・筋膜性腰痛症患者

●方法
　腹臥位体幹20°屈曲位から水平になるまで体幹を伸展．被検者には3秒間姿勢を保持するよう指示した．

● 結果

　腸肋筋・最長筋のリラクセーション前は，多裂筋の筋動態に大きな変化は認められない．しかし，リラクセーション後は多裂筋の筋厚が前後方向に大きく動くようになった（▶図8-9）．

● 考察

　本来，この運動課題では，多裂筋の筋活動が高くなる．しかし，腸肋筋・最長筋の筋緊張が亢進している場合，多裂筋は筋収縮が十分にできない様子が観察できた．

　リラクセーション後は，筋線維の方向から，多裂筋が強く収縮していることが示唆される．つまり，腸肋筋・最長筋の筋緊張亢進および胸腰筋膜の緊張亢進状態は，多裂筋の筋収縮を阻害し，多裂筋の活動を低下させる可能性がある．

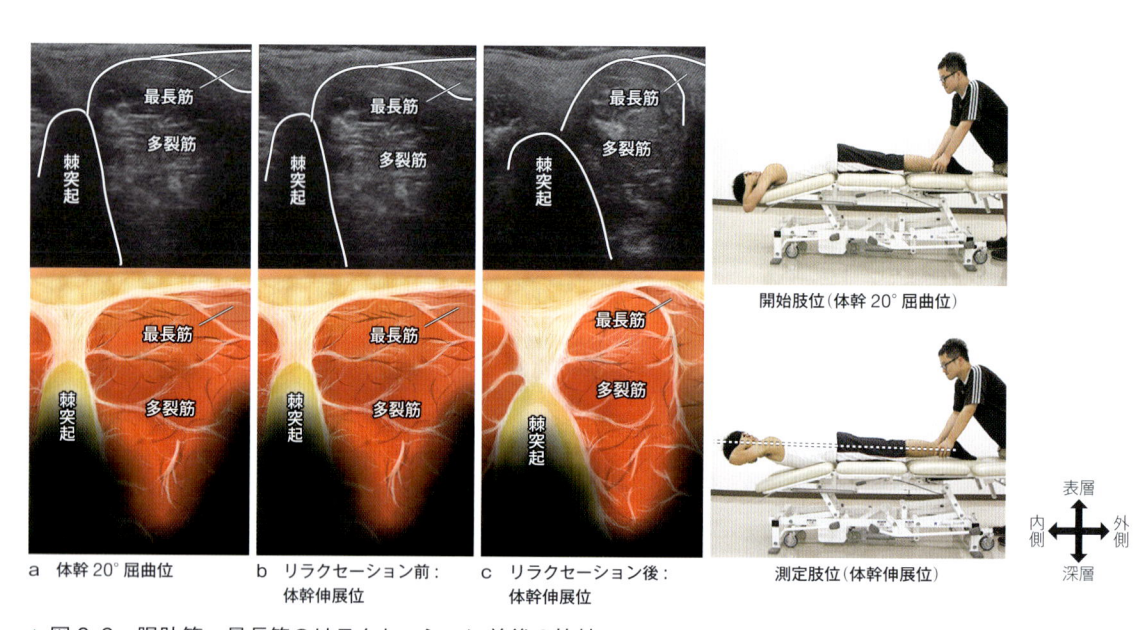

▶図8-9　腸肋筋・最長筋のリラクセーション前後の比較
第5腰椎レベルを基準にした短軸像．cでは，a，bと比べて，多裂筋の収縮が明確になっている．

II なぜ，多裂筋の運動療法で腰背部痛が消失したのか？

1. 体幹前屈位での筋内圧

　腰背部筋は共通の胸腰筋膜で覆われ，1つのコンパートメントを形成している．そのため，多裂筋の筋内圧上昇が生じると脊髄神経内側枝，最長筋・腸肋筋の筋内圧が上昇すると脊髄神経外側枝を圧迫する．

　また，筋内圧の上昇は筋血流量の減少を引き起こし，阻血性の疼痛を生じる．そのため，腰背部の筋内圧上昇は，腰痛を引き起こす原因と考えられている．

　前屈動作では，腰背部筋の筋内圧が，生理的前弯位の姿勢よりも上昇することが報告されている．この**筋内圧**の上昇は，筋・筋膜性腰痛症の要因[6〜8]とな

➜筋内圧
　intramuscular pressure

る．Konno ら[6]は，多裂筋の筋内圧は，体幹前屈位または荷物を持つと，静止立位と比べて約2倍近くになり，逆に伸展位の場合は半分以下になると報告している．

以上のことから，体幹前屈位での運動において，腰背部筋と多裂筋の筋・筋膜の柔軟性および筋活動状態は，筋内圧の上昇に影響を与えると考えられる．

2. "猫背"と固有背筋の筋活動

姿勢の違いによる腰部固有背筋の筋活動については，さまざまな報告がある．

Claus らは，**平背位・過前弯位・生理的前弯位・後弯位**の4つの座位姿勢における最長筋・腸肋筋・多裂筋の筋活動を調査した．その結果，3筋とも後弯位での筋活動がもっとも低かったと報告している[7]．

長年の不良姿勢，とくに"猫背"は後弯位であり，腰部固有背筋の筋力低下を招く．さらに，頭部を含む上部体幹の重力線が前方に移動するため，胸腰筋膜を含む固有背筋群には過度なストレスがかかる．この筋力低下と過度なストレスという二重苦が，胸腰筋膜および固有背筋群の過緊張を生じさせる．この負のスパイラルに陥らないようにするためには，骨盤前傾位にて生理的前弯位を保つことが重要であり，さらには多裂筋の筋活動を維持させることが重要となる．

➡平背位
flat back

➡過前弯位
long lordosis

➡生理的前弯位
short lordosis

➡後弯位
slump

3. 多裂筋を超音波で観察しよう！

1) 多裂筋の超音波解剖

多裂筋は，棘突起・横突起から起始し，2～4個の椎骨を飛び越えて腰椎副突起や仙骨部に付着する．第1～3腰椎から起始する筋束のなかには，上後腸骨棘に停止する筋束もあり，第4～5腰椎からの筋束も含めると，仙骨後面部・上後腸骨棘には多くの多裂筋の筋束が存在する（▶図8-10）．

Macintosh ら[8]は，多裂筋の筋断面積は腰仙移行部で最大になると報告しており，多裂筋は骨盤前傾位に伴う腰椎前弯位保持に重要な役割をもつと考えられる．

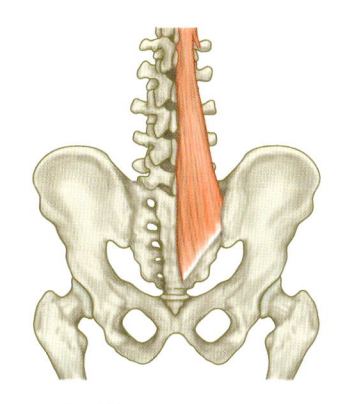

▶図8-10　仙骨後面における多裂筋
上位腰椎（L1，2）から起始する筋束には，上後腸骨棘に停止するものがあり，下位腰椎からの筋束と合流することで，多裂筋の断面積は腰仙移行部で最大となる．

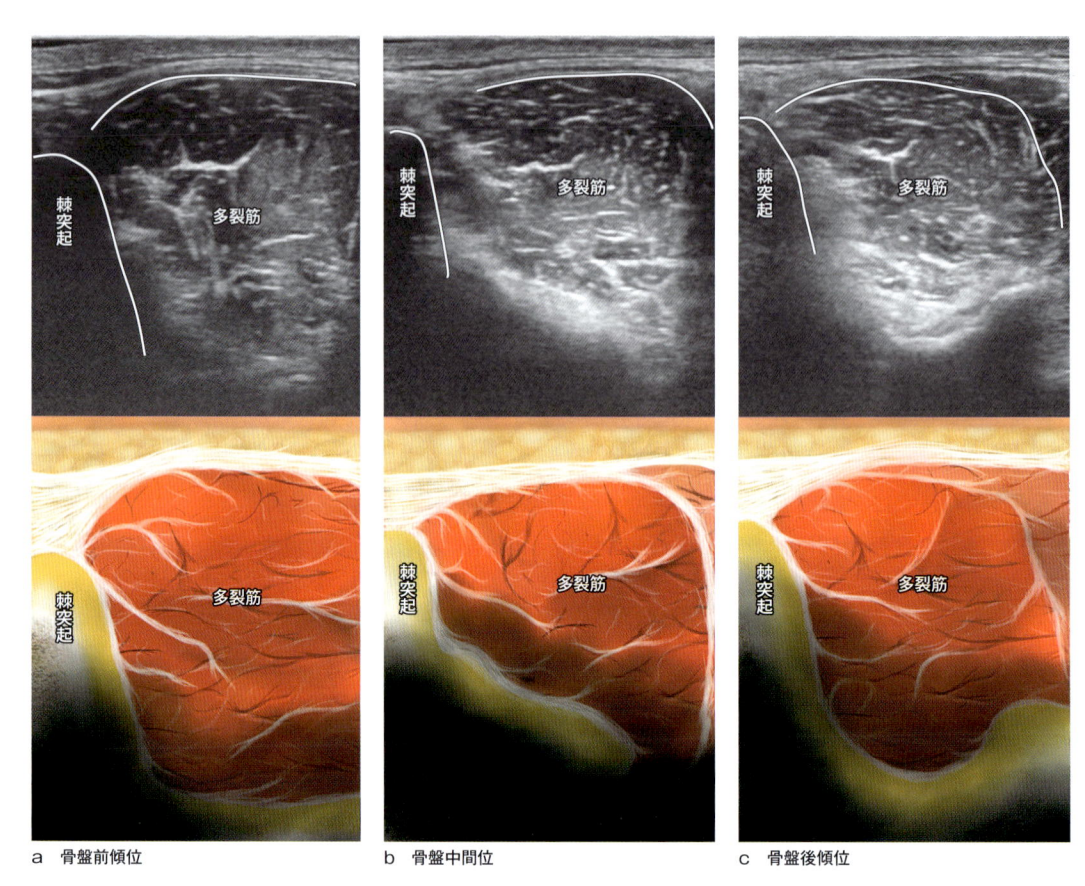

| a 骨盤前傾位 | b 骨盤中間位 | c 骨盤後傾位 |

▶図8-11　姿勢の違いによって変化する多裂筋の筋厚
第5腰椎レベルを基準にした短軸像．
多裂筋の筋厚を比較すると，骨盤前傾位（a）の筋厚は，骨盤中間位（b）および後傾位（c）よりも著明に厚い．つまり，骨盤前傾位において，多裂筋の活動が高いことがわかる．

超音波解剖でわかったこと

・多裂筋は，骨盤前傾位でもっとも筋厚が厚くなったことから（▶図8-11），骨盤前傾位による腰椎前弯位保持に重要である

---

4. 多裂筋の運動療法
1）多裂筋の筋力強化

　"猫背"を含む異常姿勢は，多裂筋の筋力低下を招き，さらには胸腰筋膜依存の腰部安定性に陥りがちである．このことが，多裂筋の筋内圧を上昇させ，筋・筋膜性腰痛症の原因となる．

　腸肋筋・最長筋のリラクセーション後は多裂筋の筋活動が改善するが，逆にいえば，多裂筋の活動が正常であれば，腸肋筋・最長筋への過負荷は避けることができる．つまり，固有背筋の内側群と外側群は相互に影響し合うため，双方にアプローチすることが必要となる．

多裂筋の収縮促通方法

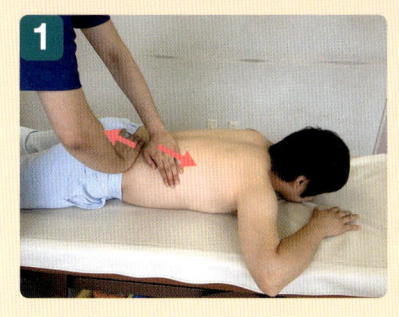

1 開始肢位．
腹臥位とし，外側筋群の走行に沿って伸張する．

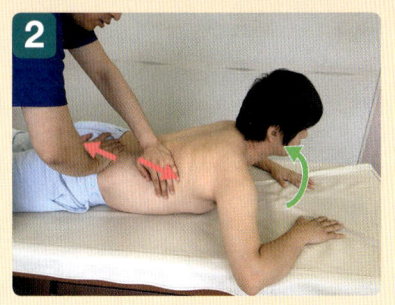

2 肘で支持しながら，上肢の力を使いながら体幹を伸展してもらう．このとき，外側筋群（腸肋筋・最長筋）を伸張したままとすることで，外側筋群の収縮が抑制され，内側筋群（半棘筋・回旋筋・多裂筋）の収縮が促通される．

→：患者が動かす方向

BREAK TIME
大殿筋と多裂筋

　仙骨部の多裂筋は，大殿筋の上部筋束に覆われている（下図）．仙骨部の多裂筋は，収縮に伴い，大殿筋の深層に向かって，流れ込むような動態を示す．大殿筋の上部筋束が胸腰筋膜に流入するため，大殿筋の過緊張や短縮は，胸腰筋膜の緊張を増加させ，収縮時における多裂筋の流れ込みが生じなくなってしまう．そこで，多裂筋に対する運動療法を実施する前には，大殿筋のリラクセーション（⇒**第11章大殿筋上部筋束の促通法，135頁参照**）を行い，収縮時の緊張を減弱させておくとよい．

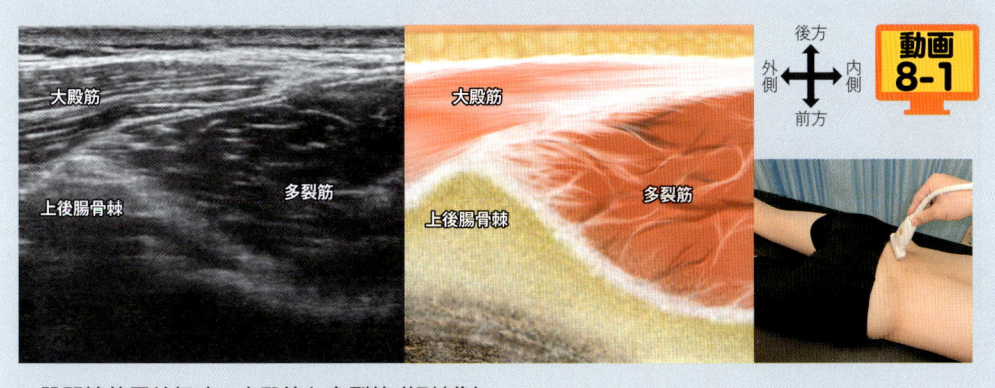

動画 8-1

▶股関節伸展外転時の大殿筋と多裂筋（短軸像）

（大殿筋／上後腸骨棘／多裂筋）

> **BREAK TIME**
> ## 固有背筋における筋電図電極の貼り付け位置
>
> 　固有背筋の筋電図学的分析は，さまざまな動作や姿勢，トレーニング中の筋活動をとらえるうえで，意義深い．従来は，内側筋群と外側筋群をあわせて脊柱起立筋として，筋活動を導出している論文もある．しかし，固有背筋の内側筋群と外側筋群は異なる機能をもっているため，それぞれの筋活動を分けて導出したい．しかし，これらの筋群は近接しているため，個別の筋活動の導出は困難である．
>
> 　Vinksは，多裂筋の筋活動をL4棘突起から3cm外側で導出できるとしている．一方，久田らは，超音波画像診断装置を使って，日本人の標準的な体型の男性における，同部位の多裂筋の有無を確認している[9]．それによると，L4棘突起から3cm外側部に存在する筋は最長筋であり，多裂筋の最外側端は2.76cmと報告している（下図）．つまり，従来，多裂筋として筋電図を導出していた部位は，最長筋の筋活動を導出していた可能性がある．
>
> 　また多裂筋は，尾側ほど発達しているため，L5やS1レベルといった尾部になるほど，表面筋電図で筋活動を導出できる可能性がある．つまり，多裂筋の筋活動を研究する際や文献を読む際には，その電極貼り付け位置に留意しなくてはならない．
>
> ▶ L4棘突起から3cm外側の短軸像

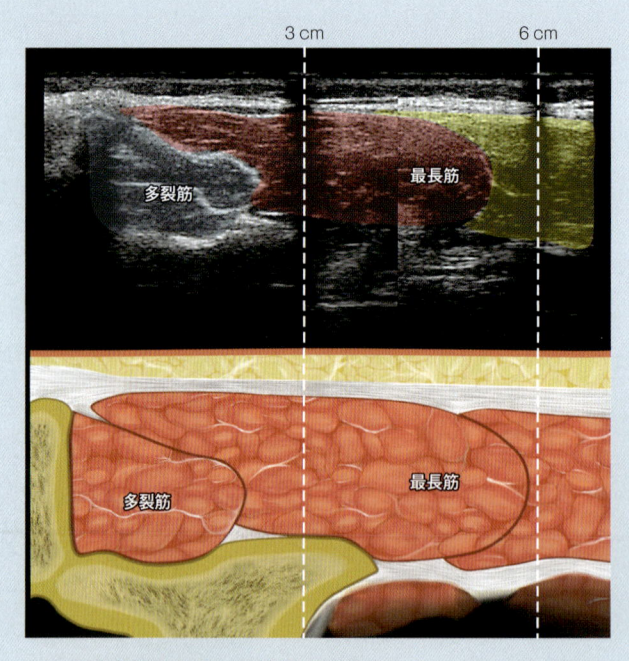

【文献】

1) 鈴木重行, 他：背部痛. 理学療法診療ガイドライン. 日本理学療法士協会, 2011
2) Working Group on Guidelines for Chronic Low Back Pain：European Guidelines for the Management of Chronic Non-Specific Low Back Pain. 2004
   http：//www.backpaineurope.org/web/files/WG2_Guidelines.pdf
3) 奈良　勲（監）, 内山　靖（編）：理学療法学辞典. p222, 医学書院, 2006
4) Neumann AD（著）, 嶋田智明, 有馬慶美（監訳）：カラー版筋骨格系のキネシオロジー. 原著第2版. pp417-467, 2012
5) Bogduk N, Macintosh JE, Pearcy MJ：A universal model of the lumbar back muscles in the upright position. Spine（Phila Pa 1976）17：897-913, 1992
6) Konno S, Kikuchi S, Nagaosa Y：The relationship between intramuscular pressure of the paraspinal muscles and low back pain. Spine（Phila Pa 1976）19：2186-2189, 1994
7) Claus AP, Hides JA, Moseley GL, et al：Different ways to balance the spine：subtle changes in sagittal spinal curves affect regional muscle activity. Spine（Phila Pa 1976）34：E208-E214, 2009
8) Macintosh JE, Valencia F, Bogduk N, et al：The morphology of the human lumbar multifidus. Clin Biomech（Bristol, Avon）1：196-204, 1986
9) 久田智之, 工藤慎太郎, 颯田季央：固有背筋の表面筋電電極貼付け位置の検討. 理学療法科学 29：259-263, 2014

9 片麻痺
体幹屈筋群の筋活動について

症例

　58歳，男性．3か月前に職場で脳卒中により意識を失い，救急搬送された．**左片麻痺**があり，現在は，回復期リハビリテーション病棟で理学療法を受けている．意識は清明で，失語症や失行・失認などの高次脳機能障害はない．運動機能レベルは，課題に対して若干のぎこちなさはあるが，Stroke Impairment Assessment Set（SIAS）において，軽度である．また，感覚検査・筋緊張検査は，3点と正常である．体幹機能検査は，腹筋力検査2点，垂直性検査2点と体幹機能の低下が認められた．歩行は，上半身が麻痺側に軽度側屈しているが，室内近接監視レベルであった．

　そこで理学療法では，体幹屈筋群の機能向上を目的として，①端座位にて骨盤・腰椎部の前傾・後傾運動を施行した．その結果，腹筋力検査・垂直性検査（⇒99頁）とも3点と改善が認められた．

　しかし，歩行の著明な変化は認められなかった．そこで，②端座位にて非麻痺側を支持側とした立ち直り運動，③背臥位にて非麻痺側を支持側とした片脚ブリッジ運動を追加したところ，歩行の改善が認められた．

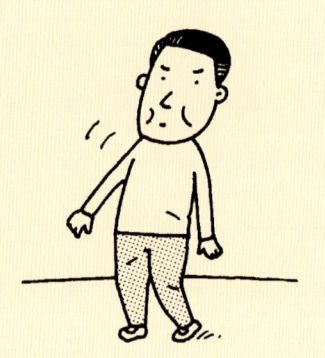

➡片麻痺
hemiplegia

用語解説

Stroke Impairment Assessment Set（SIAS）
脳卒中後の機能を総合的に評価する包括的評価表である．評価項目は，麻痺側の運動機能・感覚機能・体幹機能，非麻痺側の運動機能，コミュニケーション能力など多岐にわたる．
SIASの体幹項目と腹部筋力，麻痺側運動機能（下肢）項目とFunctional Independence Measure（FIM）の移動項目には，相関関係があるとの報告が多い．

I なぜ，体幹機能の向上を目的としたのか？

1. 脳卒中片麻痺患者の体幹機能低下が及ぼす影響
2. 体幹機能検査の解剖学と運動学
3. 体幹屈筋群を超音波で観察しよう！
4. 体幹屈筋群（腹直筋・内腹斜筋）の運動療法

II なぜ，非麻痺側を支持側とした運動療法を追加したのか？

1. 片麻痺に対する運動療法の特性
2. 動作時の側腹筋群を超音波で観察しよう！
3. 非麻痺側を支持側とした運動療法

I なぜ，体幹機能の向上を目的としたのか？

1. 脳卒中片麻痺患者の体幹機能低下が及ぼす影響

脳卒中のおもな後遺症としては，四肢・体幹の運動麻痺が挙げられ，身体機能の低下に大きく関与する．近年，体幹機能の低下は，歩行能力やバランス能力，上肢機能の低下に大きく影響することから，早期の理学療法評価と介入が必要との認識が定着しつつある．また，Hsiehら[1]は，体幹機能の早期評価と治療がADLの予後予測になると報告している．

臨床現場において，体幹に対するアプローチは積極的に施行されるようになった．しかし，24個の椎体と12対の肋骨が骨盤の上に位置するという，重層的な構造をしている体幹の詳細な運動分析は困難であり，詳細な理学療法評価・介入方法の報告は少なく，不明な点も多い．

→脳卒中
stroke

2. 体幹機能検査の解剖学と運動学

SIASの体幹機能検査には，腹筋力検査と垂直性検査がある（▶図9-1）．

腹筋力検査は，45°後傾した椅子座位を開始肢位とし，背もたれから両肩を離して座位がとれるかどうか検査する．文字通り，**腹直筋**の筋力を反映する検査である．

垂直性検査は，椅子座位にて，垂直に座位保持できるかどうかを検査する．半側視空間無視などの高次脳機能障害がない患者の場合，骨盤水平位で体幹を垂直位に保持することが要求される．つまり，骨盤と胸郭をつなぐ側腹筋群，特に側屈作用をもつ**内腹斜筋**の活動性が重要となる．

1）腹直筋の作用

腹直筋は，体幹屈曲作用のほかに，わずかな側屈・回旋作用をもつ．さらに，腹圧調整に関わるという報告がある．Grew[2]は，腹直筋の収縮が腹腔内圧を上昇させ，腰椎にかかる負荷と前弯を軽減させると報告している．また坂本[3]は，腹筋群の筋力低下は腹圧低下をきたし，結果的に腰椎前弯が増強すると報告し

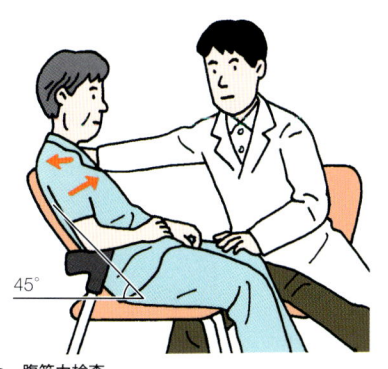

→腹直筋
rectus abdominis：RA

評価の基準

腹筋力検査の採点基準
0点	垂直位まで起き上がれない
1点	抵抗を加えなければ起き上がれる
2点	軽度の抵抗に抗して起き上がれる
3点	強い抵抗に抗して起き上がれる

垂直性検査の採点基準
0点	座位がとれない
1点	静的座位にて側方性の異常姿勢があり，指摘・指示にても修正できない
2点	静的座位にて側方性の異常姿勢はあるが，修正可能
3点	正常

▶図9-1 SIASにおける体幹機能検査
a 腹筋力検査
b 垂直性検査

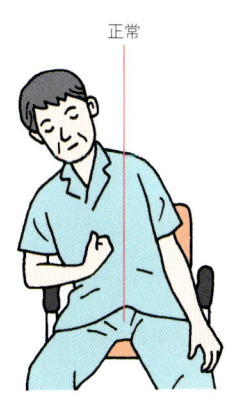

ている．一方で，腹直筋は腹圧調整にはあまり関与しないという報告もあり，現在のところ腹直筋と腹圧調整の関係性は十分に検証されていない．

しかし，腹直筋は，**腹直筋鞘**前葉を介して内腹斜筋と連結していることから，内腹斜筋が収縮すると腹直筋鞘を両側に引っ張り，腹直筋の作用が高まると考えられる（●表9-1）．つまり，腹直筋と内腹斜筋が連携して，体幹屈曲および腹圧の調整に関わっているととらえるほうが妥当かもしれない．

➡腹直筋鞘
vagina musculi recti abdominis

2）内腹斜筋の作用

内腹斜筋は，両側が作用すれば体幹屈曲・腹圧調整，一側が作用すれば同側の体幹側屈・回旋に作用する．体幹側屈は，骨盤に対して胸郭を引き下げる場合と，胸郭に対して骨盤を引き上げる場合がある（▶図9-2 a, b）．

脳卒中患者において，麻痺側に体幹が側屈している座位姿勢から垂直性座位に姿勢変換をする場合，非麻痺側の内腹斜筋の活動が重要となる（▶図9-2 c）．

➡内腹斜筋
internal oblique m.; IO

3. 体幹屈筋群を超音波で観察しよう！

1）体幹屈筋群の位置関係

体幹屈筋群は，前面に腹直筋，側腹には側腹筋群（深層より腹横筋，内腹斜筋，外腹斜筋）が位置している（▶図9-3）．

腹横筋と内腹斜筋は，背側では胸腰筋膜を介して腰椎に付着する．腹側では，腹直筋を前面と後面で包み込む腹直筋鞘の前葉・後葉として白線に合流し，筒状の下部体幹を形成する（●表9-1）．

●表9-1 腹直筋鞘と側腹筋群の関係

腹直筋鞘	前葉	外腹斜筋・内腹斜筋が合流
	後葉	内腹斜筋・腹横筋が合流

| a 胸郭を引き下げる場合 | b 骨盤を引き上げる場合 | c 麻痺側に側屈する座位姿勢 | 垂直座位姿勢 |

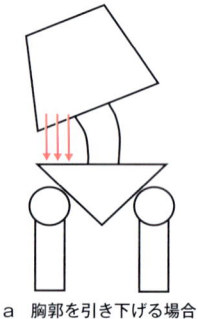

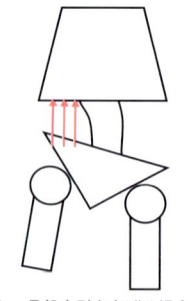

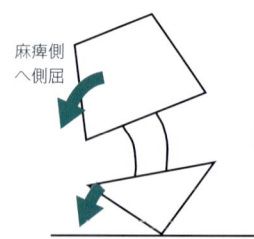

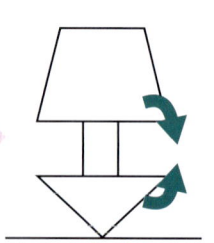

▶図9-2 内腹斜筋の側屈作用

a：両下肢を接地して姿勢が安定している場合（CKC），内腹斜筋は胸郭を引き下げ，体幹の側屈作用をもつ．
b：片脚立位（OKC）など，一側の下肢を浮かせる場合には，骨盤を引き上げる作用をもつ．
c：片麻痺患者は，麻痺側への骨盤傾斜に伴い，体幹が側屈した座位姿勢をとることが多い．この座位姿勢から垂直座位姿勢にする場合，骨盤傾斜を修正する必要があるため，非麻痺側の内腹斜筋による骨盤引き上げ作用が重要となる．

➡CKC
closed kinetic chain；閉運動連鎖

➡OKC
open kinetic chain；開運動連鎖

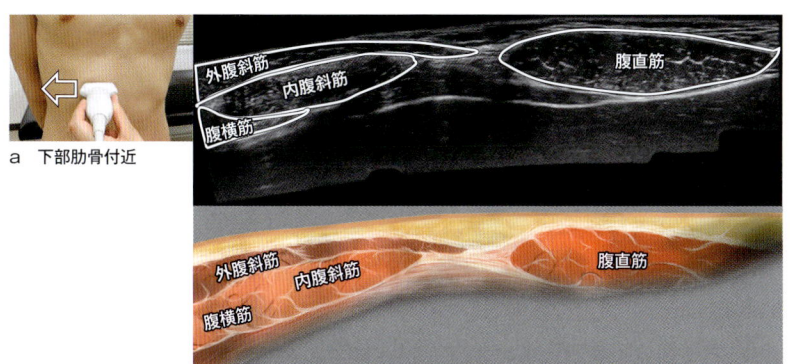

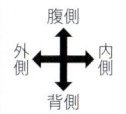

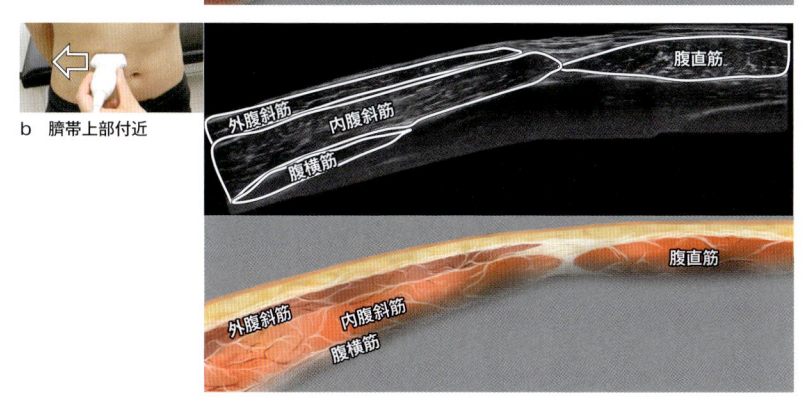

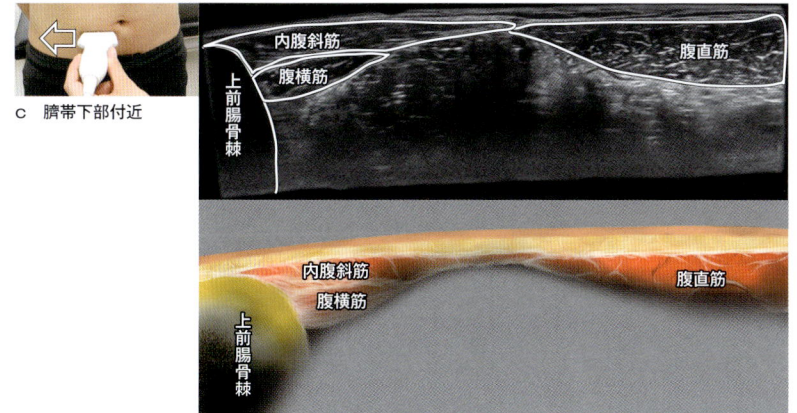

▶図9-3 腹直筋と側腹筋群の位置関係を示すパノラマ像(短軸像)

a：下部肋骨付近．側腹筋と腹直筋鞘の位置関係が鮮明に確認できる．
b：臍帯上部付近．上前腸骨棘からやや腹側で，腹横筋・内腹斜筋・外腹斜筋の三層構造がもっとも鮮明に確認できる．内腹斜筋の筋厚がもっとも厚い．
c：臍帯下部付近．腹直筋の筋厚がもっとも厚い．前葉に付着する外腹斜筋は確認できない．

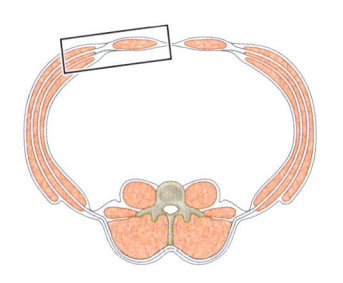

2) 腹直筋の超音波解剖

起　　始	恥骨結合上縁
停　　止	第5～7肋軟骨および剣状突起
支配神経	肋間神経
作　　用	体幹屈曲・わずかな側屈・回旋

● 腹直筋の走行

　腹直筋は，白線によって左右半分に分けられ，腹側を縦断する．**白線**は，腹直筋を包み込む腹直筋鞘の前葉と後葉が厚く重なりあった結合組織で，縦に長い腹直筋を補強する．また腹直筋は，3～4本の**腱画**によって横断的に区画される．

➡白線
linea alba

➡腱画
tendinous intersections

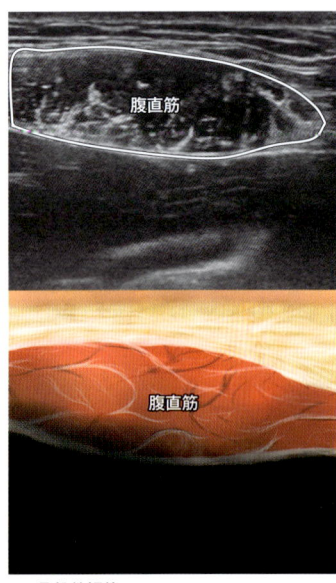

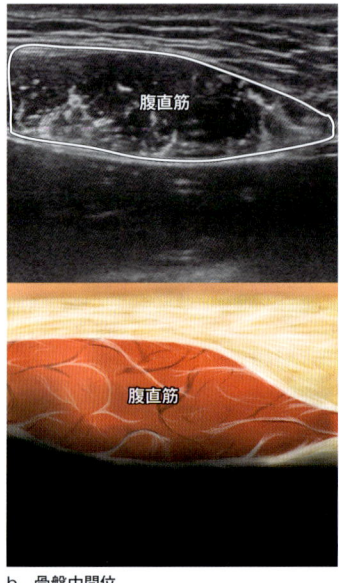

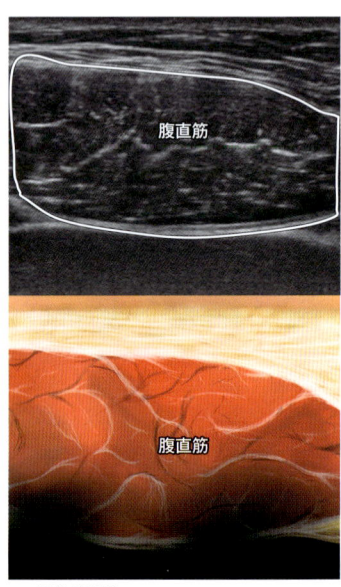

● 腹直筋の作用

　腹直筋のおもな作用は体幹屈曲であるが，身体状況によっては胸郭・腰椎屈曲，骨盤後傾，あるいはその両方の作用が生じる．

a　骨盤前傾位　　　　　　　　b　骨盤中間位　　　　　　　　c　骨盤後傾位

▶図9-4　座位姿勢での骨盤前後傾運動における腹直筋（短軸像）

臍帯上部の短軸像．
骨盤前傾位（a）と中間位（b）には違いがみられないことから，大きな筋活動は確認できない．しかし，中間位（b）と後傾位（c）を比較すると，後傾位において腹直筋の筋厚が厚くなるのがはっきりと確認できる．

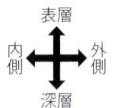

表層／内側／外側／深層

BREAK TIME

腹直筋の筋厚値と腰椎前弯の関係

　筆者ら[4]は，健常成人80名（男性46名 22.57±3.63歳，女性34名 20.79±1.87歳）の下部体幹筋群の筋厚値と腰椎前弯角の関係について，超音波画像診断装置とスパイナルマウス®（脊柱弯曲モニター）を使用して調査を行った．その結果，腹直筋・腹横筋・内腹斜筋・多裂筋の筋厚値と腰椎前弯角の関係性は認められなかった．あくまで，安静立位時における体幹筋群の筋厚値と腰椎前弯角の比較であるが，姿勢を決定づける因子は体幹筋群だけではないことが考えられた．

> **超音波解剖でわかったこと**
>
> ・座位姿勢における腹直筋の筋活動は，骨盤後傾位で高くなる（▶図 9-4）

3）側腹筋群の超音波解剖

●腹横筋
起　　始：腸骨・胸腰筋膜・下位肋骨および肋軟骨・鼠径靱帯
停　　止：腸骨稜・腹直筋鞘
支配神経：肋間神経・腸骨下腹神経
作　　用：腹圧調整，胸腰筋膜の緊張を高める

●内腹斜筋
起　　始：鼠径靱帯・腸骨稜
停　　止：腹直筋鞘・白線および第7〜9肋骨下縁・胸腰筋膜
支配神経：肋間神経・腸骨下腹神経
作　　用：両側作用の場合；体幹屈曲・腹圧調整
　　　　　一側作用の場合；体幹側屈・回旋

●外腹斜筋
起　　始：第4〜12肋骨外側面
停　　止：腸骨稜・白線・鼠径靱帯
支配神経：肋間神経・腸骨下腹神経
作　　用：体幹屈曲，同側への側屈，反対側への回旋作用
　　　　　上部線維は前鋸筋と連結していることから，上肢挙上時にも作用

➡腹横筋
transverse abdominis m.；TrA

➡外腹斜筋
external oblique m.；EO

●腹横筋の作用
　腹横筋の中部線維は，胸腰筋膜の深葉と連結している．腹横筋が**胸腰筋膜**を引っ張ることで，胸腰筋膜への牽引力が発生する（▶図 9-5）．

●内腹斜筋と外腹斜筋の作用
　外腹斜筋の筋線維方向は内下方に，内腹斜筋はおおむねそれに直交する．両筋ともおもな作用は，体幹の屈曲・回旋運動である．また，外腹斜筋は前鋸筋と筋連結があり，上肢運動との関係性が報告されている．

➡胸腰筋膜
thoracolumbar fascia

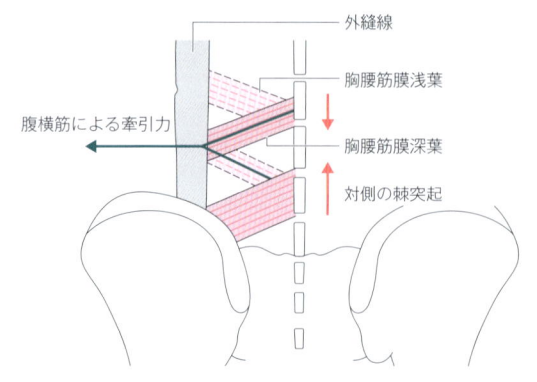

▶図9-5　腹横筋が胸腰筋膜の緊張を高めるメカニズム
腹横筋による牽引力（緑矢印）が発生した結果，胸腰筋膜の緊張が高まり，腰椎伸展への圧縮応力が発生する．

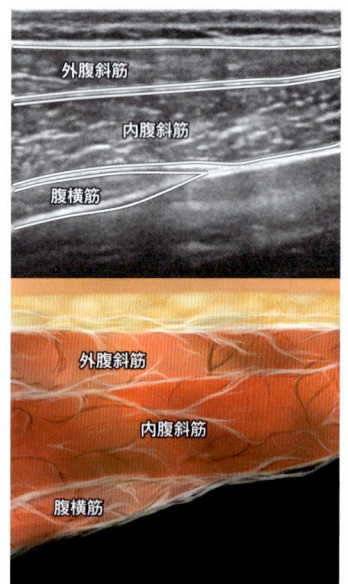

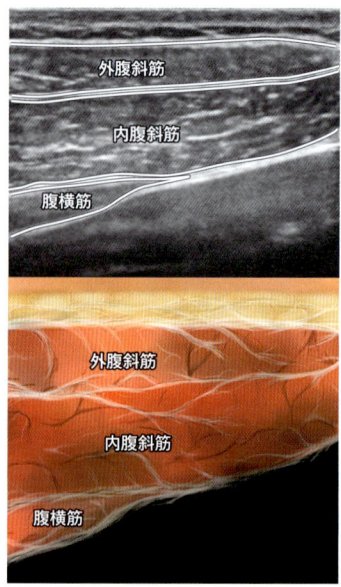

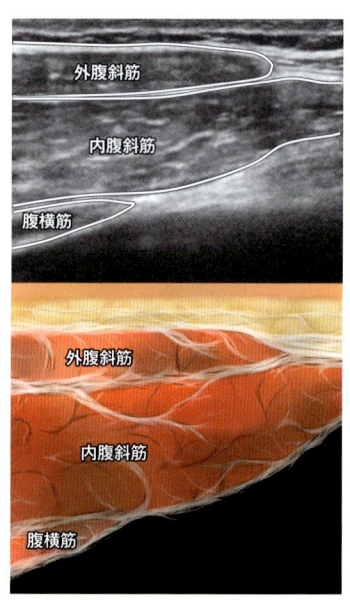

a　骨盤前傾位　　　　　　　　　b　骨盤中間位　　　　　　　　　c　骨盤後傾位

▶図9-6　座位姿勢での骨盤前後傾運動における側腹筋群（短軸像）
臍帯上部の短軸像．
骨盤の前傾位（a）と中間位（b）には違いがみられないことから，両筋に大きな筋活動は確認できない．しかし，中間位（b）と後傾位（c）を比較すると，後傾位において内腹斜筋の筋厚が厚くなる．外腹斜筋，腹横筋には大きな変化はみられない．

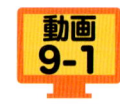

超音波解剖でわかったこと

・座位姿勢での骨盤後傾運動の場合，外腹斜筋より内腹斜筋の動態変化のほうが大きい（▶図9-6）．つまり，骨盤の位置変化には，内腹斜筋が大きく関わっている

4. 体幹屈筋群（腹直筋・内腹斜筋）の運動療法

　超音波解剖から，座位姿勢での腹直筋と内腹斜筋は，骨盤後傾位において活動性が高くなることが確認できた．ただし座位姿勢は，重力によって胸郭・腰椎が屈曲位，骨盤が後傾位になりやすいので注意が必要である．

　そこで，胸郭を徒手あるいは背もたれにて固定し，骨盤の後傾運動のみを行う．

体幹屈筋群（腹直筋・内腹斜筋）の収縮促通方法

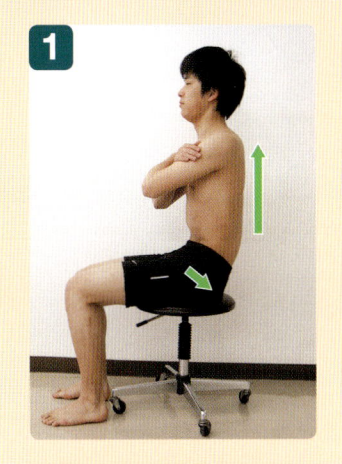

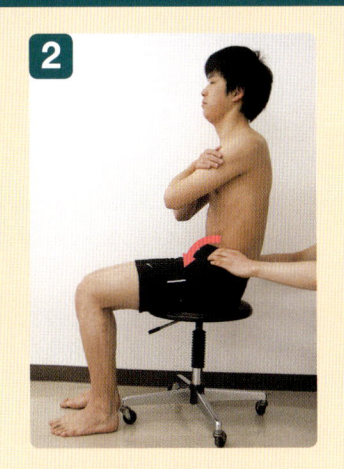

→：治療者が力を加える方向
→：患者が動かす方向

1 胸郭を徒手あるいは背もたれで固定し，骨盤の後傾運動を指導する．胸部は可能な限り伸展位で保持させる．
（写真は骨盤部がよく確認できるよう背もたれなしで撮影している）

2 徒手抵抗を加えながら行うと，筋活動がより高くなる．
座位バランス不良な患者においては，胸郭固定・骨盤後傾位にて腹壁をひく，いわゆる"お腹をへこます"動作でも筋活動は高くなる．

II　なぜ，非麻痺側を支持側とした運動療法を追加したのか？

1. 片麻痺に対する運動療法の特性

　片麻痺患者に対する理学療法の目的は，獲得した運動が多様な環境下で汎化できるように運動学習を促すことにある．つまり，運動そのものを獲得させることが目的ではなく，運動に必要な筋のコントロール方法を獲得させることが目的となる[5]．

　たとえば，体幹機能の低下が原因で歩行能力が低下している片麻痺患者の場合，単純に体幹筋の活動を促す運動課題を行っても，歩行能力が向上するわけではない．歩行動作中に必要となる，体幹筋のコントロールを考慮した運動課題を行うべきである．しかし，上述したように，動作時における体幹筋の詳細な報告が少ないことから，特異性を活かした課題の選択は困難で，類似した運

動課題の提供に留まっているのが現状である(▶図9-7).
　そこで,動作時における側腹屈筋群の活動を超音波画像で観察してみることとした.

2. 動作時の側腹筋群を超音波で観察しよう!

1) 座位時の立ち直り運動

　片麻痺患者の体幹活動を促す運動課題として,立ち直り運動はその代表である.麻痺側(支持側)に体幹を傾け,非麻痺側(挙上側)の骨盤を挙上させる方法

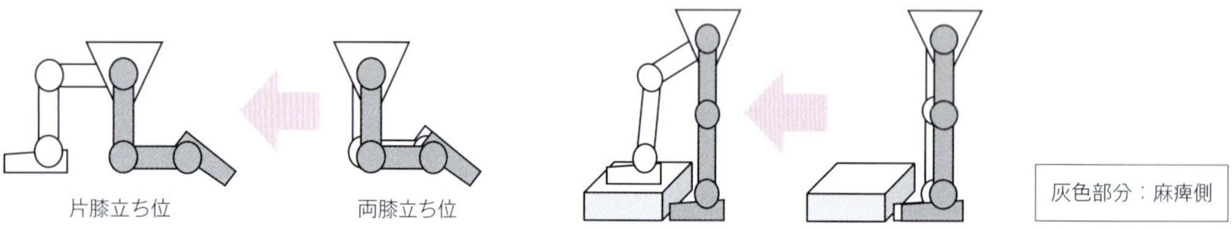

a　膝立ち位での麻痺側荷重練習　　b　ステップエクササイズ

灰色部分:麻痺側

▶図9-7　歩行に類似した運動課題

歩行に類似した運動課題として,膝立ち位での麻痺側荷重練習(a)や段差に非麻痺側を挙上するステップエクササイズ(b)などが挙げられる.双方とも,体幹筋の活動を促すことで,骨盤のコントロールおよび麻痺側股関節の支持性を向上させる目的で施行するが,詳細な体幹筋の活動は定かではない.

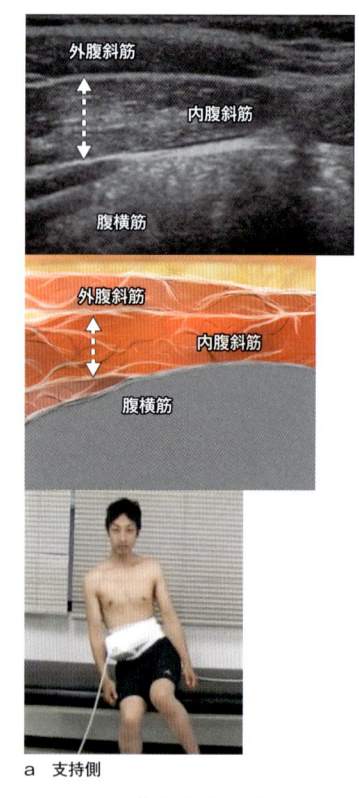

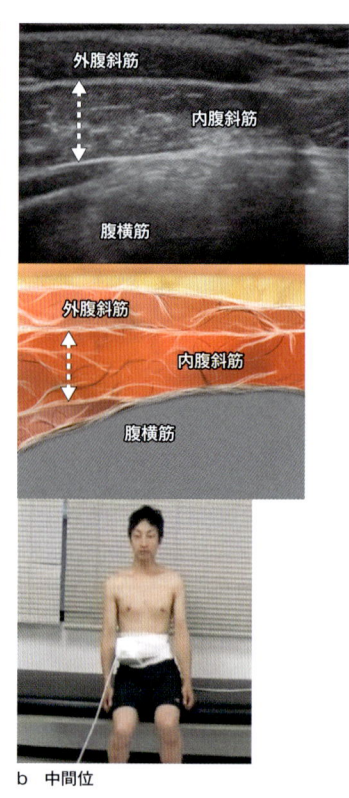

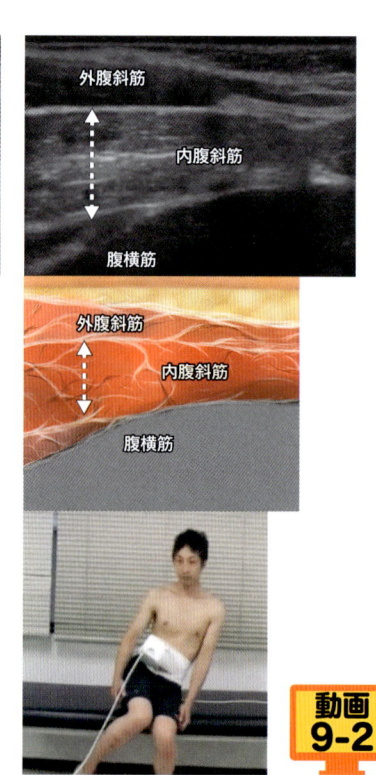

a　支持側　　b　中間位　　c　挙上側

動画9-2

▶図9-8　立ち直り運動における側腹筋群(短軸像)

プローブは臍帯上部の右腹側部固定.
立ち直り運動において,支持側(a)より挙上側(c)のほうが,内腹斜筋の活動性が高いことが確認できた.

が一般的である．今回は，体幹を傾けた支持側（麻痺側）と，骨盤を挙上させた挙上側（非麻痺側）の超音波画像を観察した．

> **超音波解剖でわかったこと**
>
> ・支持側（麻痺側）では，骨盤中間位の座位姿勢と比較して，大きな体幹筋の動態変化は認められなかった．一方，挙上側（非麻痺側）では，内腹斜筋の動態変化が大きくなっていることが確認できた
> ・麻痺側の側腹筋群の活動性を促すためには，一般的な立ち直り運動とは逆に，非麻痺側（支持側）に体幹を傾け，麻痺側（挙上側）の骨盤を挙上させる方法が効果的であることがわかった（▶図9-8）

2) 歩行

片麻痺患者にとって歩行の獲得は，理学療法における重要な目標となる．歩行効率や外観を考慮すると，できるだけ代償動作の少ない，いわゆる"正常歩行"に近づけることが望ましい．

● 表9-2　歩行周期

歩行周期							
0%	0～12%	12～31%	31～50%	50～62%	62～75%	75～87%	87～100%
立脚相（stance phase）					遊脚相（swing phase）		
初期接地 initial contact(IC)	荷重応答期 loading response(LR)	立脚中期 mid stance (MSt)	立脚終期 terminal stance(TSt)	前遊脚期 pre-swing (PSw)	遊脚初期 initial swing (ISw)	遊脚中期 mid swing (MSw)	遊脚終期 terminal swing(TSw)
観察肢が床に接地した瞬間	初期接地から，反対側の脚が離床した瞬間	反対側の脚が離床した瞬間から観察肢の踵が離床した瞬間	観察肢の踵が離床した瞬間から反対側の脚が初期接地した瞬間	反対側の脚が初期接地した瞬間から観察肢のつま先が離床した瞬間	観察肢のつま先が離床した瞬間から両側の下腿が矢状面で交差した瞬間	両側の下腿が矢状面で交差した瞬間から観察肢の下腿が床に対し直角になった瞬間	観察肢の下腿が床に対し直角になった瞬間から観察肢の足が床に触れた瞬間

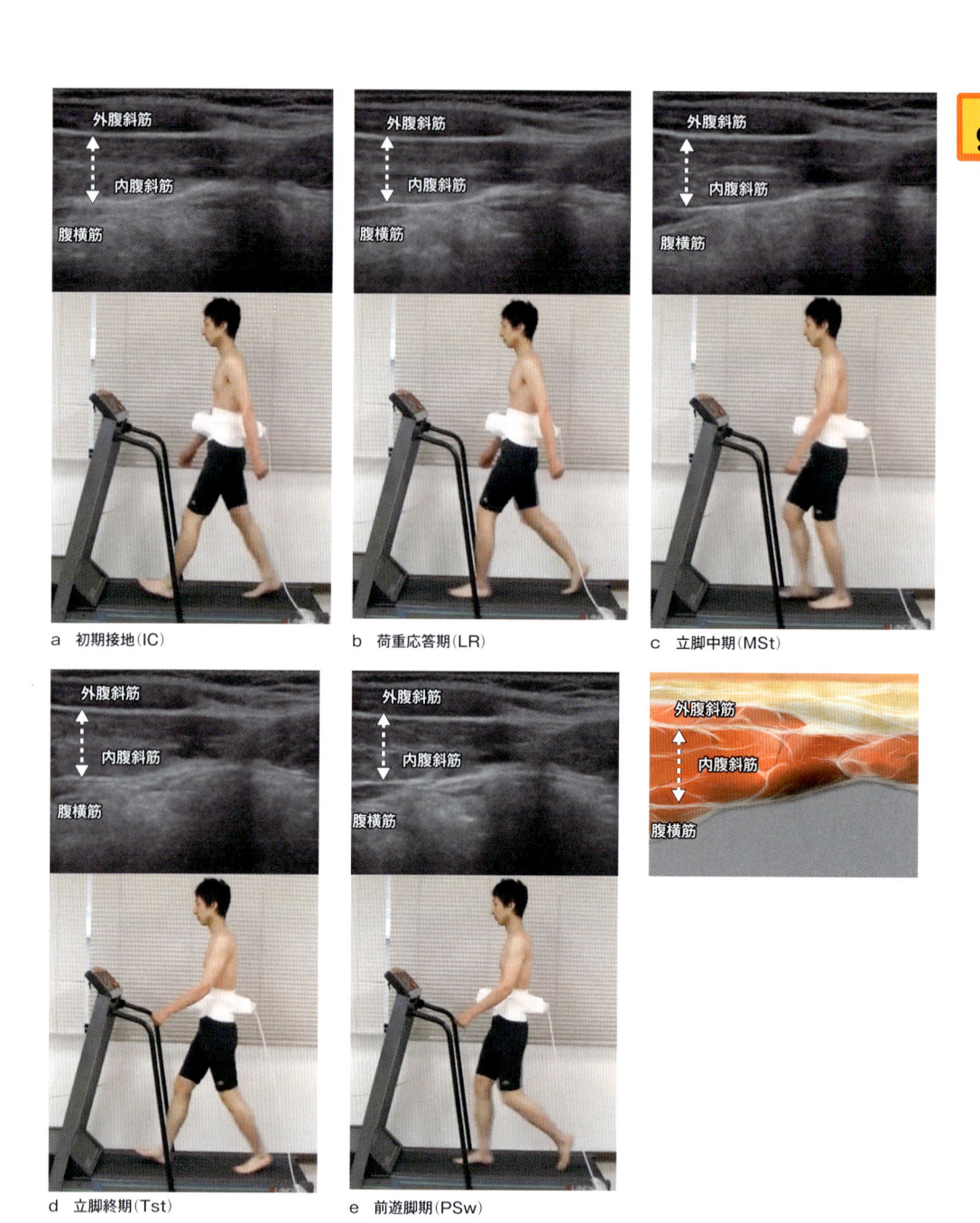

a 初期接地（IC） b 荷重応答期（LR） c 立脚中期（MSt）

d 立脚終期（Tst） e 前遊脚期（PSw）

▶図9-9 歩行立脚相における側腹筋群（短軸像）
超音波画像と歩行動作を同期させている．プローブは臍帯上部の右腹側部固定．

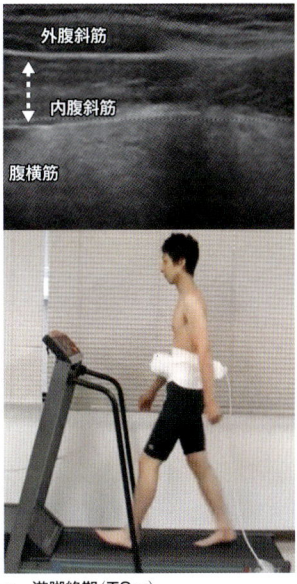

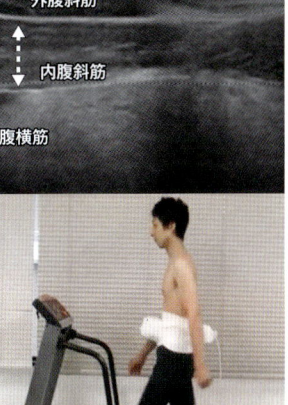

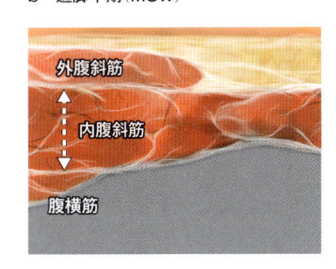

a 遊脚初期（ISw）　　b 遊脚中期（MSw）　　c 遊脚終期（TSw）

▶図9-10　歩行遊脚相における側腹筋群（短軸像）
超音波画像と歩行動作を同期させている．プローブは臍帯上部の右腹側部固定．

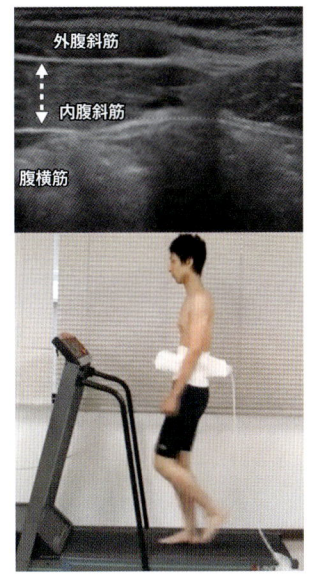

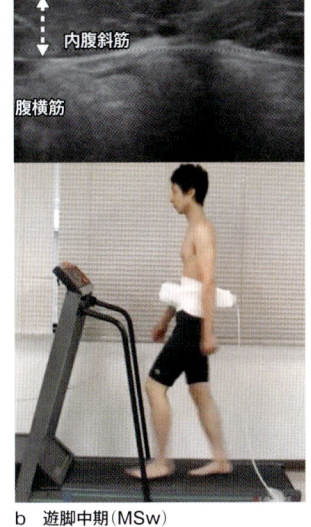

超音波解剖でわかったこと

・正常歩行中における側腹筋群の活動を，超音波画像で観察した[6]．その結果，立脚相・遊脚相とも，側腹筋群に大きな筋の動態変化は認められなかった（●表9-2，▶図9-9，9-10）．つまり，正常歩行においては，側腹筋群の大きな筋の動態変化は必要ないことが示唆される

　Götz-Neumannは，上半身と骨盤を**パッセンジャー**，骨盤と下半身を**ロコモーター**と称し，歩行におけるパッセンジャーの基本的役割は姿勢保持だけであると報告している[7]．ロコモーターが安定していれば，パッセンジャーの筋活動も少なくて済む．
　片麻痺患者の**跛行**においては，直接パッセンジャー（体幹部）に対して理学療法を行うのではなく，ロコモーター（骨盤と下半身）の安定性を確保することが重要である．

➡パッセンジャー
passenger

➡ロコモーター
rocomotor

用語解説

跛行（claudication）
さまざまな要因によって生じる代償的歩行動作．脳卒中後の分回し歩行や痙性歩行，パーキンソン病によるすくみ足歩行などが代表的である．

3. 非麻痺側を支持側とした運動療法

1) 片脚ブリッジ運動

片麻痺患者に対する片脚ブリッジ運動は，Daviesによって**ブリッジ－テンタクル**として紹介され，広く臨床応用されている[8]．ブリッジは「架け橋」を意味し，テンタクルは「吊り橋」を意味する．つまり，大殿筋・背筋群が架け橋のように下から身体を支え，体幹屈筋群や大腿四頭筋が吊り橋のように上から身体を支える動作を意味する．一般的なブリッジ運動とは異なり，体幹屈筋群の筋活動が必要となる．そのため，片麻痺患者に対しては，麻痺側の大殿筋・背筋群，および側腹筋群の筋活動を高めることを目的に，麻痺側を支持側としたブリッジ－テンタクルが選択される．

しかし，超音波画像で側腹筋群の筋動態を確認すると，支持側より，挙上側のほうが，明らかに筋の動態変化が大きい．つまり，片麻痺患者において，体幹屈筋群の運動療法を行う場合，非麻痺側を支持側としたブリッジ－テンタクルのほうが効率的であることが確認できた（▶図9-11）[9]．

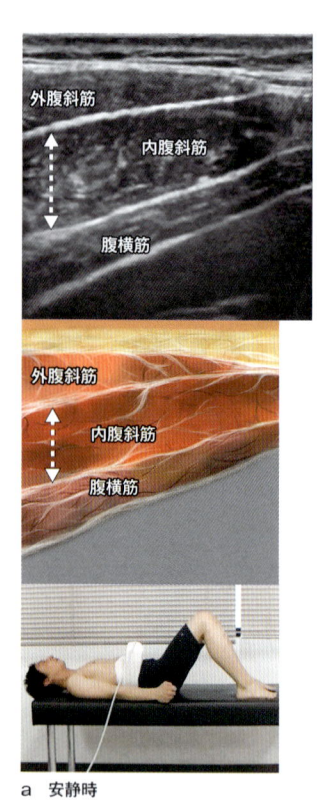

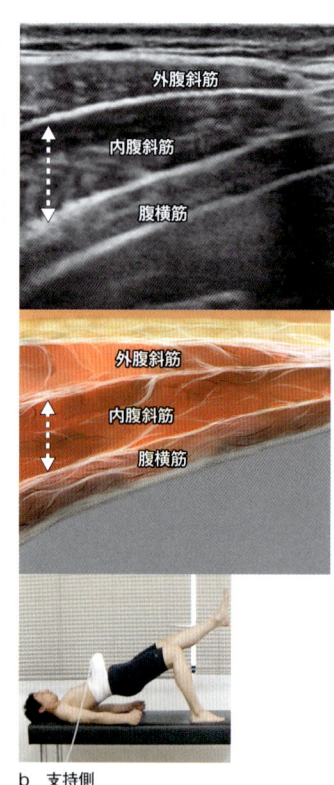

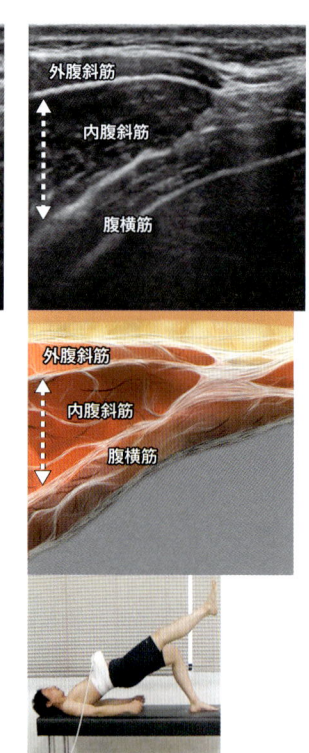

➡ブリッジ－テンタクル
bridge-tentacle

a　安静時　　b　支持側　　c　挙上側

▶図9-11　片脚ブリッジ運動における側腹筋群（短軸像）
超音波画像とブリッジ動作を同期させている．プローブは臍帯上部の右腹側部固定．
片脚ブリッジ運動において，"支持側"より"挙上側"のほうが，内腹斜筋の活動性が高いことが確認できた．

片脚ブリッジ運動での収縮促通方法

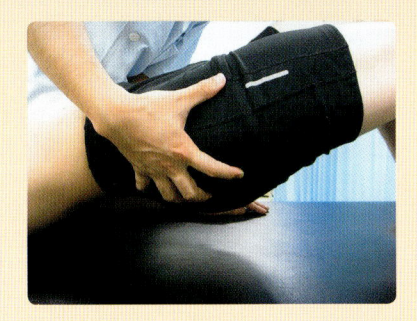

非麻痺側を支持側とし，麻痺側を挙上する片脚ブリッジ運動を指導する（▶図9-11参照）．内腹斜筋は骨盤と下位肋骨を連結するため，骨盤のコントロールに重点をおく．

患者には，「挙上した下肢はできるだけ体幹と水平になるように」と指導する．介助が必要な場合は，骨盤を両手でしっかり把持し，骨盤のコントロールを意識させる．

【文献】

1) Hsieh CL, Sheu CF, Hsueh IP, et al：Trunk control as an early predictor of comprehensive activities of daily living function in stroke patients. Stroke 33：2626-2630, 2002
2) Grew ND：Intraabdominal pressure response to loads applied to the torso in normal subjects. Spine（Phila Pa 1976）5：149-154, 1980
3) 坂本親宣：作業関連性腰痛の予防に関するアプローチ―セラピストの立場から．日本腰痛学会雑誌 12：39-43, 2006
4) Kawamura K, et al: Gender Differences in the Thickness of Deep Trunk Muscles Using Ultrasonography in Upright Standing. WCPT-AWP & ACPT Congress 2013 にて発表
5) 潮見泰藏：脳卒中に対する標準的理学療法介入―何を考え，どう進めるか？ pp2-9, 文光堂, 2007
6) 三津橋佳奈，工藤慎太郎，前沢智美，他：正常歩行時の側腹筋群の動態―超音波画像診断装置を用いて．第49回日本理学療法学術大会（2014）にて発表
7) Götz-Neumann K（著），月城慶一，山本澄子，他（訳）：観察による歩行分析．pp22-39, 医学書院, 2010
8) Davies PM（著），富田昌夫（監訳），額谷一夫（訳）：Right in the Middle（ライトインザミドル）―成人片麻痺の選択的な体幹活動．pp18-23, シュプリンガー・フェアラーク東京, 1991
9) 前沢智美，工藤慎太郎，三津橋佳奈，他：片脚ブリッジ時における挙上側・支持側の内腹斜筋・腹横筋の観察―超音波画像診断装置を用いて．第29回東海北陸理学療法学術大会（2013）にて発表

10 変形性股関節症

症例

　30歳，女性．学生時代から，スポーツをすると股関節に疼痛があり，整形外科にて，臼蓋形成不全と診断されていた．そのころは筋力トレーニングをしながら，症状が強いときは運動を休むようにすることで生活に支障はなかった．

　最近になり，保険会社の営業という職業柄，歩くことや立ち続けることが多くなり，股関節や腰が痛くなることが増えた．また同僚からも，「歩き方がおかしい」と指摘されるようになったため，整形外科を受診し，**変形性股関節症**と診断された．薬物療法と安静により症状は軽減したものの，歩行時の疼痛が残っており，理学療法開始となった．

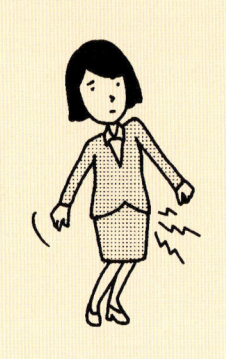

→変形性股関節症
osteoarthritis of the hip

　歩行観察により，トレンデレンブルグ歩行を認め，股関節の可動域と筋力の全体的低下を認めた．特に可動域は，股関節の伸展／内転／内外旋の制限が強く，筋力は，股関節の外転／屈曲／伸展／外旋において低下していた．股関節の可動域と筋力の改善を目的に，トレーニングを行った．特にトレンデレンブルグ歩行を改善するため，<u>股関節外転筋の筋力強化とストレッチを重点的に行い</u>，その後，チューブを使った立ち上がり動作を指導し，疼痛は順調に軽減した．

　しかし，「速く歩こうとすると，うまく歩けない」という訴えがあった．再度，歩行観察を行うと，terminal stance での股関節伸展が減少し，骨盤の前傾が増強していた．そこで<u>股関節屈曲，外旋筋力の強化を追加した</u>．2週間後，歩行中の歩幅も歩行速度も改善したため，定期的なウォーキング指導などを行い，経過を観察することにした．

I なぜ，股関節外転筋の筋力強化で歩行が改善したのか？

1. 変形性股関節症における股関節外転筋の形態と機能
2. 中殿筋・小殿筋を超音波で観察しよう！
3. 中殿筋・小殿筋の運動療法

II なぜ，腸腰筋・深層外旋六筋の筋力強化で歩行が改善したのか？

1. 歩行中の股関節屈筋の筋活動
2. 腸腰筋・深層外旋六筋を超音波で観察しよう！
3. 腸腰筋・深層外旋六筋の運動療法

Ⅰ なぜ，股関節外転筋の筋力強化で歩行が改善したのか？

1. 変形性股関節症における股関節外転筋の形態と機能
1）変形性股関節症の分類
●誘因による分類

　変形性股関節症は，その誘因が特にない一次性と，何らかの疾患や外傷などの誘因の明らかな二次性に分類される．日本においては，先天性股関節脱臼や臼蓋形成不全などの誘因が明らかな**二次性股関節症**が多い．**臼蓋形成不全**とは，股関節を構成する寛骨の寛骨臼の形成が不十分で，適合性が不良な状態である（▶図 10-1）．そのため，股関節運動時の関節面への応力が増強し，関節の変形が進行する．

●進行による分類

　変形性股関節症は，進行の程度によって，**初期股関節症**，**前股関節症**，**進行期股関節症**，**末期股関節症**に分けられる．

　このように罹病期間が長く，進行性の疾患であるため，運動療法では動作の改善による疼痛の軽減と変形の予防が期待される．

→臼蓋形成不全
acetabular dysplasia

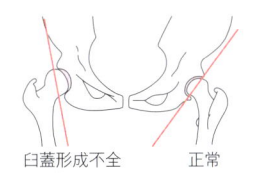

▶図 10-1
臼蓋形成不全の股関節

2）歩行動作への影響

　変形性股関節症の歩行動作では，単脚支持における骨盤の水平位を保つことが困難な場合がある．これは，遊脚側の骨盤が下制すると，立脚側の股関節の被覆率が低下し，股関節応力が亢進するためである．これが，**トレンデレンブルグ歩行**である（▶図 10-2a）．

　一方，Wadsworth らや Murray らは，歩行中の疼痛を減少させるために，骨盤を立脚側に大きく傾けることがあると報告している[1,2]．これは，立脚側の骨頭被覆率を上げようとする代償動作と理解できる．これが，**デュシャンヌ歩行**である（▶図 10-2b）．

→トレンデレンブルグ歩行
Trendelenburg gait

→デュシャンヌ歩行
Duchenne gait

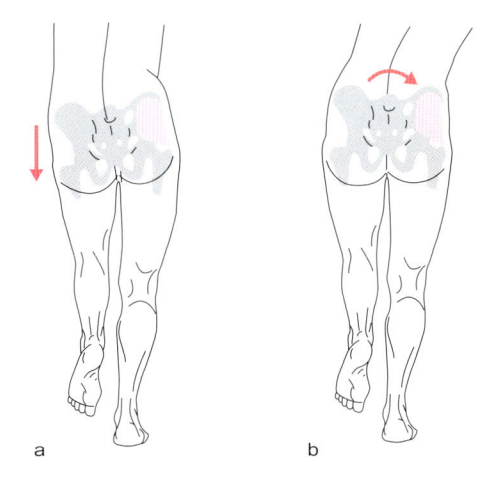

▶図 10-2　トレンデレンブルグ歩行とデュシャンヌ歩行
a：トレンデレンブルグ歩行．中殿筋の筋力低下により遊脚側に骨盤が傾斜する．
b：デュシャンヌ歩行．中殿筋の筋力低下を代償するように立脚側に体幹を傾斜する．

3）中殿筋の機能

姫野[3]は，骨盤前傾が増強すると，股関節外転モーメントの発揮における大殿筋の役割が増加すると報告している．骨盤運動が正常歩行から逸脱すると，股関節周囲筋に対する力学的応答が変化する．そのため，変形性股関節症では，骨盤の側方傾斜を制御することが重要になる．

特に重要になるのが，**中殿筋**である．変形性股関節症の中殿筋は萎縮しており，頸体角が変化することで，股関節モーメントアームと筋長が短くなり，発揮しやすい角度は外転位に移行する[4]．この筋力低下を代償するように，末期股関節症の症例では，歩行や階段昇降時に中殿筋の筋活動が高まると報告している[5]．

また中殿筋は，組織学的に **type 1 線維**が多く[6]，姿勢保持などにおいて遅筋線維として機能する．変形性股関節症においては，type 2 線維優位の萎縮が起こっていることも報告されている[6]．この現象は，筋電図学的にも証明されている[7,8]．特に加藤ら[9,10]は，**wavelet 変換**を用いて，歩行中の中殿筋の筋電図周波数解析を行った．その結果，変形性股関節症では，健常者でみられる踵接地直後の速筋線維の急激な活動の上昇がみられなかったと報告している．

つまり，変形性股関節症に対する中殿筋の筋力強化としては，**立脚初期**において中殿筋の**速筋線維**の活動性を高める運動が求められる．近年では，術後の部分荷重歩行において，踵接地を意識させることで，健常者ほどではないが，中殿筋の速筋線維の活動の上昇を促すことができると報告されている[11]．

→中殿筋
gluteus medius m.

用語解説

type 1 線維
遅筋（赤筋）線維．収縮速度は遅いが，持久力が強い．
type 2 線維
速筋（白筋）線維．収縮速度は速いが，持久力が弱い．

用語解説

wavelet 変換
周波数解析の1つ．よく用いられる高速フーリエ変換は，変換の過程で時間軸を失う．wavelet 変換は，時間軸を保ったまま計算することができるため，動作中の周波数解析に適している．

2. 中殿筋・小殿筋を超音波で観察しよう！

●中殿筋
起　　始：腸骨翼（前殿筋線と後殿筋線の間）
停　　止：大転子
神経支配：上殿神経
作　　用：股関節外転
　　　　　前部；股関節屈曲・内旋作用を有する
　　　　　後部；股関節伸展・外旋作用を有する

●小殿筋
起　　始：腸骨翼（前殿筋線と下殿筋線の間）
停　　止：大転子前方
神経支配：上殿神経
作　　用：股関節外転（股関節屈曲・内旋作用を有する）

●中殿筋・小殿筋の走行

中殿筋の起始部の多くは大殿筋に覆われており，体表面から観察できない．中殿筋の前方部分のみが，体表から触察できる（▶図10-3）．中殿筋は表層から観察すると，前方と後方，もしくは前方・中央・後方の2～3筋束に分類され

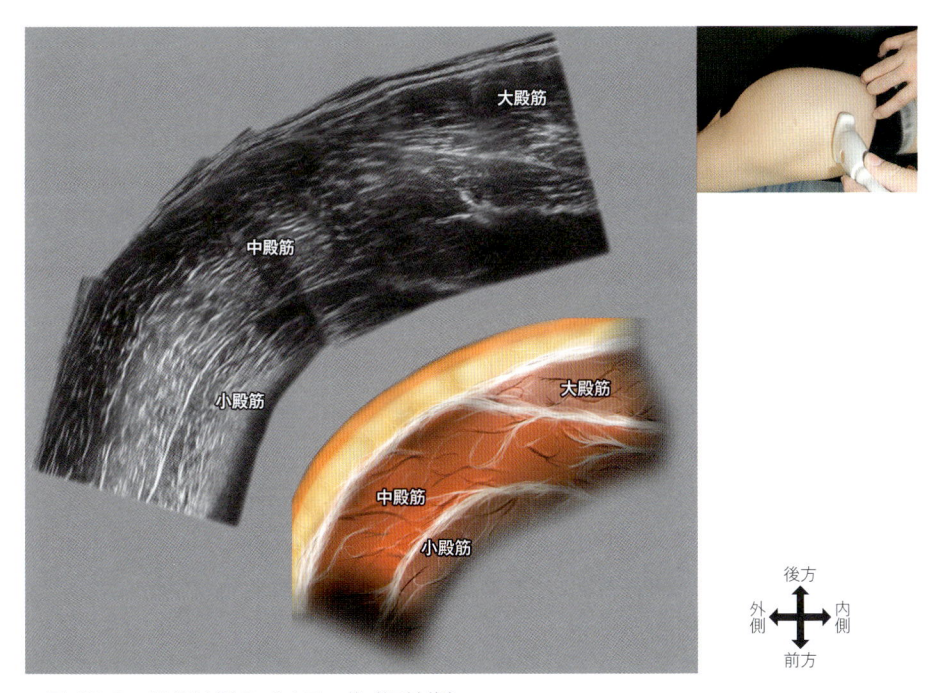

▶図10-3　殿部外側のパノラマ像（短軸像）
後方部分では大殿筋の深層に中殿筋が位置し，前方部分は中殿筋が表層に位置している．中殿筋の深層には小殿筋が位置している．

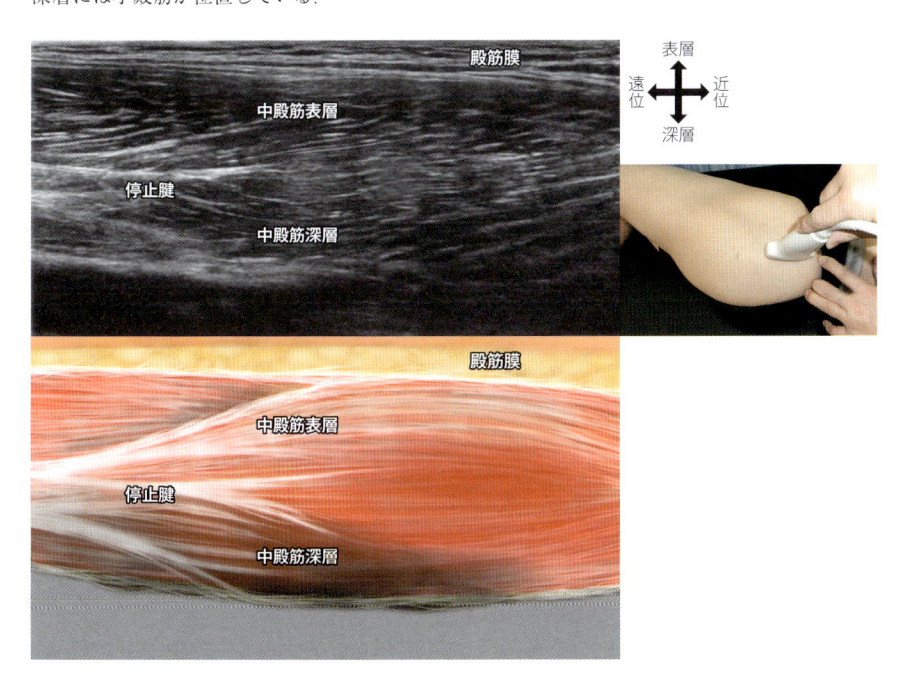

▶図10-4　中殿筋のパノラマ像（長軸像）
中殿筋は，筋腹中央に停止腱が存在し，停止腱に向かって殿筋膜から起始する表層筋腹と，腸骨翼から起始する深層筋腹から構成される．

る．しかし，深層から観察すると，その境界は不明瞭になる．また，中殿筋は殿筋膜からも起始し，筋腹中央に位置する停止腱を表層・深層から挟み込むように斜走する（▶図10-4）．中殿筋の深層に位置する小殿筋との間の後方部分に

は，上殿神経と上殿動静脈が走行するため，境界が明瞭である．そこで，本書では中殿筋を表層・深層と分類する．

●股関節運動時の動態

中殿筋は，股関節外転運動で，後方に集まるように収縮する．
小殿筋は，股関節の内旋運動で，前方に滑走するように収縮する．

●歩行時の動態

筆者らは，歩行中の中殿筋の動態を観察した．股関節外転に作用する中殿筋は，骨盤を水平位に保つために等尺性収縮しているとこれまで考えられていた．

しかし，初期接地から立脚終期に向けて，中殿筋の筋束は短縮していた．これは中殿筋が**求心性収縮**をすることで，歩行中の股関節伸展運動を行っているためである（▶図10-5）．

●歩行速度と中殿筋の関係

歩行速度を増加させると，股関節伸展角度や歩幅が増加し，中殿筋の筋線維束長の変化も急峻になった．初期接地から立脚終期までの筋線維束長の変化量と股関節伸展角度は，相関係数0.71の正の相関を認めた．つまり，股関節伸展角度が増加する例では，中殿筋の短縮量が大きくなっていた．このとき，股関節には，股関節屈筋の負の関節モーメントパワーが作用する（**遠心性収縮**を行う）．

つまり，中殿筋の収縮により殿筋膜や停止腱の緊張が高まり，腱の強い弾性力を利用して，股関節伸展角度を増加させていると考えられており，今後さらなる検討が必要になる．

> **用語解説**
>
> **求心性収縮**
> 筋の長さが短くなりながら張力を発揮する収縮様態．
>
> **遠心性収縮**
> 筋の長さが長くなりながら張力を発揮する収縮様態．

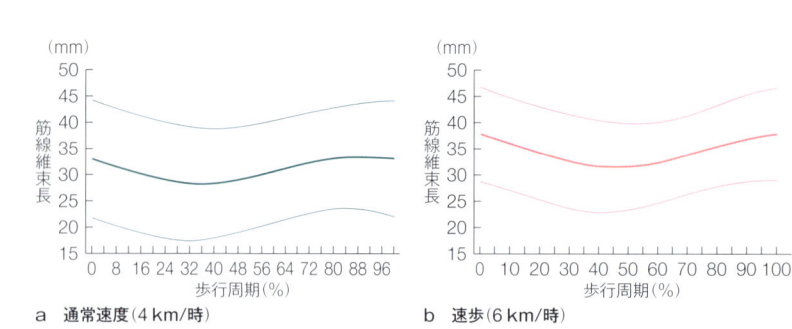

a 通常速度（4km/時）　　b 速歩（6km/時）

▶図10-5　歩行時における中殿筋の活動

超音波解剖でわかったこと

・中殿筋は，股関節外転運動に伴い，後方に滑走する
・小殿筋は，股関節内旋運動に伴い，前方に滑走する
・中殿筋は，立脚相の股関節伸展運動に伴い，求心性収縮をしている

---

3. 中殿筋・小殿筋の運動療法

変形性股関節症では，中殿筋の筋力が低下しているため，その筋力強化が重要になる．一方，中殿筋の筋長は短縮し，股関節内転可動域が強く制限されて

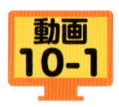

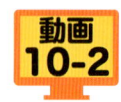

いる場合がある．そのような場合には，股関節外転筋のストレッチも必要になる．

1) 中殿筋のダイレクトストレッチと収縮促進方法

中殿筋は，外転自動運動に伴い後方に滑走する．そのため，中殿筋の筋腹を前方に操作しながら，股関節を内転させることで，中殿筋のダイレクトストレッチが可能になる．

また，中殿筋の収縮を促通するには，股関節外転運動に伴う筋腹の後方移動を促すことで，より収縮を促通しやすくなる．

中殿筋の収縮促通方法

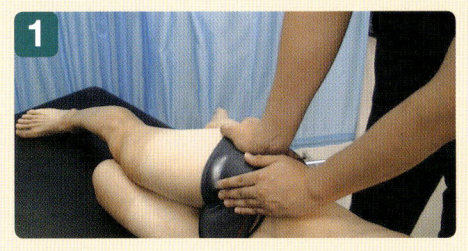

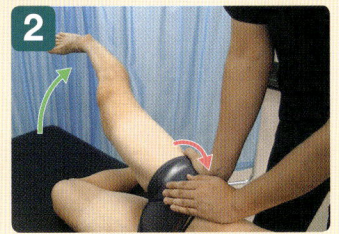

1 開始肢位．　**2** 股関節外転運動に伴う中殿筋の後方移動を，徒手的に誘導する．

→：治療者が力を加える方向
→：患者が動かす方向

2) 小殿筋の収縮促進方法

小殿筋は，股関節外転運動を行うと，中殿筋が強く収縮してしまうため，股関節内旋運動を自動運動で行う．その際に，中殿筋の深層に位置する小殿筋を，中殿筋とともに前方に移動するよう促すことで，収縮を促通することができる．

小殿筋の収縮促通方法

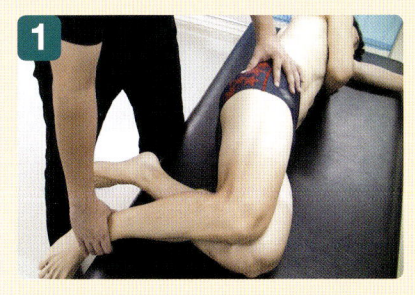

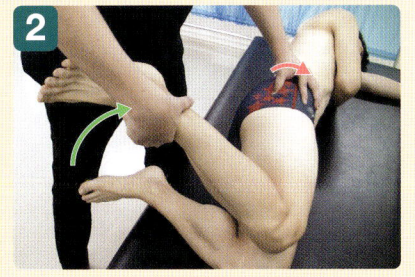

1 開始肢位．　**2** 股関節内旋運動に伴う小殿筋の前方移動を，徒手的に誘導する．

3) ステップ課題

歩行中の立脚終期 (terminal stance：TSt) の股関節運動を再現するために，筆者らはステップ課題を実施している．

ステップ課題

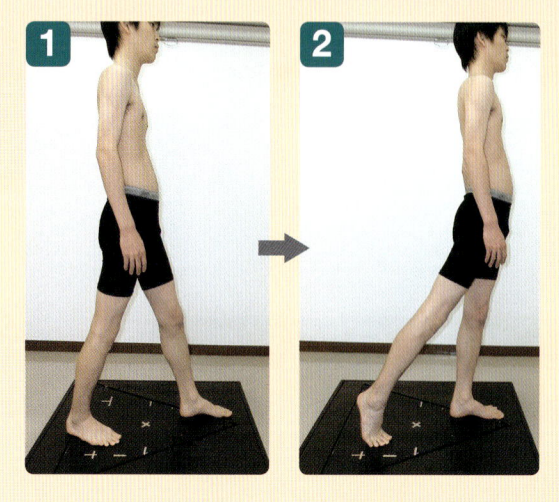

反対側（左足）を一歩前に出した肢位から，対象側（右足）で蹴って，左足の真上に骨盤がくるまで移動させる．この運動時の，右股関節運動は，歩行中のTStと類似していた．

II なぜ，腸腰筋・深層外旋六筋の筋力強化で歩行が改善したのか？

1. 歩行中の股関節屈筋の筋活動

1) 股関節伸展運動の制限

　変形性股関節症の代表的な異常歩行に，トレンデレンブルグ歩行とデュシャンヌ歩行がある．しかし，臨床現場において，それらに対するアプローチのみで歩行が改善することは少ない．

　Hurwitzらは，人工股関節置換術に至る変形性股関節症患者において，立脚相での股関節屈曲角度が増加し，TStでの股関節伸展が減少することを報告している[12]．Watelainら[13]は，初期・前股関節症患者においても，同様の現象がみられると報告している．

　つまり，トレンデレンブルグ歩行やデュシャンヌ歩行の出現とともに，もしくはそれより以前に，歩行中の股関節の伸展運動は制限されていると考えられる．特にTStにおける股関節伸展は，前方への推進力を生み出すため，制限されることにより，歩行に支障をきたす．

2) 正常歩行の運動力学

　正常歩行において，股関節は20°伸展する．床反力ベクトルは股関節の後方を通過するため，股関節に対して外部伸展モーメントが作用する．それに拮抗するように，股関節屈筋により内部屈曲モーメントが生成される．運動方向は伸展なので，股関節屈筋は伸張される．つまり股関節屈筋の**遠心性収縮**によっ

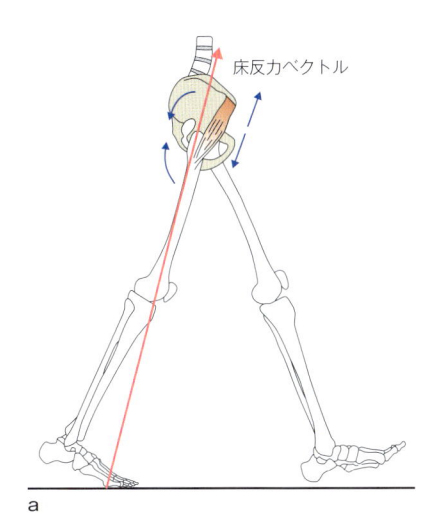

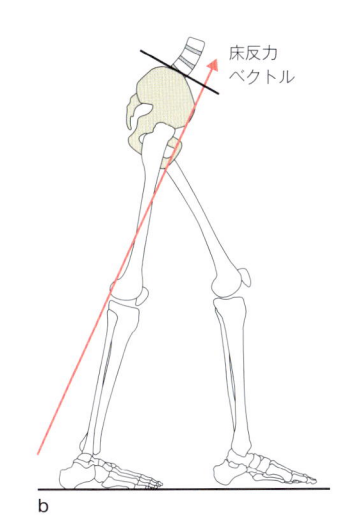

▶図10-6 正常歩行と代償歩行
a：正常歩行のターミナルスタンス（TSt）．
b：代償歩行．骨盤が前傾位となっている．

て，TSt は可能になる（▶図10-6）．

3）代償歩行の運動力学

　臼蓋形成不全などで不安定な股関節を代償する歩行では，骨盤を前傾位とすることで，股関節の安定性を高める（▶図10-6）．しかし，それにより股関節屈曲角度が増加すると，TSt での床反力ベクトルが股関節の前方を通過するため，内部股関節の伸展モーメントが働く．そのため，TSt の動力源として，股関節屈筋の遠心性収縮に代わって，股関節伸筋の求心性収縮が求められる．しかし，変形性股関節症の進行に伴って股関節伸筋の活動量が低下することもあり，大殿筋の筋力も低下しているため，十分に筋力を発揮できず，前方への推進力は低下する．これを代償するため，骨盤の前傾をさらに強めて，股関節伸展モーメントを増加させる．

　また遊脚相では，股関節屈筋の求心性収縮によって下肢を振り出すようになるが，骨盤の前傾によって，股関節屈曲筋力が発揮しにくい状態になり，エネルギー効率の低い歩行になってしまう（▶図10-7）．

4）股関節の動的安定性の向上

　このように，TSt での代償歩行は，股関節の安定性の低さに起因する．そのため，TSt での股関節伸展を生み出すには，股関節伸筋の強化や股関節の伸展角度の確保とともに，股関節の動的安定性の向上が重要になる．

　股関節の動的安定性を高める筋は，その走行から**腸腰筋**や**深層外旋六筋**と考えられる．そこで，本症例にこれらの筋力強化トレーニングを実施したところ，歩幅が増加し，歩行速度も改善した．

➡腸腰筋
iliopsoas m.

➡深層外旋六筋
six deep lateral rotators m.

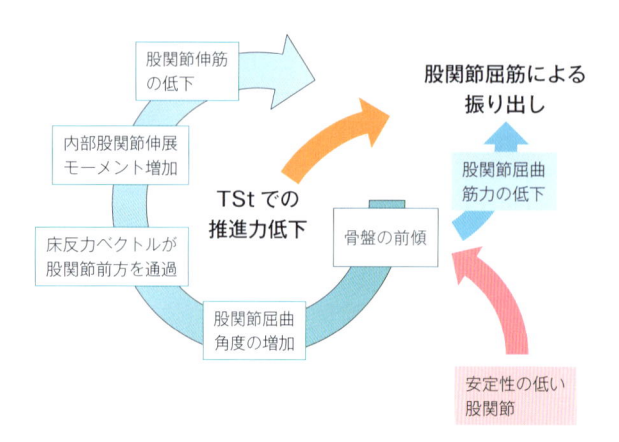

▶図10-7　変形性股関節症の異常歩行の悪循環

安定性が低い股関節では安定性を高めるために骨盤を前傾させ、股関節屈曲角度を増加させる。これにより歩行時の床反力ベクトルが股関節前方を通過するため、内部股関節伸展モーメントが増加し、股関節伸筋の弱化を代償する。これにより立脚終期（TSt）での推進力が低下するため、股関節屈筋により代償的に下肢の振り出しを行う。

2. 腸腰筋・深層外旋六筋を超音波で観察しよう！

1）腸腰筋の超音波解剖

●大腰筋
起　　始：浅頭；第12胸椎〜第4腰椎の椎体と椎間円板
　　　　　深頭；第12肋骨と第1〜5腰椎肋骨突起
停　　止：小転子
神経支配：腰神経叢
作　　用：股関節屈曲, 外旋

●腸骨筋
起　　始：腸骨窩
停　　止：小転子
神経支配：大腿神経
作　　用：股関節屈曲, 外旋

●腸腰筋の走行

　腸腰筋とは、**大腰筋**と**腸骨筋**の2筋の総称である。大腰筋の前方に**小腰筋**が存在することがあり、その場合は3筋の総称となる。大腰筋は、腰椎と大腿骨を直接つなぐ唯一の筋である。

　大腰筋と腸骨筋は、ともに鼠径靱帯深層の筋裂孔を通過し、大腿骨頭の前方を通過し、後方へ回り込み、小転子に付着する（▶図10-8）。鼠径靱帯を越えてから、小転子に向かい、後方へ回り込むまでの部位は、体表から触察することができる。この際に触れることができる筋腹は、ほとんどが腸骨筋である。また、この部位のすぐ内側には大腿動脈・静脈が走行しているため、この血管を

➔大腰筋
psoas major m.

➔腸骨筋
iliacus m.

➔小腰筋
psoas minor m.

a 前面　　　　　　　　　　　　　　b 外側面

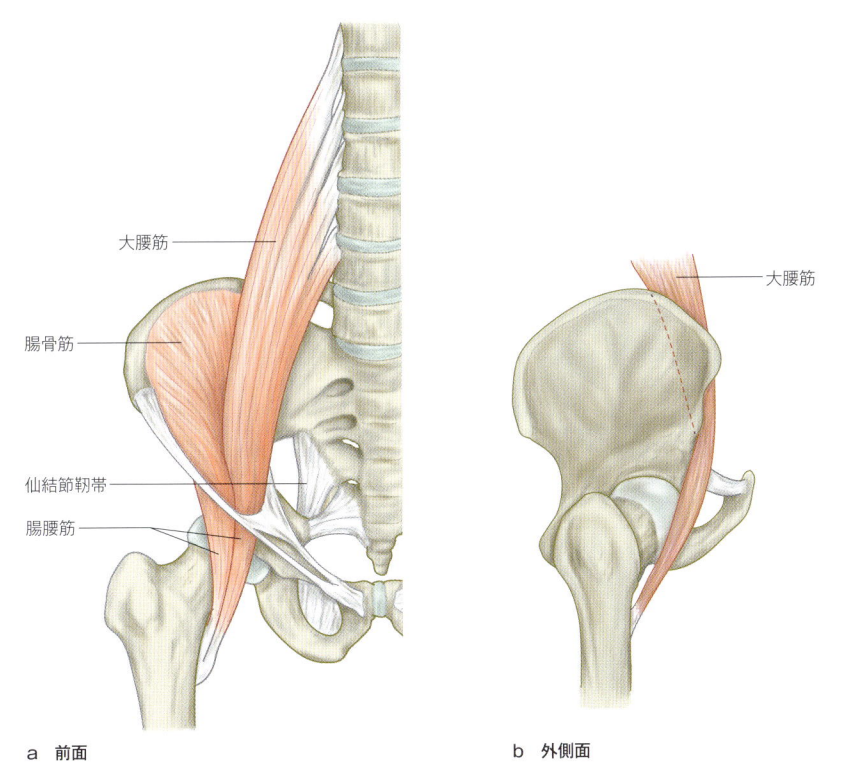

▶図 10-8　腸腰筋の走行

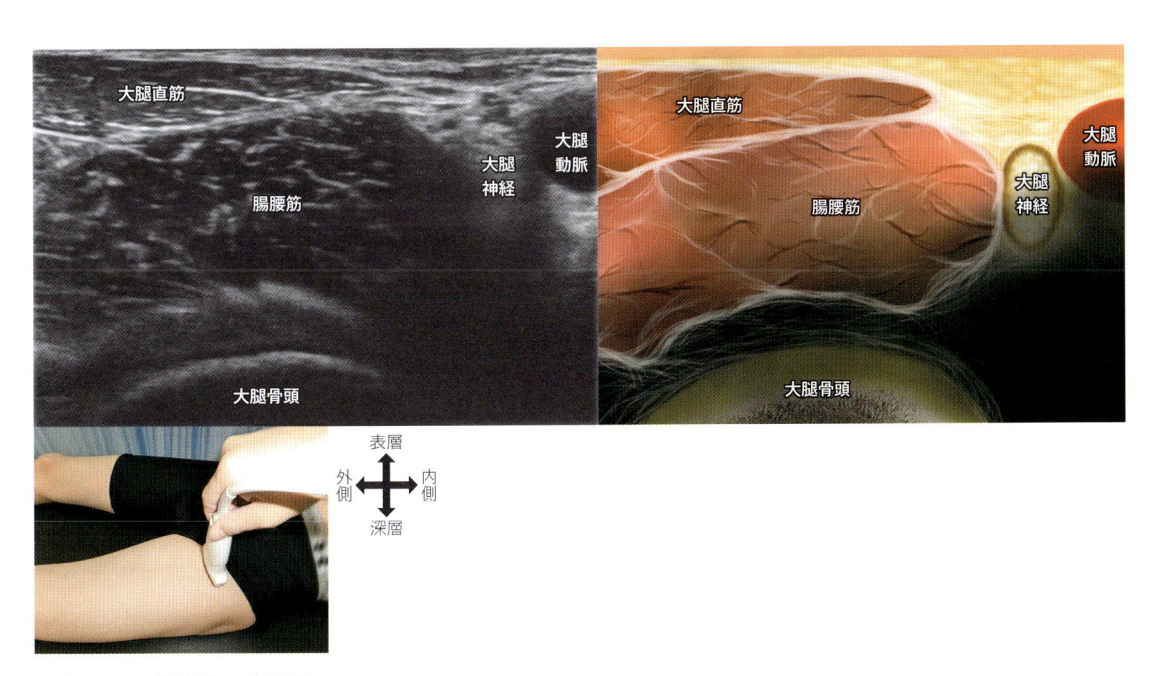

▶図 10-9　腸腰筋の短軸像
腸腰筋は筋裂孔を大腿神経とともに通過する．またその表層には大腿直筋が位置する．

Ⅱ　なぜ，腸腰筋・深層外旋六筋の筋力強化で歩行が改善したのか？　121

指標に触察するとわかりやすい(▶図10-9).

●股関節屈曲時の動態

鼠径靱帯遠位部の腸腰筋は，股関節屈曲運動に伴い，大腿骨頭を背側へ押しながら，わずかに外側へ流れるように収縮する．これは，腸腰筋が大腿骨頭の安定化に作用すること，この部位では腸骨筋の割合が多く，腸骨筋が外側へ引くように収縮することに起因すると考えられる．

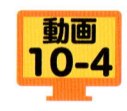

> **超音波解剖でわかったこと**
>
> ・腸腰筋は，鼠径靱帯の遠位部，大腿動静脈の外側で触察することが可能である
> ・腸腰筋は，股関節屈曲運動に伴い，屈曲初期に大腿骨頭を背側へ押し込みながら，外側へ移動する

動画 10-4

2) 深層外旋六筋の超音波解剖

> 起　　始：梨状筋；仙骨前面
> 　　　　　大腿方形筋；坐骨結節外面
> 　　　　　上双子筋；坐骨棘
> 　　　　　下双子筋；坐骨結節上部
> 　　　　　内閉鎖筋；閉鎖膜内面
> 　　　　　外閉鎖筋；閉鎖膜外面
> 停　　止：梨状筋；大転子後近位端
> 　　　　　大腿方形筋；大転子の遠位部と転子間稜
> 　　　　　上双子筋；内閉鎖筋の腱
> 　　　　　下双子筋；内閉鎖筋の腱
> 　　　　　内閉鎖筋；転子窩
> 　　　　　外閉鎖筋；転子窩
> 神経支配：外閉鎖筋のみ閉鎖神経支配，その他は仙骨神経支配
> 作　　用：股関節外旋(梨状筋は股関節外転，外閉鎖筋と大腿方形筋は股関節内転)

●深層外旋六筋の走行と作用

深層外旋六筋とは，大殿筋の深層に位置する，梨状筋，大腿方形筋，上・下双子筋，内・外閉鎖筋の六筋の総称である(▶図10-10).

深層外旋六筋のうち，もっとも近位に位置するのが**梨状筋**であり，股関節内転／外転運動軸の上方を通過するため，外転作用を有している．

外閉鎖筋は，唯一の閉鎖神経支配で，内転筋の1つである．

大腿方形筋は，内転／外転運動軸の下方を通過するため，内転作用を有している．

内閉鎖筋の近位には**上双子筋**，遠位には**下双子筋**が存在する．Shinohara[14]

➔梨状筋
piriformis m.

➔大腿方形筋
quadratus femoris m.

➔上・下双子筋
gemellus superior/inferior m.

➔内・外閉鎖筋
obturator externus/internus m.

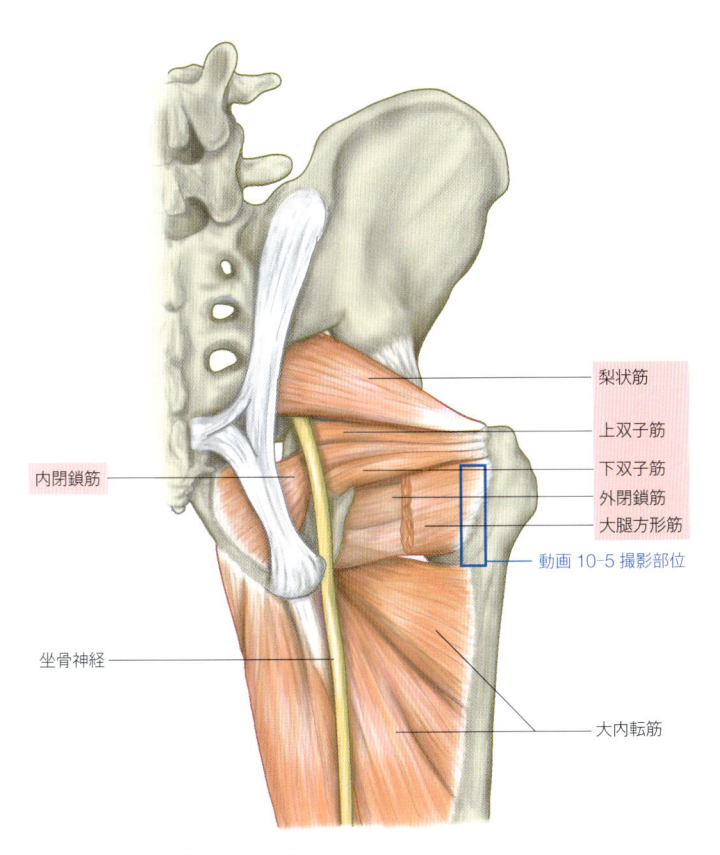

▶図 10-10　深層外旋六筋
■が深層外旋六筋である．

は，これら三筋は独立した筋というより，停止を同じくした三頭筋であると，支配神経の観点から結論づけた．さらに Honma ら[15]は，支配神経の詳細な筋内分布の調査から，両双子筋は内閉鎖筋の一部と考えられるとしている．

●股関節外旋時の動態

　大殿筋の深層に，大転子に付着する筋束がある．この筋束は，股関節の外旋に伴い，大転子後方への回転運動を導くように収縮する．深層外旋六筋は，股関節外旋筋のなかでもっとも深層に位置し，股関節運動時には常に大腿骨頭を臼蓋に引き付けて安定化に作用するといわれている．そのため，同筋束が深層外旋六筋と考えられる．

超音波解剖でわかったこと

・深層外旋六筋は，股関節の外旋によって，大転子を後方に回転するように収縮する

3. 腸腰筋・深層外旋六筋の運動療法

1) 腸腰筋

　腸腰筋は，股関節前面を通過し，股関節屈曲運動の初期に，大腿骨頭を後方

に押し込み，求心位にする機能を有している．また，近藤ら[16]は，股関節屈曲運動時に近位に抵抗を加えることで，腸腰筋の活動性が高まることを示している．

そのため，腸腰筋の運動療法は，股関節屈曲運動を近位抵抗下で行うことが有効である．その際，腸腰筋は外側に滑走するように収縮するため，大腿骨頭の表層で触れている筋腹を外側に動かしながら，屈曲運動を誘導するとよい．

また，伸張する際には，反対側の股関節を屈曲位に保持することで，骨盤を後傾位にし，腰椎を屈曲位にすることで，より伸張することができる．なお，この肢位で反対側の股関節が屈曲した場合は，**トーマステスト**陽性となり，腸腰筋の短縮を疑う．

用語解説

トーマステスト
背臥位で非検査側の股関節を最大に屈曲する．これにより骨盤が後傾位となるため，骨盤を前傾させる腸腰筋が短縮していると，検査側の大腿がベッドから持ち上がってくる．この現象がみられると，トーマステストは陽性となる．

こんな症状にも使える！

思春期に生じる腰椎分離症やジャンパー膝の症例においても，腸腰筋の攣縮や短縮が認められる．こうした症例で，股関節伸展可動域に制限を認める場合には，腸腰筋の収縮促通法が有効になることがある．

腸腰筋の収縮促通方法

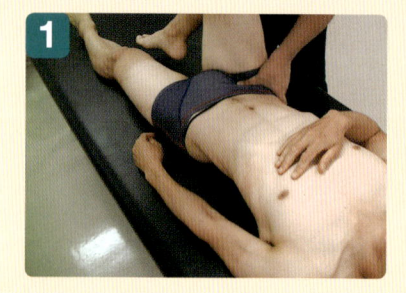

1 大腿骨頭の直上で腸腰筋の丸みを触れる．

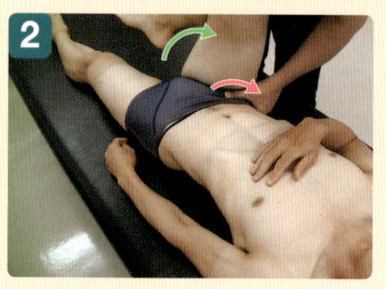

2 股関節屈曲運動に伴い，腸腰筋の筋腹の外側への移動を誘導する．

2）深層外旋六筋

深層外旋六筋は，股関節近傍に位置し，その走行から股関節を求心位に保持する作用があると考えられる．

Delpら[17]は，梨状筋は股関節伸展位では外旋作用をもつが，90°屈曲位では内旋作用に切り替わることを報告している．その他の筋群は，股関節肢位にかかわらず，外旋作用を有している．

内閉鎖筋は股関節伸展位付近で，大腿方形筋は30°程度の屈曲位で，外閉鎖筋は股関節50°屈曲位付近で，モーメントアームがもっとも長くなる．そのため，深層外旋六筋のなかで，個別の筋の活動を高めたい場合は，股関節屈曲角度を変化させるとよい．

いずれの場合も，大転子が後方に回り込む運動に抵抗をかけ続ける徒手操作が，特に重要になる．

深層外旋六筋の収縮促通方法

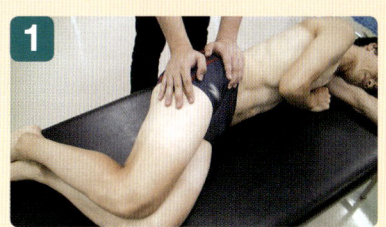

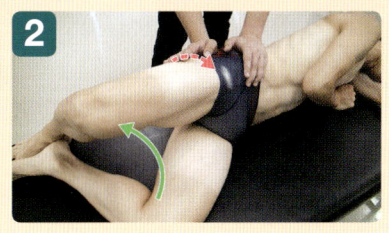

1 開始肢位.

2 股関節外旋運動に伴う，大転子の後方への移動に抵抗をかけることで，深層外旋六筋の収縮を促す．特に大転子の後方への回転運動に終始抵抗をかけるようにする．

> **評価のポイント**
>
> 股関節機能の低下している症例の多くで，この深層外旋六筋の筋力が低下している．しかし，その評価方法は確立されていない．筆者らは，深層外旋六筋の収縮を促通した後に股関節機能を評価することで，深層外旋六筋の機能を臨床現場で評価している．

【文献】

1) Wadsworth JB, Smidt GL, Johnston RC：Gait characteristics of subjects with hip disease. Phys Ther 52：829-839, 1972
2) Murray MP, Brewer BJ, Zuege RC：Kinesiologic measurements of functional performance before and after McKee-Farrar total hip replacement. A study of thirty patients with rheumatoid arthritis, osteoarthritis, or avascular necrosis of the femoral head. J Bone Joint Surg Am 54：237-256, 1972
3) 姫野信吉：剛体バネモデルによる股関節周囲筋群の収縮力推定について．リハビリテーション医学 28：1050, 1991
4) Liu R, Wen X, Tong Z, et al：Changes of gluteus medius muscle in the adult patients with unilateral developmental dysplasia of the hip. BMC Musculoskelet Disord 13：101, 2012
5) Dwyer MK, Stafford K, Mattacola CG, et al：Comparison of gluteus medius muscle activity during functional tasks in individuals with and without osteoarthritis of the hip joint. Clin Biomech (Bristol, Avon) 28：757-761, 2013
6) Sirca A, Susec-Michieli M：Selective type II fibre muscular atrophy in patients with osteoarthritis of the hip. J Neurol Sci 44：149-159, 1980
7) 加藤 浩，神宮司誠也，河野一郎，他：変形性股関節症患者における中殿筋の組織学的特徴．国立大学理学療法士学会誌 23：59-61，2001.
8) 石田和人，野々垣嘉男，谷田武喜，他：変形性股関節症における股関節外転筋の筋電図周波数特性．理学療法学 25：450-455，1998
9) 加藤 浩，藤野英次郎，上島隆秀，他：歩行解析における股関節中殿筋の質的評価の試み―wavelet 変換による動的周波数解析．理学療法学 26：179-186，1999
10) 加藤 浩，神宮司誠也，高杉紳一郎，他：股関節疾患者における股関節中臀筋の組織学的・筋電図学的特徴 筋線維タイプと筋電図パワースペクトルとの関係．理学療法学 29：178-184，2002
11) 加藤 浩：術後股関節疾患者に対する踵接地を意識させた歩行訓練が股関節外転筋活動に及ぼす影響―表面筋電図による積分筋電図及び wavelet 周波数解析．理学療法科学 27：479-483，2012
12) Hurwitz DE, Hulet CH, Andriacchi TP, et al：Gait compensations in patients with osteoarthritis of the hip and their relationship to pain and passive hip motion. J Orthop Res 15：629-635, 1997
13) Watelain E, Dujardin F, Babier F, et al：Pelvic and lower limb compensatory actions of subjects in an early stage of hip osteoarthritis. Arch Phys Med Rehabil 82：1705-1711, 2001
14) Shinohara H：Gemelli and obturator internus muscles：different heads of one muscle？ Anat Rec 243：145-150, 1995
15) Honma S, Jun Y, Horiguchi M：The human gemelli muscles and their nerve supplies. Kaibogaku Zasshi 73：329-335, 1998
16) 近藤 仁，山北和幸，畑川猛彦，他：抵抗位置の違いが関節運動に与える影響―股関節屈曲筋力からみた近位抵抗の有効性．Journal of Athletic Rehabilitation 3：95-100，2002
17) Delp SL, Hess WE, Hungerford DS, et al：Variation of rotation moment arms with hip flexion. J Biomech 32：493-501, 1999

11 ハムストリングスの肉ばなれ

症例

40歳，男性．会社員で，10年以上前から趣味で早朝野球を行っている．ある日の練習で1塁に向かって走ったときに，大腿後面に疼痛を自覚した．その後は野球をやめていた．日中の仕事はデスクワークが多く，通勤は自家用車を使っているため，日常生活では特に問題がなく，病院を受診しなかった．しかし，再び早朝野球で走ろうとすると痛みが出現するため，整形外科を受診し，**大腿二頭筋の肉ばなれ**と診断され，理学療法開始となった．

股関節屈曲位で膝関節の伸展運動を他動的に行うと，大腿後面の疼痛が再現できた．さらに股関節を屈曲外旋位にすると，疼痛が増強した．**大腿二頭筋のストレッチを行うと，疼痛は順調に消失した**．Ⅰ

そこで早朝野球を再開したところ，ランニング時に大腿後面の疼痛が再発した．股関節の伸展運動と膝関節の屈曲運動のMMTは4レベルで，特に膝関節屈曲抵抗運動時に骨盤の前傾が強まり，大腿後面に疼痛を訴えた．大殿筋の収縮を促通した後で再度MMTを行うと，骨盤の前傾もみられず，大腿後面の疼痛は軽減した．そこで**大殿筋・大腿二頭筋の筋力強化とストレッチを1週間指導したところ**，大腿後面の疼痛は消失した．Ⅱ その後，症状の再発なく，早朝野球も可能になった．

→肉ばなれ
muscle strain

検査のポイント

MMT
肉ばなれ症例にMMTを行う際には，徒手抵抗量に注意を要する．最初は自動介助で，その後，自動運動へと，慎重に疼痛を確認しながら，可能であれば抵抗運動まで行っていく．特に疼痛の強い時期などは慎重を期する．また，患者が早すぎる段階で競技復帰してしまうことを避けるためにも，疼痛の変化を追うことで，症状の改善程度を患者にフィードバックすることが重要となる．

Ⅰ　なぜ，ハムストリングスのストレッチが必要なのか？

1. ハムストリングスの肉ばなれと筋腱移行部の関係
2. ハムストリングスの肉ばなれのメカニズムと理学療法
3. 大腿二頭筋を超音波で観察しよう！
4. 大腿二頭筋の運動療法

Ⅱ　なぜ，大殿筋の筋力強化で，大腿後面の疼痛が消失したのか？

1. ランニング動作中の大殿筋・ハムストリングスの筋活動
2. 大殿筋を超音波で観察しよう！
3. 大殿筋の運動療法

I なぜ，ハムストリングスのストレッチが必要なのか？

1. ハムストリングスの肉ばなれと筋腱移行部の関係

　肉ばなれとは，ダッシュやジャンプなどのスポーツ動作中に，筋膜や筋線維の一部が損傷され，その結果，急激な痛みを感じ，プレーの継続が困難となる状態と定義されている[1]．

　完全に断裂したものは**筋断裂**とよばれ，重症度が異なる．また，ラグビーやアメリカンフットボールなどのコンタクトスポーツで発生する**筋挫傷**は打撲によって生じるため，発症機序が異なる．

➡筋断裂 muscle rupture

➡筋挫傷 muscle contusion

1）肉ばなれの発症機序

　肉ばなれは，スポーツ選手だけでなくスポーツ愛好家にも多く発生し，ダッシュやボールを強く蹴るような動作で，**ハムストリングス**（特に**大腿二頭筋**）や**大腿直筋**，**下腿三頭筋**といった二関節筋に好発する．受傷機転となる動作中，筋は**遠心性収縮**（⇒116頁参照）を強いられる．筋は伸張されながら，強力な張力を発揮する必要がある．この際，筋に対してさらなる伸張力が加わると肉ばなれを発症すると考えられる．

　スポーツ復帰までの期間は，重症度によって異なる．数日〜数週間で復帰できる場合もあれば，長期間を要する場合もある．また，復帰したにもかかわらず，再発を繰り返し，スポーツパフォーマンスの低下を招く場合も多い．

➡ハムストリングス hamstrings

➡大腿二頭筋 biceps femoris m.

➡大腿直筋 rectus femoris m.

➡下腿三頭筋 triceps muscle of calf

➡遠心性収縮 eccentric contraction

2）肉ばなれの分類

　奥脇[2]は，肉ばなれを損傷部位によって3つのタイプに分類している（●表11-1）．

　タイプⅠは，筋腱移行部の損傷がなく，筋膜や筋線維の一部の損傷に留まっているものである．これは疼痛の消失をもって，競技に復帰可能としている．

　タイプⅡは，筋腱移行部に損傷を認め，疼痛の消失をもって競技に復帰すると，再発することが多い．そのため，MRIで筋腱移行部の修復を確認したうえで，スポーツに復帰する必要があるとしている．

　タイプⅢは，腱断裂や付着部の剥離損傷を認める例で，観血療法が必要になり，競技復帰にも長期を要する．

　つまり，肉ばなれに対する運動療法を行ううえでは，筋腱移行部の損傷の有無を確認する必要がある．

●表11-1　肉ばなれのタイプ分類

	損傷部位	治療法	復帰時期
タイプⅠ	筋実質	保存療法	1〜2週
タイプⅡ	筋腱移行部	保存療法	4週〜3か月
タイプⅢ	腱断裂または付着部剥離損傷	観血療法	4〜6か月

（奥脇[2]を参考に作成）

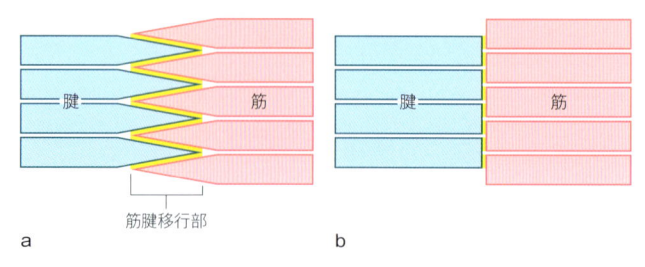

▶図11-1 筋腱移行部の構造
aのように筋細胞の指状突起に腱のコラーゲン線維が入り込んでいることで，bよりも筋と腱の接合部の面積（黄色部分）が増加し，強い張力に耐えられる構造になっている．

3）筋腱移行部の構造と機能

筋は，腱となって骨に付着する．**筋腱移行部**とは，筋と腱の接合部であり，筋細胞の指状突起に腱のコラーゲン線維が入り込んでいる（▶図11-1）．このような構造になることで接触面積が増加し，接合が強まり，筋は腱に強い力を加えることができる[3]．

→筋腱移行部
muscle tendon junction

● 修復過程の相違

筋と腱では，組織の修復過程が異なるため，筋腱移行部全体の修復は複雑でとらえにくい．筋は，損傷後すぐに再生が始まり，2～3日で再生線維が形成され，1週間後には損傷前の筋線維の直径の約1/2まで増大し，1か月以内には再生する[4]．一方，腱は血行が乏しく，損傷後数日間の炎症期，数週間の増殖期，数か月間の成熟期を経て，数年間かけて健常時の機能的強度に近づく[5]．

つまり，筋線維の修復が完了し，疼痛が軽減した時点では，競技に復帰しても，筋腱移行部の力学的強度は十分でない場合がある．そのような場合に，痛みや違和感が残存したり，再発したりすると考えられる．そのため，タイプⅡの筋腱移行部の損傷では，MRIで修復を確認したうえでの競技復帰が望ましい．

2. ハムストリングスの肉ばなれのメカニズムと理学療法

筋の修復を，運動療法によって直接的に促進することは不可能であり，血流を改善させる物理療法などが選択される．しかし，修復が進んだ段階では，発症原因を取り除くことを視野において，運動療法が展開されるべきである．

1）ランニング動作と肉ばなれ

膝関節は，ランニング中に遊脚相と立脚相の2回，屈曲伸展運動を繰り返す．

遊脚相では，股関節屈曲運動および膝関節伸展運動により前方に振り出した下肢に対して，ハムストリングスがブレーキをかけるように遠心性収縮を行う（▶図11-2）．このときの負荷が強くなると，ハムストリングスの肉ばなれが生じやすくなる．

また立脚相において，急激な方向転換でステップを踏んだり，ストップしたりするときに，膝関節が伸展位となっていると，股関節の屈曲が強制され，受傷することが多い[6]．

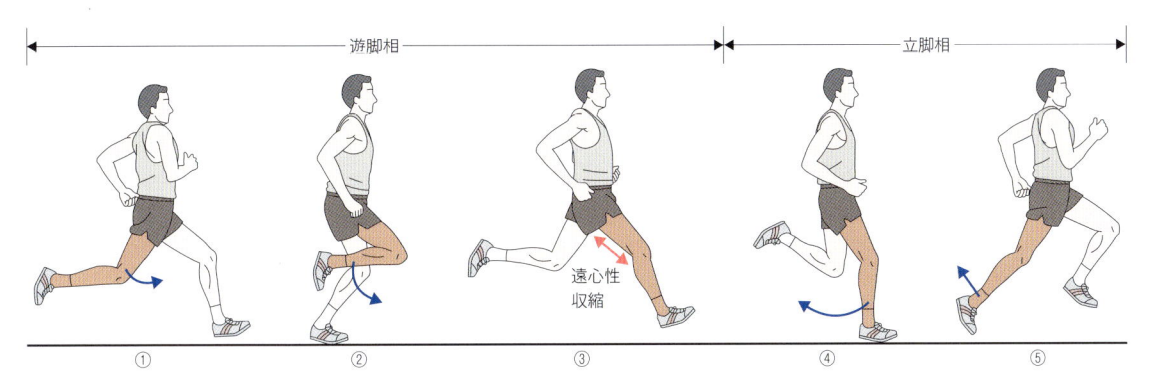

▶図 11-2　ランニング動作

　本症例では，ランニング中の患側下肢を接地する瞬間に疼痛を自覚していることから，遊脚相由来の肉ばなれであると考えられる．

2）大腿二頭筋の過緊張

　本症例は，受診の直接的な動機となる痛みを自覚する前から大腿後面の疼痛を訴えており，日頃から大腿二頭筋の緊張が増していたことが考えられる．

　二関節筋である大腿二頭筋長頭はストレッチしやすいが，**単関節筋**である大腿二頭筋短頭はストレッチしにくく，十分な柔軟性が獲得できていなかった可能性がある．そのような状態では，遊脚中期～後期での膝関節のスムーズな伸展運動が阻害されるだけでなく，下腿の内旋が阻害される．下腿内旋作用をもつ半膜様筋や膝窩筋は，収縮不全の状態に陥り，大腿二頭筋の収縮への依存度をさらに高めることになる．

　筋痙攣を発生する強さの電気刺激を5日間与えたマウスの筋では，損傷は生じないものの，引っ張り強度が60％に低下し，電子顕微鏡では筋フィラメントや細胞器官に損傷を認めた[7]．つまり，**図 11-3**のような悪循環のなかでランニングを繰り返すことで，ハムストリングスの肉ばなれが発生したと考えられる．

> **用語解説**
>
> **単関節筋**
> 1つの関節をまたいで付着し，1つの関節に作用する．
>
> **二関節筋**
> 2つ以上の関節にまたいで付着し，またいでいる関節に作用する．一般的に，二関節筋は単関節筋より表層に位置する．

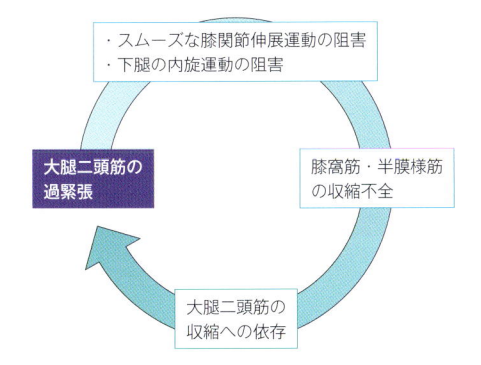

▶図 11-3　大腿二頭筋の過緊張の発生サイクル
大腿二頭筋の過緊張は，膝関節伸展運動や下腿内旋運動を阻害し，内旋筋である膝窩筋や半膜様筋が収縮不全に陥る．この状態で膝の屈曲を行うと，大腿二頭筋の収縮に依存することになり，さらに大腿二頭筋の緊張を高めてしまう．

Ⅰ　なぜ，ハムストリングスのストレッチが必要なのか？

運動療法では，大腿二頭筋の緊張を減弱させ，伸張性を獲得することが目標の1つとなる．

3. 大腿二頭筋を超音波で観察しよう！

●長頭
起　　始：坐骨結節
停　　止：腓骨頭
神経支配：坐骨神経（脛骨神経成分）
作　　用：膝関節屈曲，下腿外旋，股関節伸展

●短頭
起　　始：大腿骨粗線外側唇
停　　止：腓骨頭
神経支配：坐骨神経（総腓骨神経成分）
作　　用：膝関節屈曲，下腿外旋

●大腿二頭筋の走行

　大腿二頭筋は，長頭と短頭という2つの筋頭を有している．

　長頭は，坐骨結節から起こる半腱様筋との共同腱から起始し，大腿後面を外側に向かって斜走する．この共同腱を内外側から挟み込むように半腱様筋と大腿二頭筋長頭が存在するため，一見すると筋腱移行部は坐骨結節付近にのみ存在するように誤解しがちである（▶図11-4）．しかし，共同腱が大腿中央付近まで存在する例もあり，そのような例では筋腱移行部が大腿中央まで位置することもある．**停止腱**は，大腿二頭筋の遠位表層を覆うように存在している．つまり，大腿二頭筋長頭の筋線維は，深層内側に位置する起始腱から，表層外側に位置する停止腱に向かって走行する**半羽状筋**である（▶図11-5）．

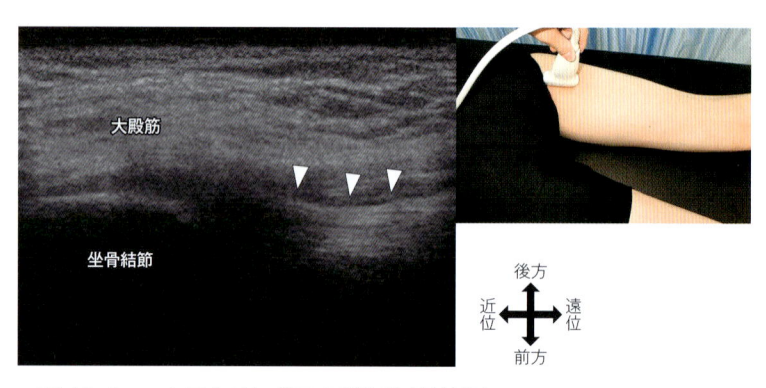

▶図11-4　ハムストリングスの付着部（長軸像）
大殿筋の深層に坐骨結節が位置し，その遠位部に線状の高エコー（矢頭）を認める．これがハムストリングスの付着部である．

▶図11-5　半羽状筋
半羽状筋とは鳥の羽の半分の形をした筋である．狭い空間に多くの筋線維を納めることができる．

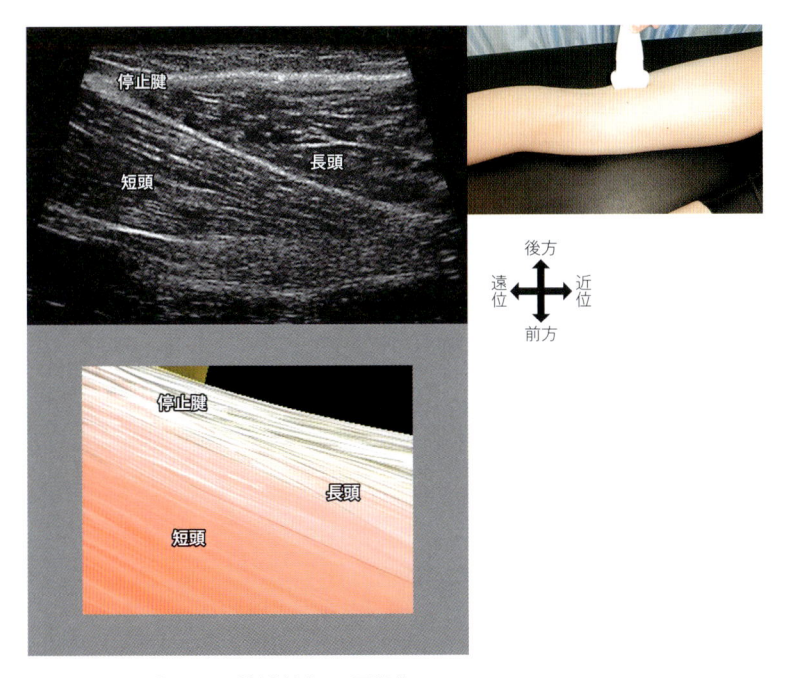

▶図 11-6 大腿二頭筋遠位部の長軸像
大腿二頭筋短頭は,表層に位置する長頭との停止腱に向かって遠位表層に斜走する.

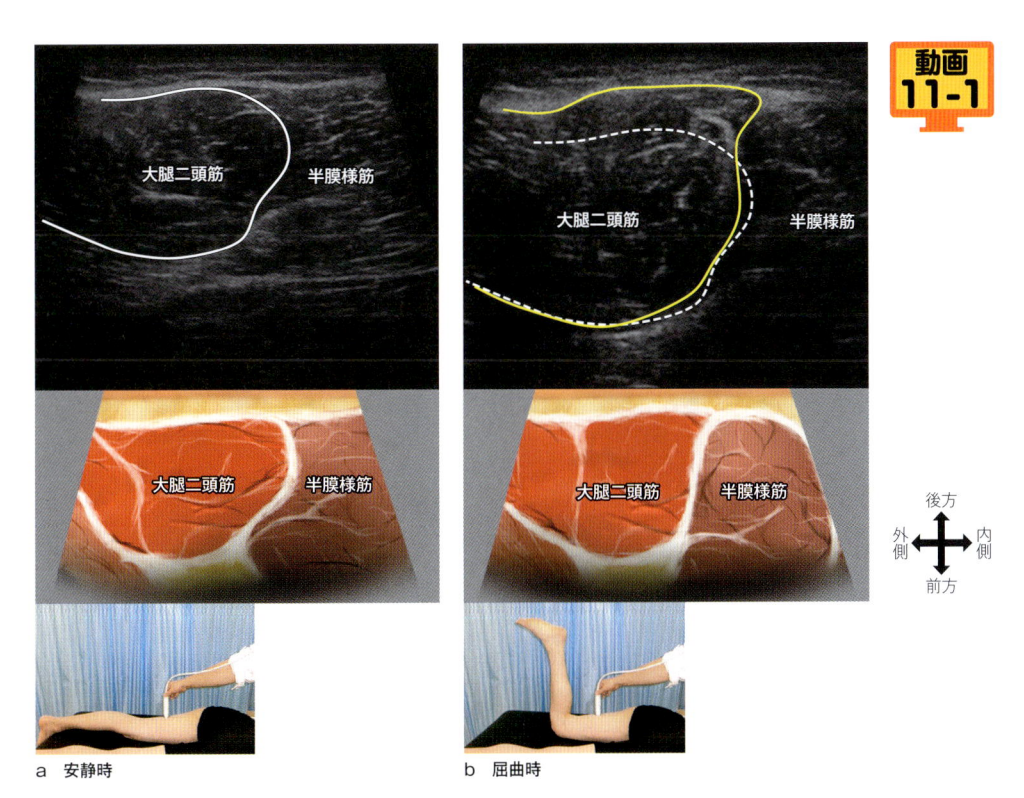

a 安静時　　b 屈曲時

▶図 11-7 膝関節屈曲時の大腿二頭筋(短軸像)
大腿遠位 1/3 の短軸像.
大腿二頭筋が,膝関節の屈曲により収縮し,後方に膨隆しているのがわかる.実際に動画で確認すると,膝関節の屈曲初期にいったん外側に移動し,その後,後内側へ移動しながら,膨隆する動態(黄色線)が観察できた.

Ⅰ なぜ,ハムストリングスのストレッチが必要なのか? 131

また，長頭の筋腹はこの停止腱の近位に留まり，遠位に存在するのは**短頭**の筋腹となる（▶図11-6）．つまり，遠位部で確認できる大腿二頭筋の筋腹は，短頭の筋腹である．

> **超音波解剖でわかったこと**
>
> ・膝関節屈曲時，大腿二頭筋長頭は筋腹自体がいったん外側へ移動した後，後内側へ移動しながら回旋している（▶図11-7）

4. 大腿二頭筋の運動療法

1）長頭

　股関節屈曲運動および膝関節伸展運動を行うことで，長頭を含むハムストリングス全体のストレッチができる．その際，股関節外旋位で行うと，長頭がより伸張される．さらに超音波解剖により，膝関節屈曲時，長頭は内側へ移動しながら回旋することがわかった．そのため，筋腹を内側へ移動させるように操作することで，より伸張感を与えることができる．

2）短頭

　短頭は，単関節筋であり，伸張感を感じにくい筋の1つである．短頭をストレッチするためには，膝関節を伸展し，下腿を内旋させる．この肢位だと大腿二頭筋短頭の筋腹をダイレクトに伸張することができる．また，大腿二頭筋の停止腱を外側へ移動させる．これは大腿二頭筋長頭の伸張感を減らすためである．

大腿二頭筋の伸張方法

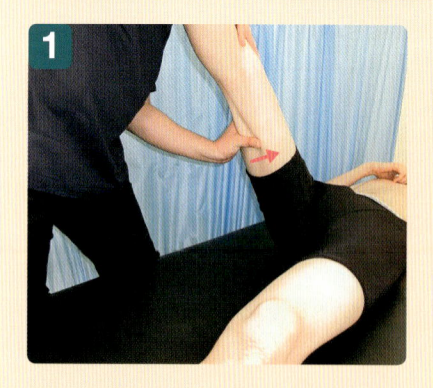

→ ：治療者が力を加える方向

1 長頭のストレッチ．膝屈曲に伴い，長頭は内側へ移動する．そのため，ストレッチに伴い筋腹を内側へ圧迫すると，より伸張される．

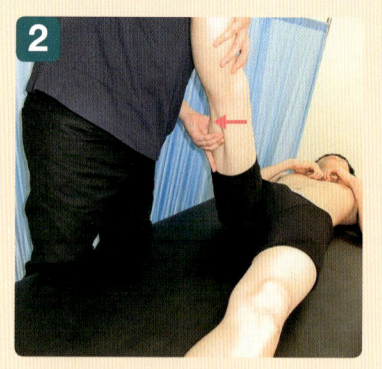

2 短頭のストレッチ．ストレッチに伴い長頭の筋腹を外側に圧迫する．これにより長頭の伸張感を減弱させ，短頭をより伸張することができる．

II なぜ，大殿筋の筋力強化で，大腿後面の疼痛が消失したのか？

1. ランニング動作中の大殿筋・ハムストリングスの筋活動

　大腿二頭筋の肉ばなれの後，競技復帰時に大腿後面に疼痛や違和感が生じることはまれでない．その原因をランニング時の筋活動から考えてみたい．

　大腿二頭筋長頭は，ランニングの遊脚相後半と立脚相に2回強く活動する．遊脚相後半の強い活動は，先述したように振り出した下肢を制動するために生じている．一方，立脚相では股関節屈曲および膝関節伸展位で接地し，その後，重力に抗して重心を持ち上げる．このとき，股関節には強い伸展モーメントが作用する．この伸展モーメントを生み出すために，股関節伸筋群として**大殿筋**と**ハムストリングス**の強い筋活動が求められる．

→大殿筋
gluteus maximus m.

　大殿筋の筋力低下，もしくは収縮不全が存在すると，必要な股関節伸展モーメントを，大腿二頭筋をはじめとしたハムストリングスの活動で補うことになるため，ハムストリングスの過緊張を招くことになる．そのため，本症例では大殿筋の筋力強化を行うことによって，ハムストリングスの負荷が減少し，違和感が消失したと考えられる．

2. 大殿筋を超音波で観察しよう！

起　　始	仙骨後面側方，腸骨翼後殿筋線の後方，胸腰筋膜と仙結節靱帯
停　　止	殿筋粗面・腸脛靱帯
神経支配	下殿神経
作　　用	股関節伸展と外旋．特に上部筋束は股関節外転，下部筋束は股関節内転に作用する

● **大殿筋の走行と機能**

　広い起始をもつ大殿筋は，股関節の内転／外転運動軸の上方に位置する上部筋束と，運動軸に位置する中部筋束，下方に位置する下部筋束に分けることができる（▶図11-8）．大殿筋全体は，股関節屈曲／伸展運動軸の後方に位置するため，股関節伸展運動に作用するが，上部筋束はさらに股関節外転，下部筋束は股関節内転に作用する．

　また，大殿筋の筋束の上3/4は腸脛靱帯に付着するため，大殿筋の収縮は腸脛靱帯の緊張を高める．

　大殿筋は，二足歩行を行うヒトにおいて，著しく発達した筋の1つである．大殿筋の筋力が低下すると，骨盤の正しいアライメントを維持することが困難になる．

● **股関節運動時の動態**

　大殿筋の上部筋束は，股関節の伸展外転に伴い内側へ引き寄せられるように移動する（■動画11-2）．中部筋束は，股関節の伸展に伴い，外側へ移動する（■動画11-3）．下部筋束は，股関節の伸展内転に伴い，上方へ移動し，大殿筋

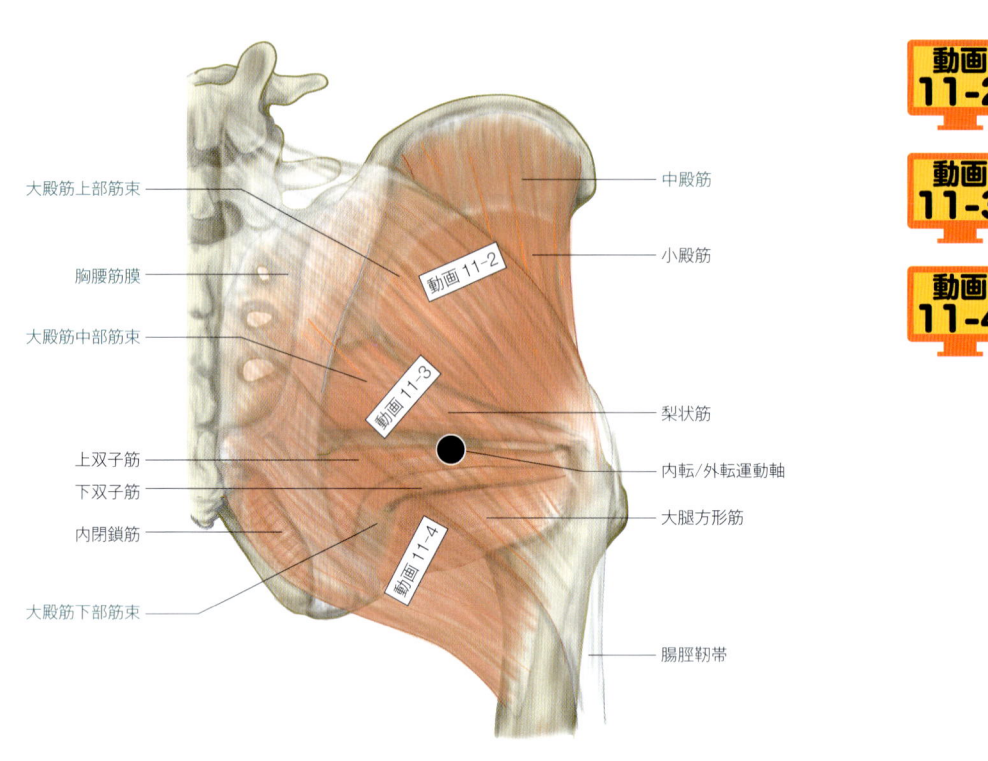

▶図 11-8　大殿筋とその周囲の筋
青字が浅層，それ以外が深層の筋である．

全体としては，上部と中部の間に集まるように収縮していた（■動画 11-4）．

超音波解剖でわかったこと

・大殿筋上部筋束は，股関節伸展外転運動に伴い，内側に移動する
・大殿筋中部筋束は，股関節伸展運動に伴い，外側へ移動する
・大殿筋下部筋束は，股関節伸展内転運動に伴い，上方に移動する

---

3. 大殿筋の運動療法

　大殿筋は，股関節伸展作用をもっているため，股関節伸展運動を行うことで収縮する．特に上部筋束は股関節伸展外転運動，下部筋束は股関節伸展内転運動を行うことで，収縮をより強調することができる．その際，収縮に伴って，上部筋束は内側に，下部筋束は上方に移動するため，徒手的にその位置へと筋腹を操作し，股関節伸展位を保持させることで，大殿筋の収縮をより促通することができる．

大殿筋上部筋束の収縮促通方法

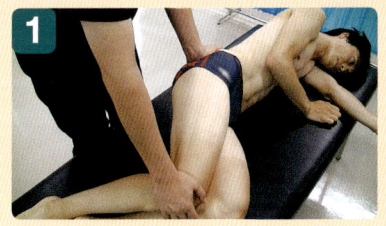

→：患者が動かす方向

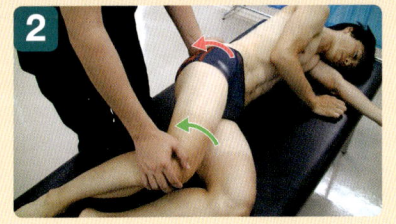

1 開始肢位．

2 大殿筋の上部筋束は股関節伸展外転運動に伴い，内側に移動する．そのため股関節外転運動に伴い，大殿筋の上部筋束を内側へ滑走させる．

大殿筋下部筋束の収縮促通方法

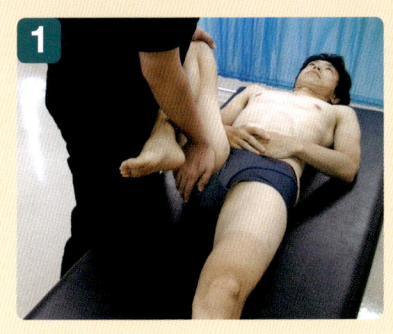

1 股関節屈曲外転位から股関節伸展内転運動を行う．

2 大殿筋下部筋束を上方へ誘導する．

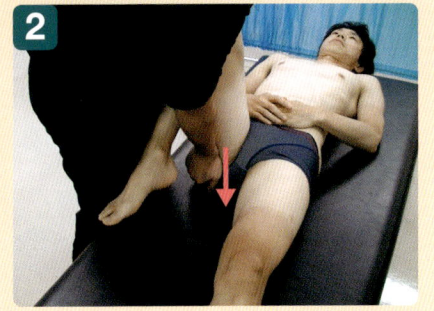

【文献】
1) 奥脇 透：スポーツによる肉離れ―スポーツ選手における肉離れの治療について．臨床スポーツ医学 11：30-34, 1994
2) 奥脇 透：トップアスリートにおける肉離れの実態．日本臨床スポーツ医学会誌 17：497-505, 2009
3) 福永哲夫（編）：筋の科学辞典―構造・機能・運動．p67, 朝倉書店, 2002
4) 埜中征哉：筋科学のスポーツ医学への応用―筋損傷から修復のしくみ．臨床スポーツ医学 8：779-783, 1991
5) Lin TW, Cardenas L, Soslowsky LJ：Biomechanics of tendon injury and repair. J Biomech 37：865-877, 2004
6) 奥脇 透：スポーツ外傷と下肢運動連鎖―肉離れと下肢運動連鎖．臨床スポーツ医学 30：229-234, 2013
7) McCully KK, Faulkner JA：Injury to skeltal muscle fibers of mice following lengthening contractions. J Appl Physiol 59：119-126, 1985

12 膝蓋大腿関節症

症例

　16歳，女性．バスケットボール部に所属している．3か月以上前から，練習中，特にディフェンスの姿勢をとっている際やジャンプの着地時に右膝外側部の疼痛を自覚していた．最近になり，練習していなくても，階段昇降時に疼痛を自覚するようになり，整形外科を受診した．**右膝蓋大腿関節症**と診断され，理学療法開始となった．

　疼痛は，階段昇降時に右膝蓋骨上外側に認め，同部に圧痛を認めた．Ⅰ スクワット姿勢やジャンプの着地でも疼痛を認めた．膝蓋骨は上方に偏位しており，膝蓋骨を下内側に誘導すると疼痛が軽減した．外側広筋のリラクセーションを行ったところ，階段昇降時の疼痛が軽減した．

　1週間後，階段昇段時とスクワット動作時の疼痛は軽減したとのことだったが，プレー中に疼痛を自覚するとのことだった．再評価を行うと，下腿の外旋が増強しており，Q-angle（⇒144頁参照）は右20°，左13°であった．下腿の内旋可動域が制限されており，脛骨近位内側縁に圧痛を認めた．そこで，Ⅱ 膝窩筋のリラクセーションを行い，下腿の外旋を増強させないように動作指導を行った結果，疼痛が消失した．

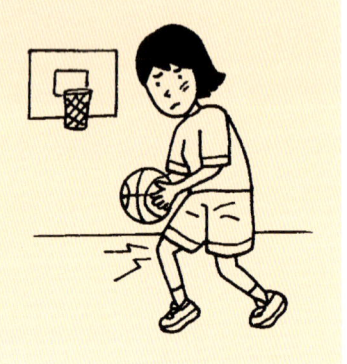

> **疾患メモ**
>
> **膝蓋大腿関節症（patellofemoral osteoarthritis）**
> 膝蓋骨が上外側に偏位することによって，膝蓋大腿関節軟骨の磨耗や関節裂隙の狭小化が生じ，階段昇降時や立ち上がり動作時に疼痛を訴える．

Ⅰ　なぜ，膝蓋骨上外側に疼痛が出たのか？

1. 膝蓋大腿関節と大腿四頭筋の関係
2. 外側広筋・中間広筋を超音波で観察しよう！
3. 外側広筋の運動療法

Ⅱ　なぜ，膝窩筋のリラクセーションで疼痛が消失したのか？

1. 下腿内旋制限と膝蓋大腿関節症の関係
2. 膝窩筋を超音波で観察しよう！
3. 膝窩筋の運動療法

I なぜ，膝蓋骨上外側に疼痛が出たのか？

1. 膝蓋大腿関節と大腿四頭筋の関係
1) 膝関節の構造

膝関節は，大腿脛骨関節と膝蓋大腿関節から構成される複合関節である．**膝蓋大腿関節**は，膝蓋骨と大腿骨の膝蓋関節面からなる．

膝蓋骨は，人体最大の**種子骨**で，大腿四頭筋の張力を脛骨に伝達する．**大腿四頭筋**は，二関節筋である**大腿直筋**と，**外側広筋・中間広筋・内側広筋**という3つの広筋群からなり，膝蓋骨を介して**脛骨粗面**に停止する（▶図12-1）．**大腿骨**は，生理的に外反している．

2) 膝蓋骨の滑車機能と大腿四頭筋の機能

仮に大腿四頭筋が膝蓋骨を介さず脛骨に停止すると，脛骨に対する外反ベクトルを有することになる．そのため，大腿四頭筋の張力が，脛骨の伸展に効率的に変換されない．膝蓋骨が滑車としてベクトル方向を変換することで，大腿四頭筋の伸展作用を脛骨に効率的に伝達している（▶図12-2）．

膝蓋骨が滑車機能を発揮するには，膝蓋骨を大腿骨に固定する必要がある．そのため，膝蓋骨の関節面は凸になっているのに対して，大腿骨の**膝蓋面**は凹面になっており，適合性が高い状態になっている．この適合性は，大腿四頭筋の張力が発生することでさらに高まる．特に足部が床面に固定された状態で，膝関節屈曲位となり，大腿四頭筋の強い張力が加わると，膝蓋骨を大腿骨に押し付ける作用が大きくなる（▶図12-3）．

→膝蓋大腿関節
patello-femoral joint

→膝蓋骨
patella

→種子骨
sesamoid bone

→大腿四頭筋
quadriceps femoris m.

→大腿直筋
rectus femoris m.

→外側広筋
vastus lateralis m. : VL

→中間広筋
vastus intermedius m. : VI

→内側広筋
vastus medialis m. : VM

→脛骨粗面
tibial tuberosity

→大腿骨
femur

→膝蓋面
patellar surface

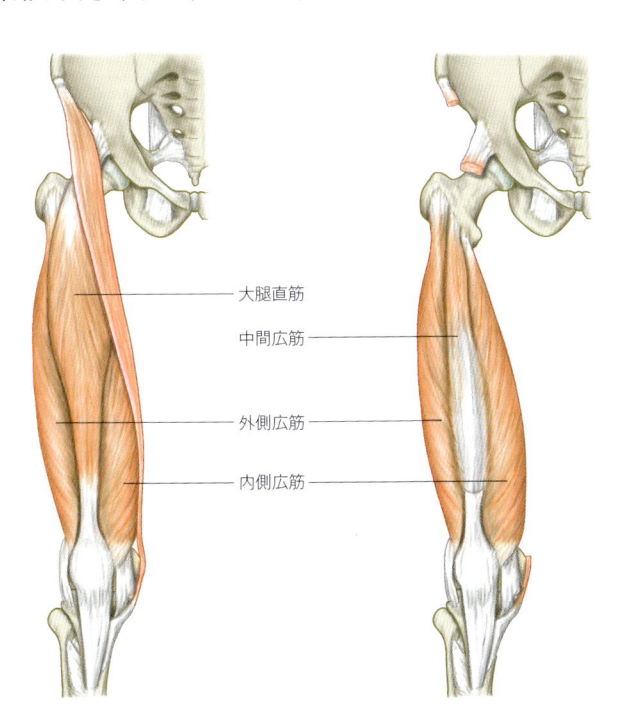

▶図12-1 大腿四頭筋

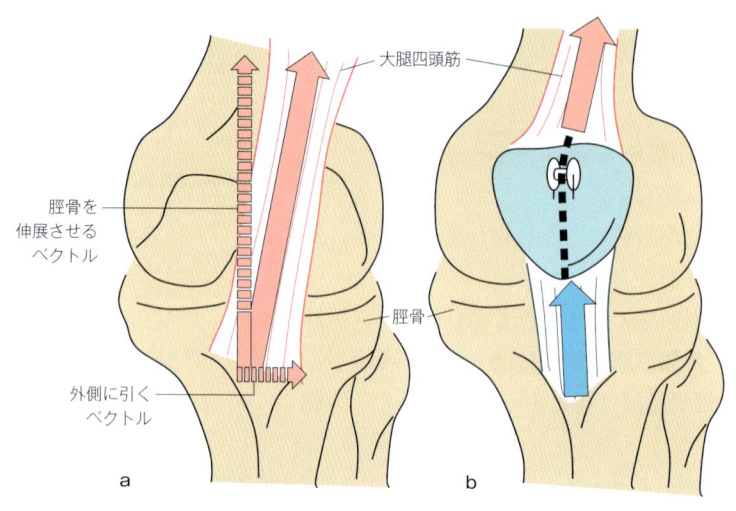

▶図 12-2 膝蓋骨の滑車機能
a：膝蓋骨がない場合の膝蓋腱の走行．脛骨を伸展させるベクトルのほかに，脛骨を外側に引くベクトルが発生する．
b：膝蓋骨がある場合の膝蓋腱の走行．膝蓋腱は下腿の長軸に平行に走行すると，脛骨を伸展させるベクトルになる．

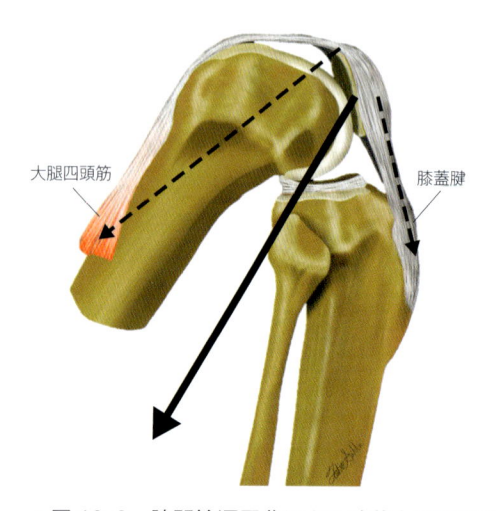

▶図 12-3 膝関節深屈曲による膝蓋大腿関節の圧縮
膝関節深屈曲位では，膝蓋腱と大腿四頭筋に発生する張力のベクトルの合力が大きくなる．そのため，深屈曲位では膝蓋骨を関節面に圧縮する応力が増強する．

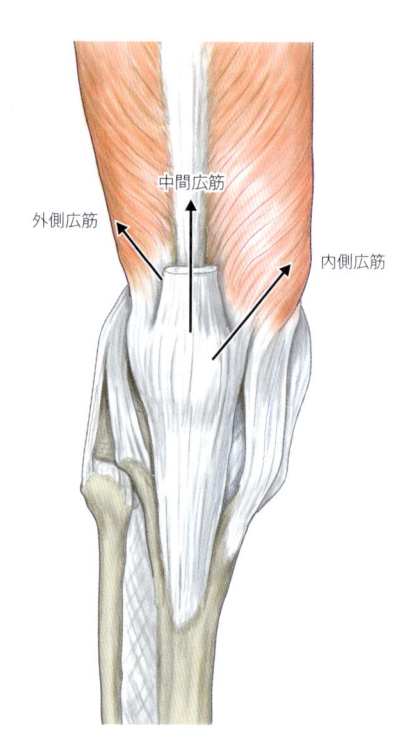

▶図 12-4 広筋群の牽引方向

つまり，大腿四頭筋は，膝蓋大腿関節の安定性を高める機能を有している．この機能は，内側へ牽引する内側広筋，上方へ牽引する中間広筋，外側へ牽引する外側広筋のバランスによって成り立っている（▶図 12-4）．

3）立ち上がり動作における大腿四頭筋の収縮

しゃがみ込みやスクワットなどで，膝関節を深く屈曲した肢位から立ち上がる動作では，外側広筋や中間広筋が，内側広筋よりも過剰に収縮することで，膝蓋大腿関節外側部への圧縮力が強まり，疼痛が出現する．こうした症例では，

外側広筋や中間広筋に圧痛を認めることが多く，膝蓋骨を下内側に誘導すると，疼痛が軽減することがある．

2. 外側広筋・中間広筋を超音波で観察しよう！

起　　始：外側広筋；大腿骨粗線外側唇
　　　　　中間広筋；大腿骨骨幹前面と内・外側面
停　　止：膝蓋骨を介して脛骨粗面
神経支配：大腿神経
作　　用：膝関節伸展，外側広筋のみ下腿外旋

● **外側広筋の走行**

　外側広筋は，その名の通り，大腿の外側面を広く覆う筋である．起始は大腿骨粗線外側唇であり，後面から前面に広く覆っている．

　筋束は膝蓋骨の近位から膝蓋骨に向かう停止腱に向かって斜走し，遠位部の線維束は腱となって膝蓋骨底の外側に付着する．また，外側筋間中隔から起始する一部の線維（**外側斜広筋**）は，薄い腱膜となって，外側膝蓋支帯や腸脛靭帯に合流する[1]．

→外側斜広筋
vastus lateralis oblique fiber

　外側広筋の筋束が大腿骨の長軸に対してなす角度は，内側広筋の角度より鋭角であるため，内側広筋と比べて，屈曲位で筋力を発揮しやすい．

● **中間広筋の走行**

　中間広筋は，大腿骨骨幹部の前面および内・外側面から起始する．大腿四頭筋のなかで，もっとも深層に位置する筋である．しかし，外側広筋と中間広筋の間には明瞭な腱膜や筋膜が存在しないことも多く，両筋を厳密に区別できな

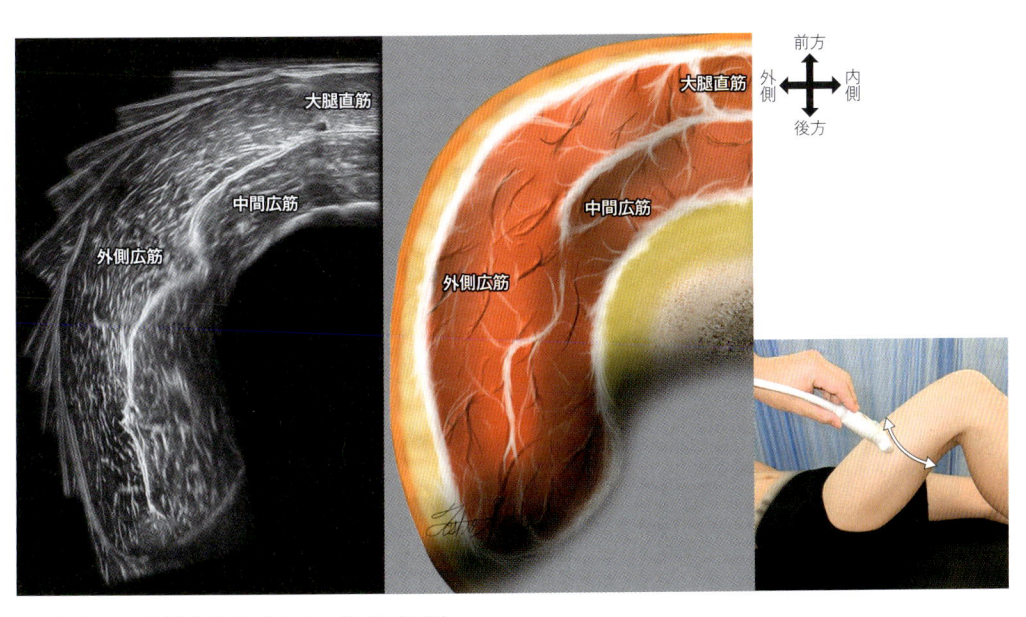

▶図 12-5　外側広筋のパノラマ像（短軸像）
外側広筋は後外側にも位置している．特に，この画像では中間広筋との連続性を確認できる．

Ⅰ　なぜ，膝蓋骨上外側に疼痛が出たのか？ | 139

い場合もある（▶図12-5）[2]．そのため，大腿外側面の表層に存在する筋を外側広筋，深層に存在する筋を中間広筋ととらえる場合もある．

中間広筋の深層には，**膝関節筋**が存在し，膝蓋上嚢に付着する．膝関節内骨折において，膝蓋上嚢の癒着・瘢痕化が強く生じると，著明な屈曲制限が生じるため，膝関節筋に対する早期からのアプローチが重要になる[3]．しかし，中間広筋と膝関節筋の間も，外側広筋と中間広筋の関係と同様に明瞭に区別できない場合が多い．そのため，機能的には膝関節筋を中間広筋の一部ととらえている場合もある．

→膝関節筋
articularis genus m.

● 膝関節屈曲運動時の動態

筆者らは，膝関節屈曲運動時における外側広筋の動態を計測した．その結果，外側広筋の外側筋間中隔に近い部分は，屈曲に伴い，後内側に滑走することが明らかになった．その程度は0〜90°屈曲位までで1cm程度で，40〜50°付近から移動量が大きくなっていた（▶図12-6）[4]．

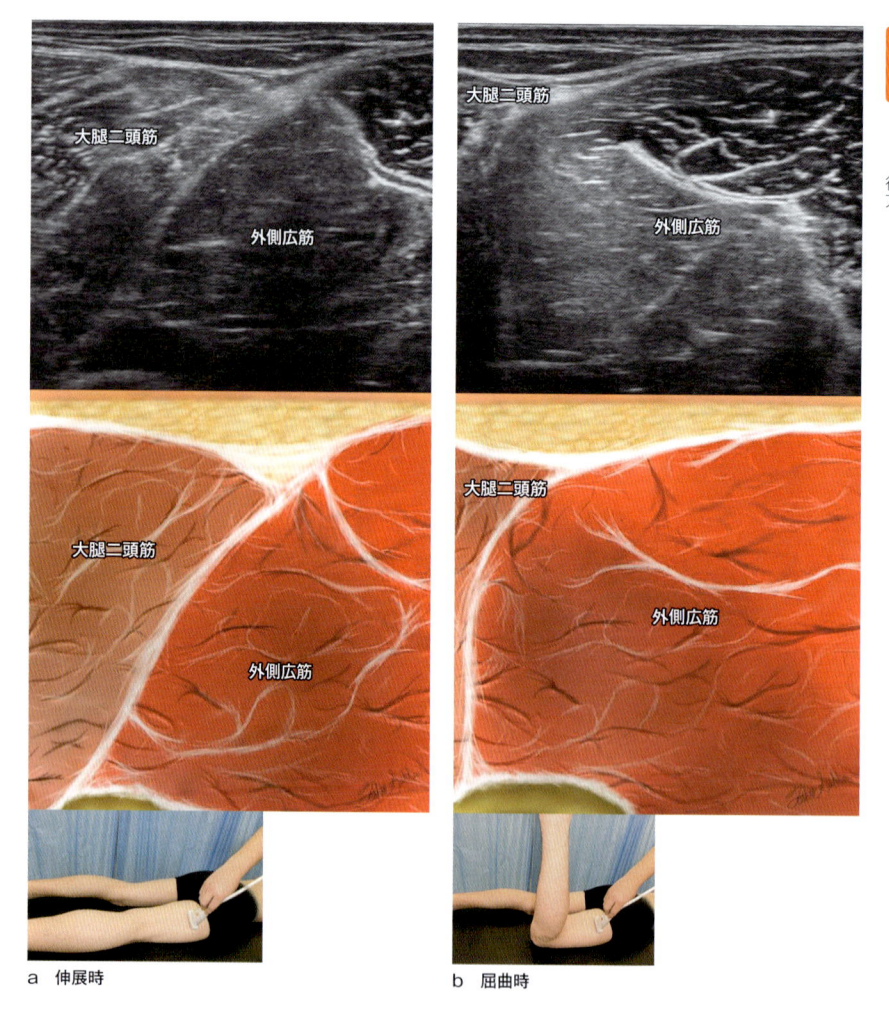

▶図12-6　膝関節屈曲時の外側広筋（短軸像）
膝関節を屈曲させることで，外側広筋の外側端は1cm程度後内側へ移動する．その移動量は30〜40°屈曲位から変化し，40〜50°付近で大きく移動する．

BREAK TIME
膝蓋大腿関節のトラッキング

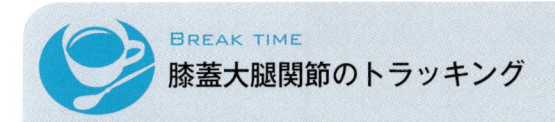

　正常な膝関節屈曲／伸展運動（**開運動連鎖**）において，膝蓋大腿関節には，長軸上の運動，つまり屈曲運動に伴い膝蓋骨が下降し，伸展運動に伴い上昇することが知られている．また，この運動とともに前額面上回旋（frontal rotation）と冠状面上回旋（coronary rotation）が発生する．frontal rotation は，完全伸展位から屈曲 130° までに平均 6.2° 外旋する．coronary rotation は，完全伸展位から屈曲 115° までに平均 11.4° 内旋する[5]．そのため，この回旋運動が生じない場合，膝蓋大腿関節の疼痛が出現すると考えることが多い．

　一方，Suzuki ら[6]は，階段昇段時の膝蓋大腿関節の運動（**閉運動連鎖**）を解析した．その結果，階段を昇る際の膝屈曲から伸展運動において，膝蓋骨は大腿骨に対して 40 mm 程度上方へ移動するものの，frontal rotation は 1° 前後，coronary rotation は，2° 程度となっていた．また，frontal rotation と coronary rotation のピークは，膝関節 30° 屈曲位前後であったとしている．

　つまり，開運動連鎖と閉運動連鎖において，膝蓋骨のトラッキングは異なり，閉運動連鎖では，膝蓋大腿関節により高い安定性が求められる．

	開運動連鎖	閉運動連鎖
frontal rotation	6.2°	1°
coronary rotation	11.4°	2°

（Suzuki T, et al : *In vivo* patellar tracking and patellofemoral cartilage contacts during dynamic stair ascending. J Biomech 45：2432-2437, 2012 より）

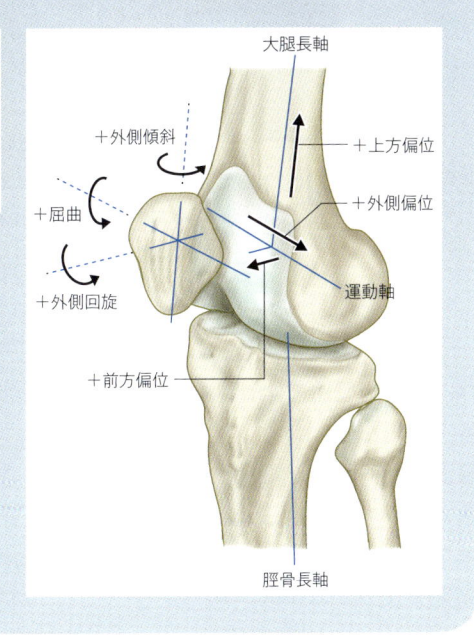

用語解説

開運動連鎖（open kinetic chain；OKC）
四肢の末梢が床面や座面に固定されていない運動．末梢部が中枢部に対して運動する．

閉運動連鎖（closed kinetic chain；CKC）
四肢の末梢が床面や座面に固定された状態での運動．中枢部が末梢に対して運動する．

> **超音波解剖でわかったこと**
>
> ・外側広筋と中間広筋の境界は不明瞭で，両筋は癒合していることがある
> ・外側広筋は，屈曲時に1cm程度，後内側に滑走し，特に屈曲40〜50°付近で大きく移動する

3. 外側広筋の運動療法
1) 外側広筋のリラクセーション

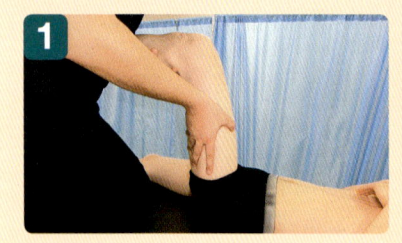

　外側広筋は，膝関節屈曲により，起始部である大腿骨粗線外側唇に向かって滑走する．外側広筋は膝関節伸展運動に作用するため，膝関節の自動屈曲運動により，**相反抑制**を受ける．

　外側広筋の運動療法では，一方の手で脛骨を把持し，膝関節屈曲運動を行わせる．膝関節屈曲運動に伴い，他方の手で大腿部前外側面から大腿後面に向かって，外側広筋の滑走を促すように圧迫する．

用語解説

相反抑制
主動作筋の収縮は，脊髄レベルで，拮抗筋のα運動ニューロンに，抑制介在ニューロンを介して，抑制をかける．そのため，屈筋群の収縮は，伸筋群の活動性を抑制する．

→：患者が動かす方向
→：治療者が力を加える方向

外側広筋のリラクセーション

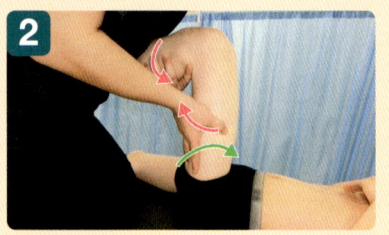

1 開始肢位．

2 膝関節屈曲運動時の，後内側への移動を強調するように筋腹の滑走性を促す．

2) 膝蓋骨へのアプローチ

　外側広筋の筋緊張の亢進は，膝関節屈曲・伸展運動時の膝蓋骨の運動にも影響するため，膝蓋骨の操作も重要になる．

　膝関節を屈曲位にし，外側広筋を伸張した状態とする．この肢位では，膝蓋骨は大腿骨の膝蓋関節面に嵌り込み，安定している．この肢位から膝蓋骨を前額面上で外旋位とし，膝関節をわずかに伸展させる．この伸展運動に伴い，膝蓋骨の内旋を誘導することができる．

膝蓋骨の周囲組織の伸張方法

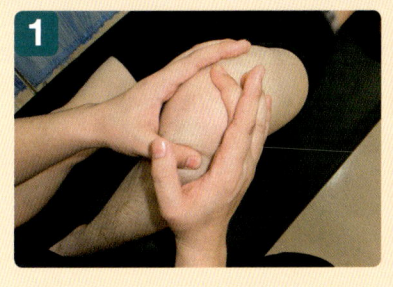

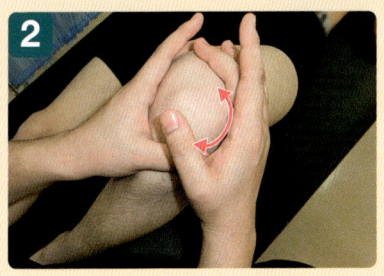

1 開始肢位．膝蓋骨周囲の組織は膝関節屈曲位で伸張される．

2 膝関節屈曲位で，膝蓋骨の frontal rotation を意識して膝蓋骨の可動性を引き出す．

CLINICAL HINT
腸脛靭帯炎と外側広筋の関係

　腸脛靭帯は，大腿筋膜の最外側部で肥厚した部分であり，線維束は腸骨と脛骨 Gerdy 結節を結ぶように走行する靭帯であり，膝関節の内反を制動する．腸脛靭帯は，大腿骨外側上顆の表層を走行するため，ランニングなどの繰り返される負荷により，同部に摩擦力が発生し，疼痛を生じることがある．これを**腸脛靭帯炎**とよぶ．

　これまでは，この疼痛部位に存在する滑液包の炎症（滑液包炎）が本疾患の病態と考えられてきた．しかし，実際には滑液包ではなく，脂肪体が存在していること，その病理組織学的所見から，近年では脂肪体炎が病態である可能性も指摘されている．

　腸脛靭帯に対しては，股関節内転を強めたストレッチを行うことが多い．しかし大腿筋膜の最外側部に位置することを考慮すると，大腿筋膜に包まれる外側広筋のリラクセーションも重要になると考えられる．

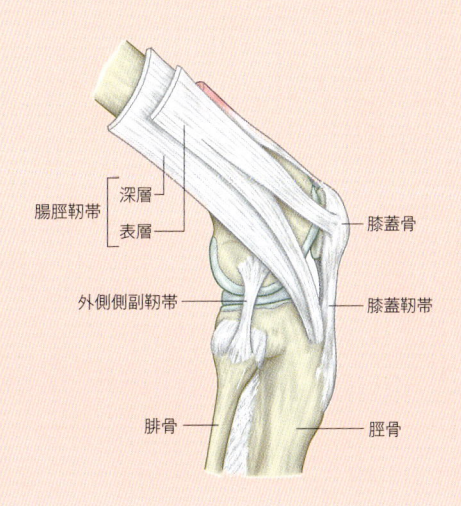

II なぜ，膝窩筋のリラクセーションで疼痛が消失したのか？

1．下腿内旋制限と膝蓋大腿関節症の関係

本症例の膝蓋骨上外側の疼痛は，外側広筋のリラクセーションにより軽減したものの，練習を再開して1週間ほどすると，練習の後半に疼痛を自覚していた．そこで，再評価を行ったところ，脛骨近位内側縁に圧痛を認め，下腿の内旋運動が制限されていた．疼痛が生じやすいジャンプの着地やダッシュの接地期では，膝関節の外反と下腿の外旋が増強しており，立位アライメントにおいても，下腿は外旋位となっていた．

1）下腿外旋位の影響

下腿外旋位になると，脛骨粗面が外側に偏位するため，大腿四頭筋の長軸（上前腸骨棘～膝蓋骨を結んだ長軸）と膝蓋靱帯のなす角度（**Q-angle**，▶図12-7）が増加する．このQ-angleの増加は，先述した膝蓋骨による滑車作用の負担が増加することを指している．つまり，下腿外旋位での動作では，正常以上に膝蓋大腿関節への負担が増加することになる．疼痛の要因を解明するには，下腿が外旋位となった原因を考えなくてはならない．

2）下腿外旋位の原因

解剖学的には，腸脛靱帯を含めた外側広筋，**後外側支持機構**（PLS）（▶図12-8）を構成する大腿二頭筋や腓腹筋外側頭の短縮や過緊張は，下腿を外旋さ

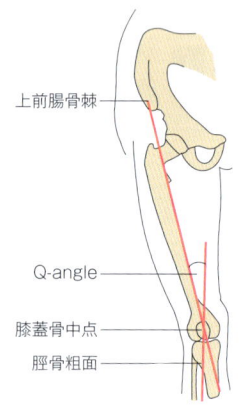

▶図12-7 Q-angle

→後外側支持機構
posterolateral structure；PLS

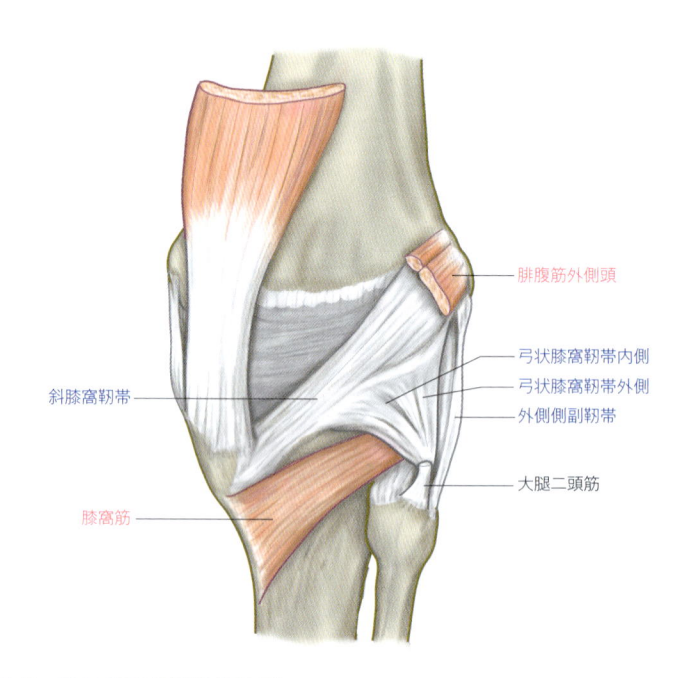

▶図12-8 後外側支持機構（PLS）
PLSの静的安定化機構を青色，動的安定化機構を赤色で示す．静的安定化機構にはshort lateral collateral ligamentが存在する場合がある．

せる．しかし，本症例では，すでにこれらの筋に対してアプローチを行っている．

一方，PLSを構成する筋として，**膝窩筋**が影響している可能性がある．PLSを構成する組織は，膝関節屈曲で弛緩し，伸展運動で緊張する．膝関節最終伸展位でPLSが緊張するため，脛骨を後方に引く力が相対的に強まり，下腿が外旋する．そのため，PLSを構成する軟部組織の緊張が増強すると，下腿は外旋位となり，内旋制限が生じる．特に膝関節屈曲位を繰り返すスポーツでは，膝窩筋の緊張が高まりやすい．膝窩筋の緊張が増強すると，下腿の外旋も増強する．

➡膝窩筋
popliteus m.

本症例では，膝窩筋のリラクセーションによりPLSの緊張が低下し，正常な下腿の回旋運動が可能になり，疼痛が消失したと考えられる．

2. 膝窩筋を超音波で観察しよう！

起　始	大腿骨外側上顆，弓状膝窩靭帯内側部，外側半月板後角，後外側関節包，腓骨頭
停　止	脛骨ヒラメ筋線の上方
神経支配	脛骨神経
作　用	下腿内旋，膝関節屈曲（伸展）

● 膝窩筋の走行

膝窩筋は，腓腹筋の深層，ヒラメ筋の近位に位置する．そのため，体表から触知することが困難である．しかし，脛骨の骨縁に沿って触れることで脛骨付着部の最内側部において，腓腹筋に覆われていない膝窩筋の筋腹に触れることができる（▶図12-9）．また，膝窩筋の筋腹は三角形をしており，外側・近位内側・遠位内側の角度はそれぞれ，28°，114°，38°，上辺は8 cm，内側辺は6 cm，下辺は12 cm程度になっている[7]．

膝窩筋の近位付着部は6つに分けられ，以下のように構成されている（●表12-1）[8]．

このうち，主腱となる大腿骨外側上顆に付着する線維は，屈伸軸の遠位部を通過する（▶図12-10）．そのため，膝関節に対しては伸展作用をもっていると考えられる．しかし，多くの文献において，「膝窩筋の作用は屈曲」とされており，筋電図学的研究では，屈曲に作用するという研究や，屈曲にも伸展にも作用するという研究がある．形態学的事実と筋電図学的事実は，一致した見解を示していない．

最近の研究で，Schinhanらは，スクワット中の屈曲40°前後から，いったん深く屈曲し，50°付近まで伸展する間，膝窩筋は活動していたと報告している[8]．筆者らは，この現象をエコーで検証しようと試みた．

● 膝窩筋の作用

膝窩筋は，下腿の内旋に作用することで，膝関節完全伸展位で外旋した下腿を内旋させ，**膝関節のlocking**を外す筋である．また，膝窩筋は外側半月板

📝 用語解説

膝関節のlocking
膝関節の最終伸展域で下腿は外旋する（screw home movement）．この運動により内側・外側側副靭帯が緊張するため，膝関節の安定性は高くなる（locking）．膝窩筋は下腿の内旋に作用するため，膝関節の安定性を低下させ，運動性が生じる．

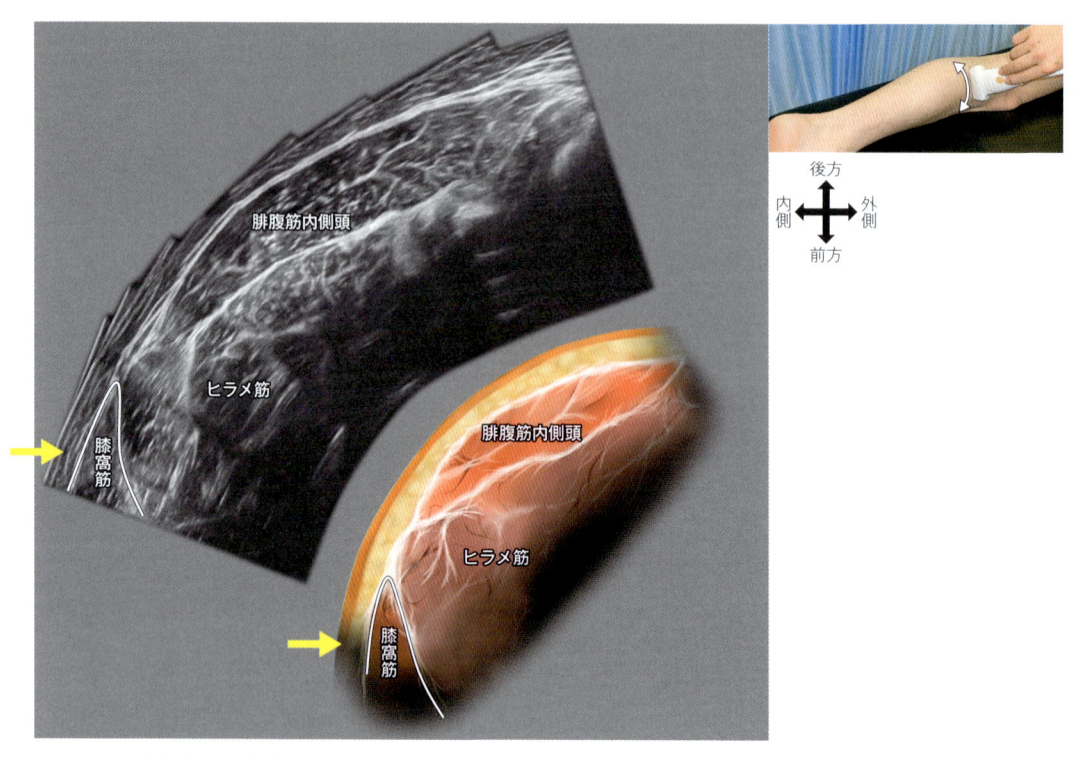

▶図12-9 膝窩筋の触察位置を示すパノラマ像（短軸像）
膝窩筋は脛骨近位端の高さで，腓腹筋外側頭の筋腹より前内側部において，表層から触れることが可能である（矢印）．

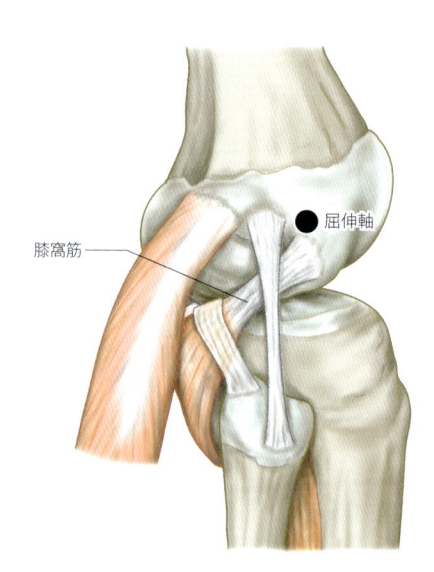

▶図12-10 膝窩筋
膝窩筋は外側上顆の下部に停止し，屈伸軸の下方になる．そのため，同筋の収縮は膝関節の伸展に作用すると考えられる．

の後節と結合しており，膝関節屈曲時の半月板の後方移動に関与していると考えられる．

● 表 12-1　膝窩筋の近位付着部の構成要素

構成要素	近位付着部
①強靭な主腱	大腿骨外側上顆
②最表層線維	弓状膝窩靭帯の内側線維束
③後面深層線維束	外側半月板後角
④膝窩トンネル構成線維の一部	関節包前方に発達した横走線維束を介して膝蓋骨側面
⑤下縁線維	後外側関節包
⑥下縁表層線維束	膝窩腓骨靭帯（PFL）を介して腓骨頭

超音波解剖でわかったこと

・膝関節屈曲/伸展運動において，膝窩筋の筋腹の膨隆や滑走などの目立った所見は得られなかった
・唯一，膝窩筋が膨隆したのは，下腿の内旋運動であった

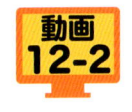

動画 12-2

3. 膝窩筋の運動療法

　臨床上，膝窩筋は筋スパズムを認めることが多く，そのリラクセーションを行うことが多い．筋電図では，先述したように屈曲/伸展どちらにおいても筋活動が認められることが証明されており，特に下腿の内旋を強調すると筋放電が大きくなることが示されている[8,9]．そのため，膝窩筋の収縮を促す際には，下腿の内旋を強調する．膝窩筋が収縮する際には，筋腹中央の方向に収束する

膝窩筋のトレーニング

1 開始肢位．

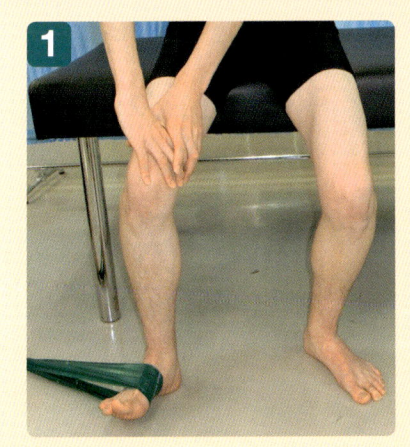

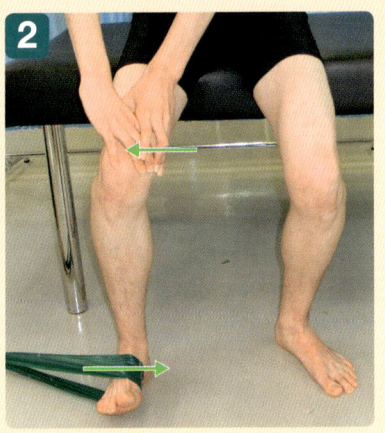

2 膝窩筋のトレーニングは下腿内旋運動を強調することで可能になる．この際，足関節を背屈位として，足関節での内返しの代償動作が起こらないように注意が必要になる．

ように収縮するため，筋腹中央を圧迫しないように操作すると，収縮を促しやすい．

膝窩筋の収縮促通方法

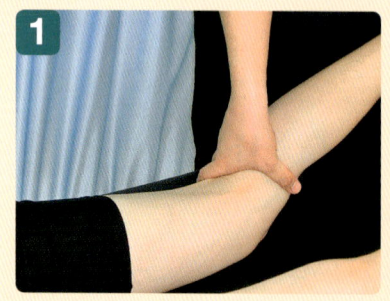

1 開始肢位．膝窩筋は下腿内旋運動により筋腹が後方へ膨隆していた．

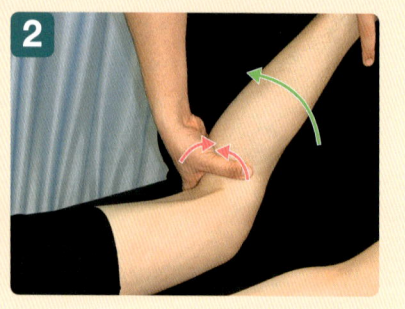

2 下腿内旋運動に伴い膝窩筋の筋腹が収縮できるように，筋腹を後方へ移動させる．

こんな症状にも使える！

膝窩筋は外側半月板に付着し，膝関節屈曲時の外側半月板の後方移動を誘導する．そのため半月板損傷後の関節可動域訓練において，膝窩筋の収縮を促通することは有効となる場合がある．

【文献】

1) Bevilaqua-Grossi D, Monteiro-Pedro V, Sousa Gda C, et al：Contribution to the Anatomical Study of The Oblique Portion of the Vastus lateralis Muscle. Braz J morphol Sci 21：47-52, 2004
2) Willan PL, Mahon M, Golland JA：Morphological variations of the human vastus lateralis muscle. J Anat 168：235-239, 1990
3) 整形外科リハビリテーション学会：顆間隆起骨折に対する運動療法．関節機能解剖学に基づく整形外科運動療法ナビゲーション，下肢・体幹．pp60-63, メジカルビュー, 2008
4) 中村 翔, 颯田季央, 山内仁詩, 他：超音波画像診断装置を用いた膝屈曲運動時の外側広筋の動態観察．第29回東海北陸理学療法学術大会(2013)にて発表
5) 富士川恭輔, 松本秀男, 小林龍生, 他：膝関節障害に対する新しい評価法―膝関節のバイオメカニクス．関節外科 16：310-319, 1997
6) Suzuki T, Hosseini A, Li JS, et al：In vivo patellar tracking and patellofemoral cartilage contacts during dynamic stair ascending. J Biomech 45：2432-2437, 2012
7) Hwang K, Lee KM, Han SH, et al：Shape and innervation of popliteus muscle. Anat Cell Biol 43：165-168, 2010
8) 三浦真弘, 宮本秀幸, 紀 瑞成, 他：膝窩筋を中心としたヒトposterolateral structuresの臨床解剖学的検討．臨床解剖研究会記録 4：10-11, 2004
9) Schinhan M, Bijak M, Unger E, et al：Electromyographic study of the popliteus muscle in the dynamic stabilization of the posterolateral corner structures of the knee. Am J Sports Med 39：173-179, 2011
10) Stensdotter AK, Dalen T, Holmgren C, et al：Knee angle and force vector-dependent variations in open and closed kinetic chain for M. popliteus activation. J Orthop Res 26：217-224, 2008

13 変形性膝関節症

> **症例**
>
> 60歳，女性．以前より変形性膝関節症と診断されていた．5年ほど前から毎朝30分程度の散歩を日課としていた．3か月ほど前から，散歩中に右膝が痛くなってきたが，日中は特に痛みを感じなかった．しかし，1週間ほど前から，日中の歩行時にも右膝内側部の疼痛を自覚したため，整形外科を受診した．
>
> X線所見において，**大腿脛骨角**（FTA）は右180°，左178°で，内側関節裂隙の狭小化と骨棘の増生を認め，**変形性膝関節症**（Kellgren-Lawrence分類：grade 2）と診断され，保存療法を行うことになった．初診時の訴えは，歩行時における右膝内側部の疼痛であった．患部の状態を確認すると，膝関節前内側部と後内側部に圧痛を認め，**膝蓋跳動テスト**も陽性であった．歩行観察を行うと，歩幅が狭く，loading responseにおいて，lateral thrust（⇒151頁参照）が出現していた．膝関節に屈曲拘縮を認め，大腿四頭筋の筋力も低下していたため，**大腿四頭筋セッティング**（等尺性収縮運動）を実施したところ，歩行時の膝関節痛は軽減した． **I**
>
> しかし，朝の散歩をしていると，20分ほどで疼痛が出現すると訴えたため，再評価を行った．20分ほど歩行すると，膝関節後内側部から鵞足部にかけて圧痛を認めた．特に薄筋腱と半腱様筋の圧痛が強く，loading responseにおいて同部位に疼痛が出現していた．そこで，薄筋と半腱様筋のリラクセーションを追加したところ，膝関節痛は消失した． **II**

➡大腿脛骨角
femorotibial angle；FTA

➡変形性膝関節症
osteoarthritis of the knee

用語解説

膝蓋跳動テスト（ballottement test）
膝関節の関節水腫の有無を確認する検査．膝蓋骨の近位・遠位を圧迫すると水腫がある場合，それが膝蓋骨の深層に溜まる．それにより，膝蓋骨が浮き上がってくるので，浮き上がりがわかったら陽性となる．

loading response
initial contactの後，荷重を受けるphaseである．そのため，股関節・膝関節の伸展モーメントが必要になり，足関節では前脛骨筋により背屈モーメントが作用する．

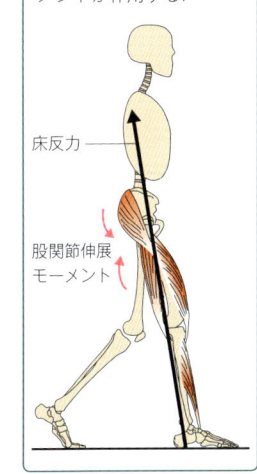

床反力
股関節伸展モーメント

I なぜ，大腿四頭筋セッティングで歩行時痛が軽減したのか？

1. 変形性膝関節症に対する運動療法
2. 内側広筋と大内転筋を超音波で観察しよう！
3. 内側広筋と大内転筋の運動療法

II なぜ，薄筋と半腱様筋のリラクセーションで疼痛が消失したのか？

1. 変形性膝関節症における鵞足部痛の割合と原因
2. 鵞足構成筋を超音波で観察しよう！
3. 鵞足炎に対する運動療法

I なぜ，大腿四頭筋セッティングで歩行時痛が軽減したのか？

1. 変形性膝関節症に対する運動療法

1）変形性膝関節症の疼痛要因
　変形性膝関節症は，日常の臨床で遭遇することが多い疾患の1つである．明らかな原因疾患や外傷の既往のない一次性関節症が圧倒的に多い．主症状は運動時の関節痛であり，病期が進行すると，安静時の疼痛を認める場合もある．疼痛の原因としては，以下のものが挙げられる．
①膝関節の炎症による滑膜への刺激
②関節水腫による関節包の過緊張
③増殖した骨棘による刺激
④関節の不安定性による筋や靭帯の過緊張

　変形性関節症においては，動作開始時に疼痛の出現することが多く（starting pain），特徴的な跛行が認められる．変形性関節症ではこの異常な運動・動作の反復により，関節軟骨への力学的ストレスが増強し，関節が破壊されたり，増殖性変化を示す．そのため，変形性関節症における理学療法は，異常な運動・動作の改善が目標になる．

2）異常歩行の発生要因
　変形性膝関節症における異常歩行は，立脚相中において膝が外側に動揺する **lateral thrust** が代表的である．

●異常歩行による運動制限

　倉林ら[1]は，保存療法の適応となる変形性膝関節症の異常歩行について検討した．その結果，Kellgren-Lawrence 分類（●表13-1）[2]の grade 1 では，荷重下による最終伸展域において伸展運動が制限されていた．また grade 2 では，最終域で膝関節屈曲伸展運動がそれぞれ制限され，荷重にも十分に耐えられていなかった．

　そのため，変形性膝関節症に対する運動療法では，膝関節伸展運動に作用する大腿四頭筋，とりわけ，最終伸展域で強く作用する**内側広筋**の筋力強化が重要になると考えられる（▶図13-1）．

→内側広筋
vastus medialis m.；VM

●速筋線維の萎縮

　Fink ら[3]は，78例の人工膝関節全置換術を施行した症例の内側広筋を採取

●表13-1　Kellgren-Lawrence 分類

grade 0	正常	所見なし
grade 1	疑い	疑わしい関節裂隙の狭小化．骨棘の可能性
grade 2	軽度	明確な骨棘．関節裂隙の狭小化の可能性
grade 3	中等度	中等度で複数の骨棘．明確な関節裂隙の狭小化．重度の骨硬化．骨端部変形の可能性
grade 4	重度	大きな骨棘．著明な関節裂隙の狭小化．高度の骨硬化．明確な変形

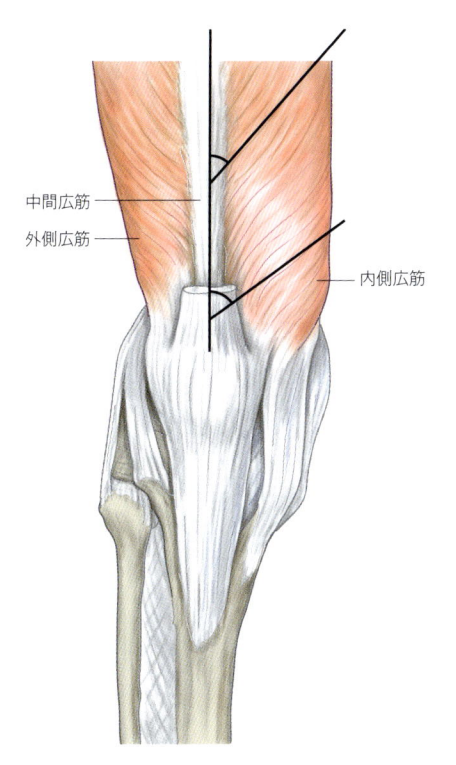

▶図13-1　内側広筋と外側広筋の筋線維束角の違い
内側広筋の筋線維束と大腿骨の長軸のなす角度は遠位に向かうにつれて鈍角化する．そのため，内側広筋の遠位部の線維束は，膝関節の屈伸において長さが大きく変化せず，最終伸展域でも張力を発揮することができる．

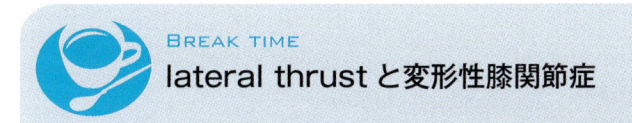

BREAK TIME
lateral thrust と変形性膝関節症

　lateral thrust とは，立脚相で生じる**膝関節の外側動揺**のことである．この動揺が増強すると，膝関節外部内反モーメントが増強するため，膝関節内側への圧縮応力が強くなり，軟骨破壊を惹起すると考えられている．

　一方，Walter ら[4]は，人工膝関節全置換術を実施した際，インプラントに圧力計を留置し，術後に歩行中の関節内の圧縮応力を直接計測した．その結果，外部内反モーメントと圧縮応力に関係性を認めなかったとしている．彼らの研究は被験者が1名であることから，一般化されているとは言い難いが，十分考慮に値する結果であろう．

　特に，いわゆる外側動揺としてとらえているが，実際は股関節の外旋が生じているだけというケースもある．歩行を評価する際には，膝だけに注目するのではなく，股関節や足関節も観察したうえでのアプローチの検討が重要になる．

し，組織学的に観察した．全例で**速筋線維**の萎縮を認め，32％で**遅筋線維**も萎縮していた．この速筋線維の萎縮は，疼痛による不動が原因と考えられ，さらに，変形性膝関節症の発症や悪化，神経-筋接合部の萎縮，筋線維の変性などの要因が関与しているとしている．

3）内側広筋の運動療法

変形性膝関節症では，内側広筋の速筋線維の筋力強化が重要になる．しかし，膝関節に変形と運動時痛が生じているため，膝関節を動かす運動は困難である．そこで，等尺性の筋力強化訓練として**大腿四頭筋セッティング**が推奨される．

本症例の歩行時痛は，荷重時の膝関節安定化機構としての内側広筋の活動性が低下したことで，膝関節にかかる力学的ストレスが増加したために発生したと考えられた．そのため，内側広筋を狙った大腿四頭筋のセッティングが有効になったと考えられる．

> **用語解説**
>
> **大腿四頭筋セッティング**
> 大腿四頭筋の等尺性収縮を利用した筋力増強訓練のことを指す．特に，膝蓋骨の操作を加えるものをパテラセッティングと呼ぶこともあるが，本書では大腿四頭筋セッティングと総称する．

2．内側広筋と大内転筋を超音波で観察しよう！

1）内側広筋の超音波解剖

> 起　始：長頭（VML）；大腿骨粗線内側唇
> 　　　　斜頭（VMO）；広筋内転筋板
> 停　止：膝蓋骨を介して脛骨粗面
> 神経支配：大腿神経
> 作　用：膝関節伸展

●**内側広筋の走行**

内側広筋は，大腿骨粗線内側唇から起始する線維と，大内転筋の停止腱から張り出した**広筋内転筋板**から起始する線維がある．前者を**内側広筋長頭**（VML），後者を**内側広筋斜頭**（VMO）とよぶ．VMLとVMOには**表13-2**のようにさまざまな説がある[5〜9]．

●**VMLとVMO**

本書では，機能的な意味と体表解剖学的視点から荒川の説を採用しているが，形態学的にはVMLとVMOは明確に区別できないことを知っておく必要がある．しかし，Travnikら[10]は以下のように報告している．

・VMとVMOでは，筋線維の組成が異なる．
・VMLは，遅筋線維の割合が高い．

➡広筋内転筋板
adductor canal

➡内側広筋長頭
vastus medialis longus；VML

➡内側広筋斜頭
vastus medialis obliques；VMO

●表13-2　VMLとVMOの分類に関する見解

Hubbard[5]	両者は肉眼的にはっきりと分けられるものではない
Peeler[6]	単純に線維走行の傾きの違いによって分類される
Lieb and Perry[7]	両者は線維の走行が異なり，VMOは膝蓋骨に横から付着する
Williams[8]	VMOは大内転筋腱から起始する
荒川[9]	VMOは広筋内転筋板から起始する

・VMOは，速筋線維の割合が高い．
・VMLの遅筋線維の直径は，VMOより小さく，筋の深層ほど遅筋線維が多く配列されている．

つまり，正常膝において，VMLには遅筋線維としての機能が，VMOには速筋線維としての機能が大きいと考えられる．これらの結果から，内側広筋は近位部と遠位部で筋線維組成が異なることがわかる．変形性膝関節症では，遠位部に存在する速筋線維の機能が低下している可能性が考えられ，それらを考慮した運動療法が期待される．

2) 大内転筋の超音波解剖

大内転筋は，起始・停止位置によって2つの筋束に分ける従来の分類の他に，小内転筋を加えた3筋束とする分類[11]，大腿深動脈の貫通枝によって4筋束[12]および5筋束[13]とする分類が報告されている．ここでは各筋束の機能も考慮したうえで4筋束に分類した．

●第1筋束
起　　始：恥骨下枝
停　　止：殿筋粗面内側から粗線内側唇最上部
神経支配：閉鎖神経
作　　用：股関節伸展および内転

●第2筋束
起　　始：恥骨下枝から坐骨枝
停　　止：粗線内側唇中央部
神経支配：閉鎖神経
作　　用：股関節伸展および内転

●第3筋束
起　　始：坐骨枝から坐骨結節
停　　止：粗線内側唇下部
神経支配：閉鎖神経と脛骨神経
作　　用：股関節伸展および内転

●第4筋束
起　　始：坐骨結節下内側
停　　止：内転筋結節
神経支配：脛骨神経（ときに閉鎖神経支配との二重神経支配）
作　　用：股関節伸展および内転

●大内転筋の走行

大内転筋は，腹側を長内転筋と短内転筋，背側を半腱様筋と半膜様筋，内側

→大内転筋
adductor magnus m.

を薄筋で囲まれている．そのため体表から触知することは難しく，遠位端部分で一部確認できる程度である．

また，第4筋束は，神経支配や筋線維走行が特徴的であり，第1～3筋束とは異なる機能をもつと考えられる（▶図13-2）．

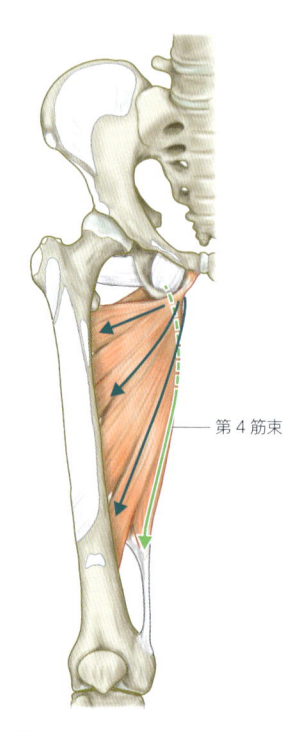

▶図13-2　大内転筋の筋束構成とその走行

第1～3筋束は閉鎖神経支配だが（青矢印），第4筋束は坐骨神経脛骨神経成分の支配で坐骨結節から起始し，内転筋結節に停止する（緑矢印）ため，股関節伸筋としての機能を有する．

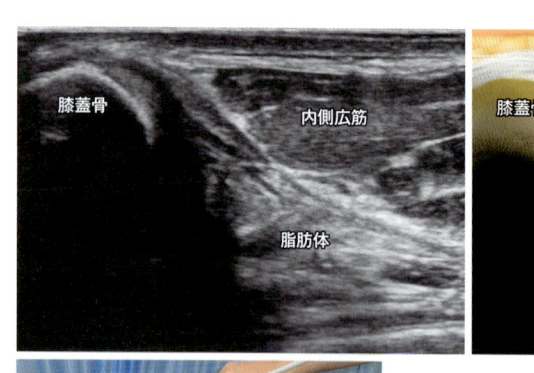

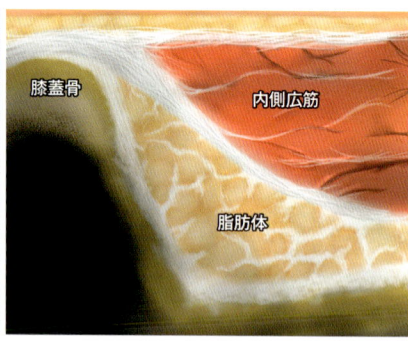

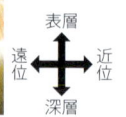

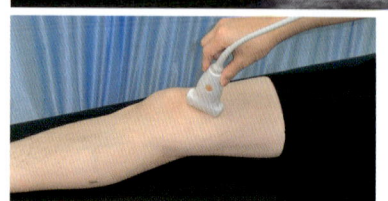

▶図13-3　内側広筋斜頭の長軸像

内側広筋は，大腿骨の長軸に対して斜走している．そのためプローブを，大腿骨に対して斜めに傾けると筋束の走行が明瞭になる．

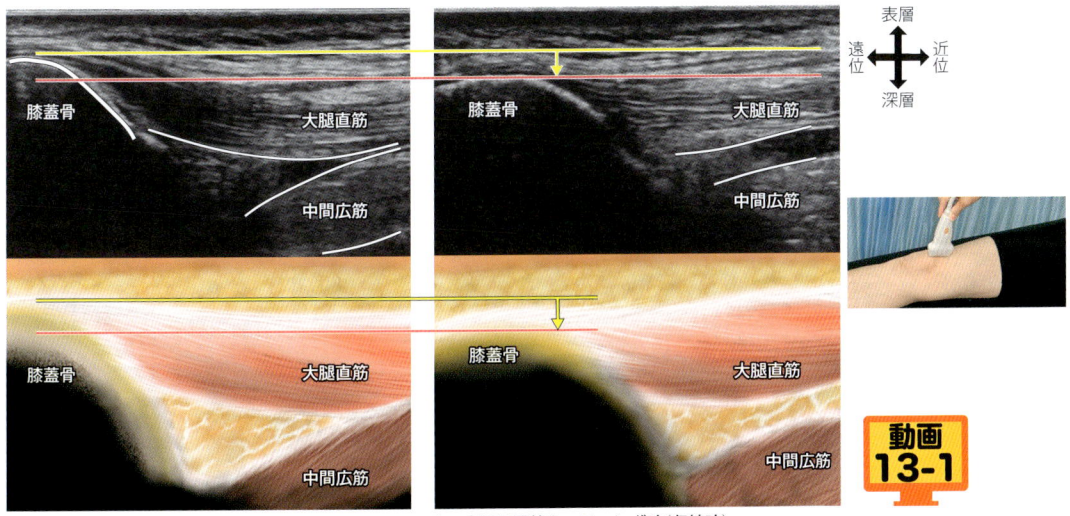

▶図13-4　大腿四頭筋セッティング時の大腿直筋と中間広筋（長軸像）

a　安静時
b　大腿四頭筋セッティング時（収縮時）

大腿四頭筋セッティングを行うと，膝蓋骨が近位に引かれることが知られている．超音波エコーで確認すると，近位に引かれるだけでなく，膝蓋面に引き付けられるように移動することが確認できる．

> **超音波解剖でわかったこと**
>
> ・内側広筋は，大腿骨の長軸に対して，後内側から前方に向かって斜走する（▶図13-3）
> ・大腿四頭筋セッティングを行うと，膝蓋骨は近位深層に偏位した（▶図13-4）

3. 内側広筋と大内転筋の運動療法

1) 大腿四頭筋セッティングの股関節肢位

　大腿四頭筋セッティングについては，さまざまな方法が研究されている．股関節を外転・外旋位で行うとよいとする研究[14,15]，外転・外旋位にしても変化がないとする研究[16]，股関節に内転運動を加えると効果的とする研究[17]，内転運動を加えても変化がないとする研究[18,19]などである．

　これらの研究は，内側広筋の一部の線維が大内転筋の停止腱から起始するため，大内転筋の緊張を高めることで内側広筋の張力を高めようとしていると考えられる．しかし，その効果は対象者によって異なる．つまりステレオタイプに股関節肢位を決定するのではなく，運動中の筋活動を確認し，対象者の状態にあわせて肢位を決めるほうがよい．

2) 目的に応じた大腿四頭筋セッティング

　大腿四頭筋セッティングには，膝関節の伸展に伴って股関節伸展を加えるとよいとする研究[17,20,21]，下腿の内旋がよいとする研究[19,22]もある．そのため，大腿四頭筋セッティングでは，股関節の伸展を加えながら，下腿の内旋を徒手的

に誘導する方法が，内側広筋をより選択的に収縮させると考えられる．
　筋活動を高めるには，立位での大腿四頭筋セッティングも有効である．
　選択的に筋の収縮を誘導したいのか，筋力強化として行うのか，目的に応じて方法を変えることも重要である．

大腿四頭筋セッティング

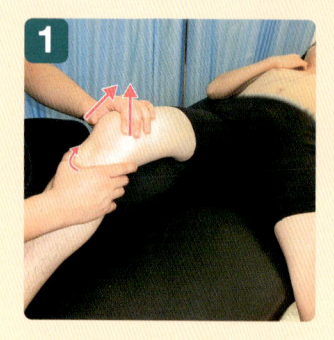

1 膝関節を軽度屈曲位にし，左手で膝蓋骨を把持して持ち上げるようにする．右手は脛骨を軽度外旋位に保持するように抵抗をかける．

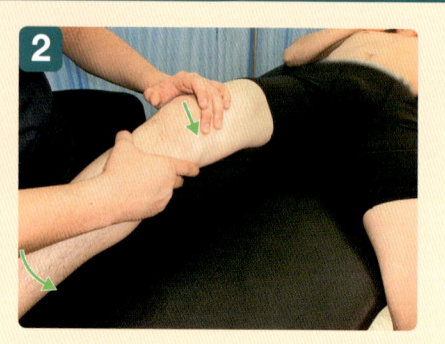

2 その後，膝関節伸展運動時にはそれらの抵抗を解き，膝蓋骨の近位深層への引き付けと下腿内旋運動を誘導する．

→：治療者が力を加える方向
→：患者が動かす方向

こんな症状にも使える！

大腿四頭筋セッティングは，下肢の術後や外傷後の運動療法において，頻繁に用いられる．この方法は，特に膝蓋骨周囲組織の癒着が懸念される人工膝関節全置換術(TKA)や，大腿骨顆部や脛骨顆部の骨折後，関節鏡を用いた術後早期の運動療法でも応用が可能である．

立位での大腿四頭筋セッティング

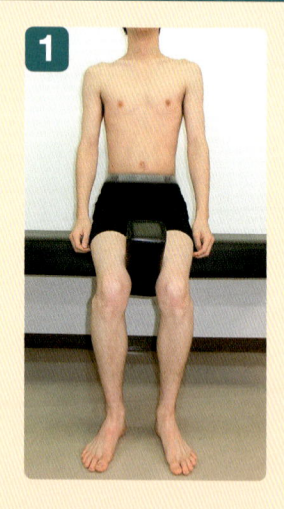

1 立位での大腿四頭筋セッティングは坐位や臥位より筋活動が高くなる．開始肢位．両膝間に枕などをはさむ．

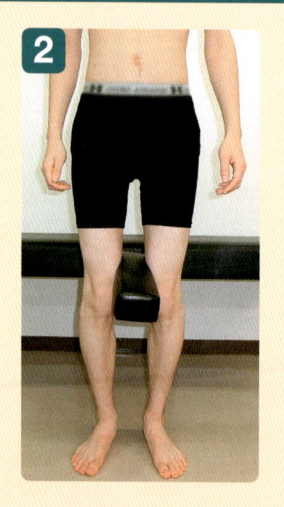

2 立ち上がり動作を行い，最終域で膝関節を伸展させることで，内転筋の緊張を上げながら，内側広筋の収縮を促通することができる．

こんな症状にも使える！

大腿四頭筋セッティングは負荷量が低いため，術後の急性期などにおいて，全荷重が許可されていない場合などに用いることができる．
一方，立位での大腿四頭筋セッティングは荷重位で行うため，負荷が大きくなる．そのため，外傷後や術後で荷重が許可された際には，この方法が応用できる．

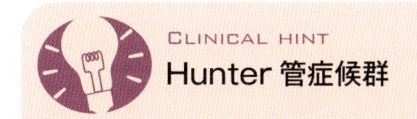

CLINICAL HINT
Hunter管症候群

伏在動脈・静脈・神経は，広筋内転筋板の深層にある狭いトンネル内を走行している（下図）．そのため，ガングリオンや血腫などの病変がこの神経や血管を圧迫すると，伏在神経の支配領域である膝蓋骨下や下腿内側部に放散痛を生じることがある．これを **Hunter管症候群** という．

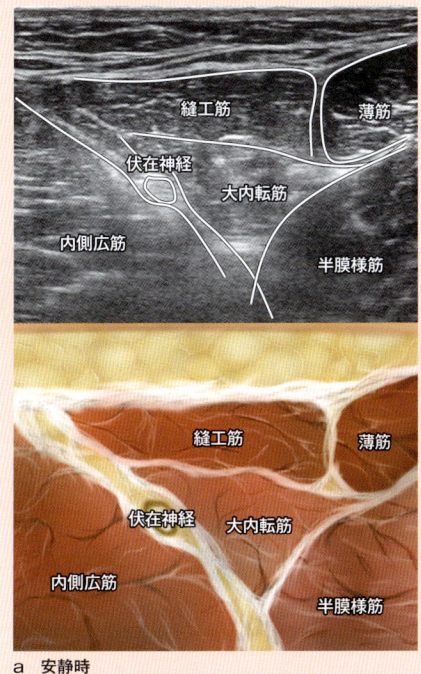

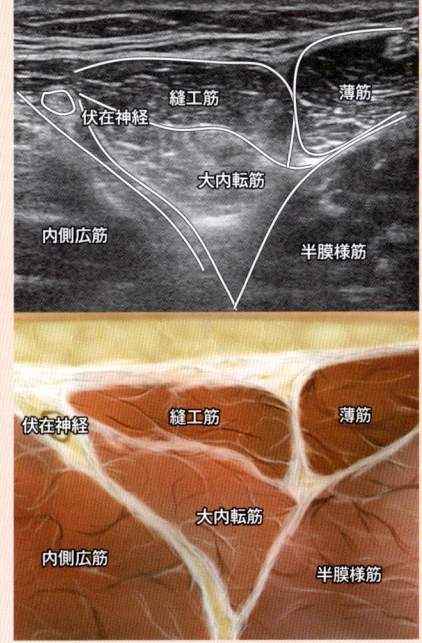

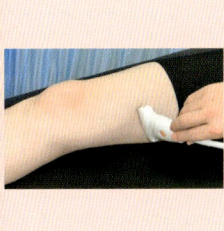

a　安静時
b　大腿四頭筋セッティング時（収縮時）

▶大腿四頭筋収縮時の伏在神経（短軸像）

安静時（a）から大腿四頭筋の収縮（b）により，伏在神経は表層・前方へ滑走していた．つまり，正常なHunter管の深層では，大きな滑動性が保証されていることが理解できる．

動画 13-2

II なぜ，薄筋と半腱様筋のリラクセーションで疼痛が消失したのか？

1. 変形性膝関節症における鵞足部痛の割合と原因

縫工筋，薄筋，半腱様筋の3筋はいずれも脛骨粗面内側に停止する．その停止部の形態がガチョウの足に似ているため，**鵞足**とよばれる（▶図13-5）．付着部への牽引ストレスによる鵞足の変性や，鵞足と脛骨の間に存在する**鵞足部滑液包**への摩擦ストレスといった力学的ストレスにより，鵞足炎もしくは，鵞足部滑液包炎を発症する．

変形性膝関節症では，大腿脛骨関節の内側関節裂隙に疼痛を生じることが多い．しかし，Kangら[23]は，変形性膝関節症62例のうち29例（46.8％）で鵞足部

➜縫工筋
sartorius m.

➜薄筋
gracilis m.

➜半腱様筋
semitendinosus m.

➜鵞足
pes anserinus

➜鵞足部滑液包
pes anserinus bursa

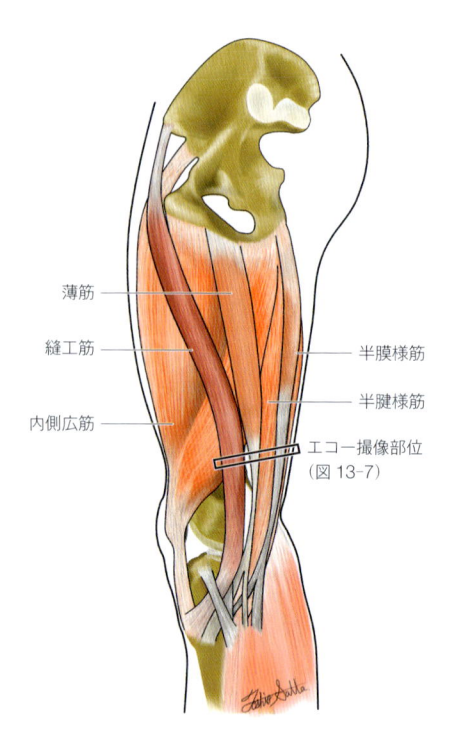

▶図 13-5　鵞足の走行

滑液包炎を合併していると報告している．戸田ら[24]も，変形性膝関節症 85 例中，鵞足部の圧痛を訴えた例 51 例（60％），内側関節裂隙の圧痛を訴えた例 59 例（69.4％），両方に圧痛を訴えた例 33 例（38.8％）と，鵞足部の圧痛が高頻度に生じることを報告している．

また，Cardone ら[25]は，鵞足部痛の原因として，過度の筋収縮や異常な脛骨回旋運動などの鵞足滑液包表面に対する直接的な摩擦や圧迫を挙げている．

ではなぜ，変形性膝関節症の症例に，鵞足部の疼痛が生じたのであろうか？

2. 鵞足構成筋を超音波で観察しよう！
1）縫工筋の超音波解剖

起　　始	上前腸骨棘
停　　止	脛骨粗面内側
神経支配	大腿神経
作　　用	股関節屈曲・外転・外旋，膝関節屈曲，下腿内旋

●縫工筋の走行（▶図 13-6）

　縫工筋は，上前腸骨棘から起始した後，大腿前面を斜走し，大腿骨内側上顆の後ろをまわって扁平な腱となるが，筋腹が膝関節を越えて，脛骨粗面付近まで来ることも多い．また，その遠位 1/2 の筋腹は，薄筋と併走する．

● 2つの線維束

　縫工筋は，近位部では大腿筋膜，遠位部では下腿筋膜によって覆われている．これらの筋膜を除去すると，長軸上に走行する線維束（**superficial longitudinal fibrous bundle**）が存在し，近位端と遠位端は下腿筋膜に合流する．縫工筋とその深層筋膜を除去すると，内側側副靭帯の後上方の関節包から，薄筋腱の遠位端を越えて垂直に下行し，下腿筋膜に向かって長軸上に走行する線維束（**deep longitudinal fibrous bundle**）が存在する[26]．

2) 薄筋の超音波解剖

起　　始	恥骨結合から恥骨下枝
停　　止	脛骨粗面内側，下腿筋膜
神経支配	閉鎖神経
作　　用	股関節内転，膝関節屈曲，下腿内旋

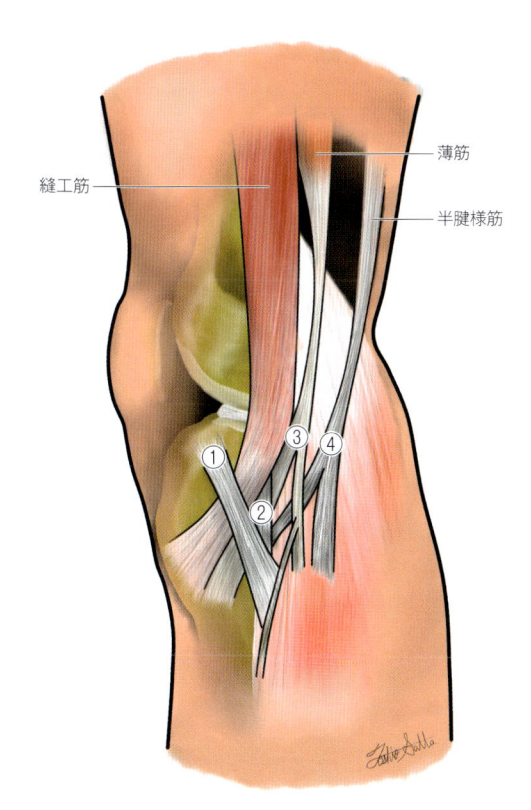

▶図 13-6　鵞足の停止部
① superficial longitudinal fibrous bundle：縫工筋腱の表層を斜走する線維．下腿筋膜から下腿筋膜へ．
② deep longitudinal fibrous bundle：縫工筋腱の深層で縦走する線維．薄筋腱に向かい，垂直に走行する．関節包から下腿筋膜へ．
③薄筋腱：脛骨粗面内側へ向かう線維束と，下腿筋膜へ向かう線維束に分かれる．
④半腱様筋腱：脛骨粗面内側へ向かう線維束と，下腿筋膜へ向かう線維束に分かれる．

●薄筋の走行

　薄い腱膜として起始する長い帯状の筋である．大腿内側の最浅層を下行し，大腿骨内側上顆の後方で細い腱となって停止に向かう．

　薄筋腱の近位部は内側上顆の後内側面を下方に走行し，遠位部は前下方に走行を変える．薄筋腱の下端は腱膜様になり，下腿筋膜に合流する．**伏在神経**とその分枝はこの腱膜の表層を走行する[26]．

→伏在神経
saphenous nerve

3) 半腱様筋の超音波解剖

起　　始：	坐骨結節
停　　止：	脛骨粗面内側，下腿筋膜
神経支配：	脛骨神経
作　　用：	股関節伸展・内転，膝関節屈曲，下腿内旋

●半腱様筋の走行

　半腱様筋は坐骨結節から，大腿二頭筋と共通の腱から起始し，大腿後面内側を下降し，大腿遠位部で腱となる．

　半腱様筋腱の遠位端は，薄筋腱の腱膜によって覆われている．半腱様筋腱の後下方からもう1つの腱膜が起こり，薄筋腱の腱膜と合流し，下腿筋膜の表層と深層にそれぞれ合流する．半腱様筋の腱膜には，半膜様筋腱の表層部分も合流する．半膜様筋腱はそのほか，後斜走線維束や斜膝窩靱帯にも合流する．

　半腱様筋腱は，薄筋腱と合流する前に，副腱を分岐する．副腱は，半腱様筋腱の腱膜の深層を通過し，下腿筋膜に合流する[26]．

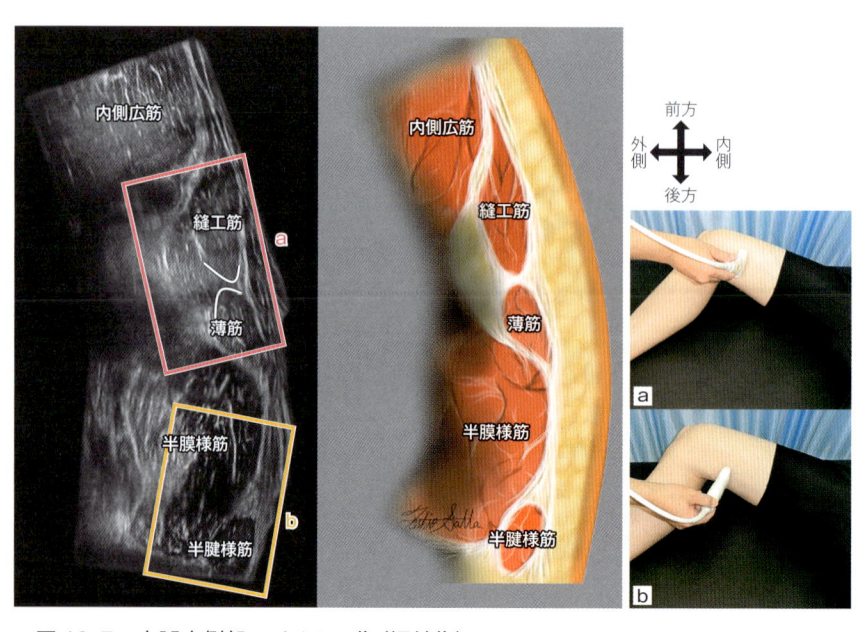

▶図 13-7　大腿内側部のパノラマ像（短軸像）

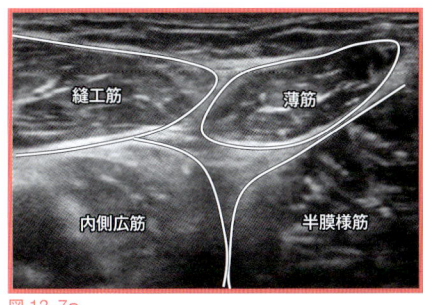

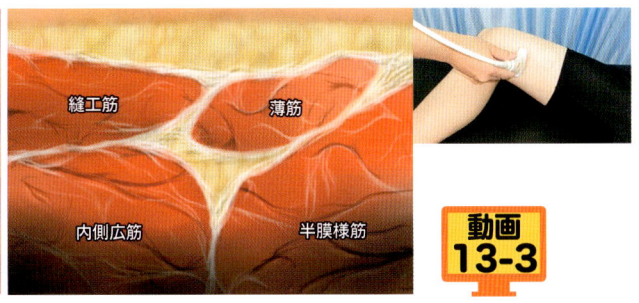

図 13-7a

図 13-7b

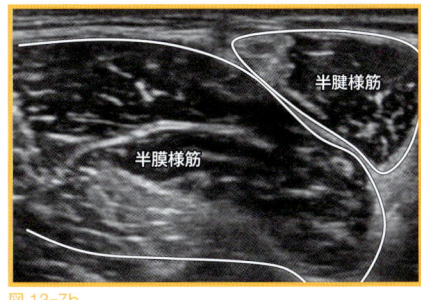

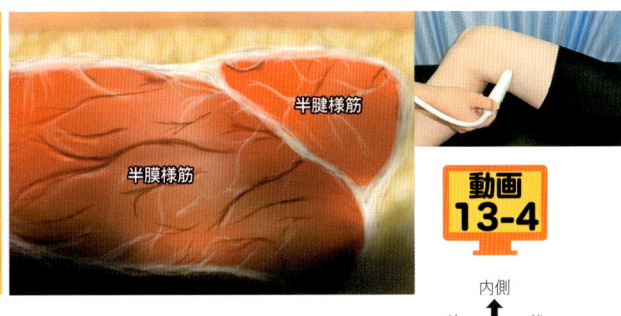

▶図 13-8　開排位から膝関節屈曲時の鵞足構成筋（短軸像）

図 13-7 a の断面を上段に，図 13-7 b の断面を下段に示す．
鵞足を構成する縫工筋，薄筋，半腱様筋，半膜様筋は開排位からの膝関節屈曲運動において前内側へ滑走する．

超音波解剖でわかったこと

・縫工筋・薄筋・半腱様筋は，開排位からの膝屈曲運動に伴い，前内側へ移動する（▶図 13-7，13-8）

---

3. 鵞足炎に対する運動療法

　鵞足炎に対する運動療法の目的は2つある．1つは，症状が出現している鵞足構成筋をリラクセーションさせること，もう1つは動作時に生じる膝関節内側部への力学的ストレスを軽減するべく，問題となる動作を改善することである．

　鵞足構成筋は**下腿筋膜**に付着している．そのため，**腓腹筋**の筋力が不十分な場合，鵞足構成筋の過剰な収縮により下腿筋膜の緊張を増強させて，腓腹筋の筋力不足を代償する．戸田ら[21]は，鵞足部に圧痛が生じる女性症例では，BMIが高いとしている．その理由として，肥満で荷重負荷が強い一方，女性であり筋力が不十分なため，鵞足構成筋が過剰に収縮し，鵞足部に圧痛が生じるとしている．そのため，鵞足炎の症例では，**下腿三頭筋**の筋力評価・改善も重要になってくる．

　いずれも重要な治療上のポイントになるが，下腿三頭筋の筋力強化はアキレス腱損傷の章（⇒**第 14 章，164 頁**），動作の改善に関しては専門書に譲るとして，本章では，鵞足構成筋のリラクセーションについて述べる．

➡下腿筋膜
fascia cruris

➡腓腹筋
gastrocnemius m.

➡下腿三頭筋
triceps muscle of calf

1) 鵞足構成筋（縫工筋・薄筋・半腱様筋）の収縮促通方法

超音波解剖によって，鵞足構成筋は，収縮に伴って前内側に移動する動態を確認できた．そこで，その動態に合わせて筋腹の滑走性を促す．

縫工筋・薄筋の収縮促通方法

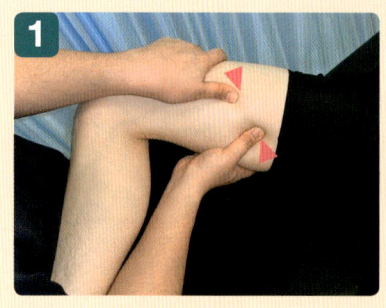

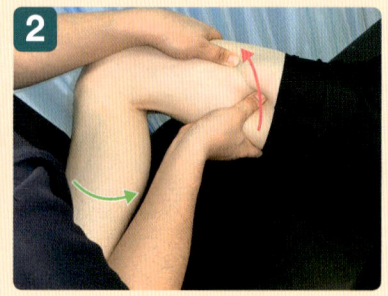

1 患者を背臥位，股関節開排位，膝関節屈曲位とする．治療者の大腿部や枕などで大腿部背面を支持し，内転筋群の緊張を緩める．大腿遠位部で縫工筋と薄筋の筋腹内側縁をそれぞれ挟み込む（矢頭）．

2 この肢位から膝関節を屈曲すると，縫工筋・薄筋が収縮に伴って前内側に移動することがわかる．この移動に合わせて，筋腹を前内側に押し上げる．こうすると縫工筋・薄筋が収縮に伴い前内側に移動する動きを引き出すことができる．

半腱様筋の収縮促通方法

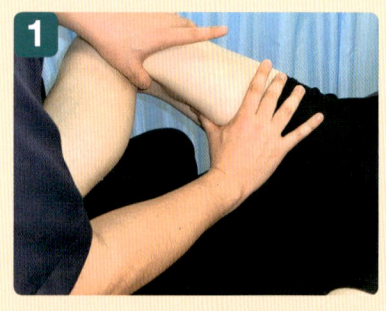

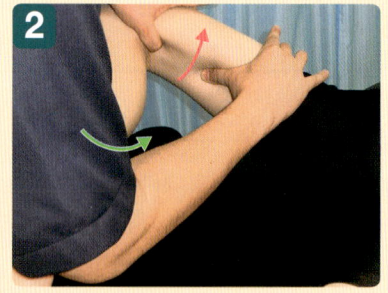

1 患者を背臥位，股関節開排位，膝関節屈曲位とする．治療者の大腿部や枕で下腿背面を支持し，内転筋群の緊張を緩める．大腿遠位部で，半腱様筋の筋腹外側に指を入れる．

2 膝関節屈曲に伴い，筋腹の前内側への移動を誘導する．

【文献】
1) 倉林　準：変形性膝関節症患者における歩行の特徴　Kineticsによる解析．臨床バイオメカニクス 32：413-419，2011
2) 津村　弘：膝関節の疾患—5．関節症と関連疾患．中村利孝，松野丈夫，内田淳正（編）：標準整形外科学，第10版．pp583-588，医学書院，2008

3) Fink B, Egl M, Singer J, et al：Morphologic changes in the vastus medialis muscle in patients with osteoarthritis of the knee. Arthritis Rheum 56：3626-3633, 2007
4) Walter JP, D'Lima DD, Colwell CW Jr, et al：Decreased knee adduction moment does not guarantee decreased medial contact force during gait. J Orthop Res 28：1348-1354, 2010
5) Hubbard JK, Sampson HW, Elledge JR：Prevalence and morphology of the vastus medialis oblique muscle in human cadavers. Anat Rec 249：135-142, 1997
6) Peeler J, Cooper J, Porter MM, et al：Structural parameters of the vastus medialis muscle. Clin Anat 18：281-289, 2005
7) Lieb FJ, Perry J：Quadriceps function. An anatomical and mechanical study using amputated limbs. J Bone Joint Surg Am 50：1535-1548, 1968
8) Williams GN, Snyder-Mackler L, Barrance PJ, et al：Quadriceps femoris muscle morphology and function after ACL injury：a differential response in copers versus non-copers. J Biomech 38：685-693, 2005
9) 荒川高光, 寺島俊雄, 三木明徳：広筋内転筋板から起始する内側広筋. 理学療法学 39：0138, 2012
10) Travnik L, Pernus F, Erzen I：Histochemical and morphometric characteristics of the normal human vastus medialis longus and vastus medialis obliquus muscles. J Anat 187：403-411, 1995
11) 坂井建雄, 松村讓兒（監訳）：プロメテウス解剖学アトラス　解剖学総論／運動器系. 第2版, p474, 医学書院, 2011
12) 滝澤恵美, 鈴木大輔, 神谷智昭：大内転筋はなぜ大きいか？—筋の形態的特徴と神経支配からみた大内転筋の分類と機能. 日本臨床スポーツ医学会誌 19：609-616, 2013
13) Williams Warwick, Dyson Bannister：Gray's Anatomy 37th edtion. pp436-437, 641, Churchill Livingstone, 1989
14) 隈元庸夫, 伊藤俊一：股関節回旋位の違いが内側広筋筋活動に及ぼす影響—健常者における背臥位 patella setting 時の筋電図学的検討. 北海道理学療法 21：42-46, 2004
15) 根地嶋誠, 横山茂樹, 大城昌平：膝関節伸展位等尺性収縮時の股関節肢位と内側広筋筋活動. 理学療法学 31：359-363, 2004
16) Cerny K：Vastus medialis oblique/vastus lateralis muscle activity ratios for selected exercises in persons with and without patellofemoral pain syndrome. Phys Ther 75：672-683, 1995
17) 羽崎完, 市橋則明, 森永敏博, 他：内側広筋斜頭の選択的収縮について. 京都大学医療技術短期大学部紀要 18：76-77, 1998
18) Karst GM, Jewett PD：Electromyographic analysis of exercises proposed for differential activation of medial and lateral quadriceps femoris muscle components. Phys Ther 73：286-295；discussion 295, 1993
19) Laprade J, Culham E, Brouwer B：Comparison of five isometric exercises in the recruitment of the vastus medialis oblique in persons with and without patellofemoral pain syndrome. J Orthop Sports Phys Ther 27：197-204, 1998
20) 徳原尚人, 宮川孝芳, 北浜伸介, 他：股関節伸展運動を同期させた大腿四頭筋等尺性運動の筋電図学的検討. 神戸大学医学部保健学科紀要 18：85-95, 2002
21) Yamashita N：EMG activities in mono- and bi-articular thigh muscles in combined hip and knee extension. Eur J Appl Physiol Occup Physiol 58：274-277, 1988
22) 小野武也, 八木了, 矢澤格, 他：下腿の回旋が大腿四頭筋の活動に及ぼす影響. 理学療法学 24：189, 1997
23) Kang I, Han SW：Anserine bursitis in patients with osteoarthritis of the knee. South Med J 93：207-209, 2000
24) 戸田佳孝, 月村規子：変形性膝関節症で鵞足に圧痛のある患者の頻度とその特徴. 整形外科 60：320-323, 2009
25) Cardone DA, Tallia AF：Diagnostic and therapeutic injection of the hip and knee. Am Fam Physician 67：2147-2152, 2003
26) Mochizuki T, Akita K, Muneta T, et al：Pes anserinus：layered supportive structure on the medial side of the knee. Clin Anat 17：50-54, 2004

14 アキレス腱損傷

症例

35歳，女性．バレーボールのサークルに入っている．練習中，スパイクの着地で足を着いた際に，断裂音がした．足関節痛により立位が取れず，歩行不能となり，整形外科を受診した．

Thompson squeeze test 陽性で，MRI 上，**アキレス腱断裂**を認めた．本人の希望もあり，保存療法が選択された．底屈位でギプス固定し，2週間後，ギプスを巻き直し，荷重が可能になった．受傷後4週でギプスを除去し，その後4週間は補高付きの短下肢装具を処方された．

理学療法はギプス固定期間中から行われた．最初は，足趾の屈曲伸展運動を行っていた．ギプスを除去した後から，全荷重歩行と足関節可動域訓練が開始された．全荷重歩行を開始したころから，荷重時の中足骨頭部痛を認めた．足部のスタティックアライメントは，**開張足**と**外反母趾**，**扁平足**（▶図 14-1～14-3）で，足底の第2・3中足骨頭部に胼胝を認めた．この胼胝を圧迫すると歩行時の疼痛が再現され，短下肢装具を利用すると疼痛が増強した．

母趾外転筋のストレッチと母趾内転筋の収縮促通を行い，テーピングにより前足部横アーチを形成することで，中足骨頭部の疼痛は軽減した．そのため，通勤時など歩行時間が長くなるときは，装具とともにテーピングなども併用し，疼痛対策を講じた．その後，装具を抜去したころには疼痛は消失し，下腿三頭筋の筋力強化訓練を積極的に行っていった．

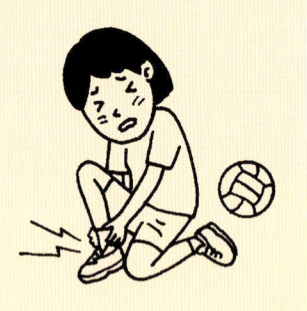

用語解説

Thompson squeeze test
アキレス腱断裂の診断に用いられる．腹臥位で膝を90°屈曲させ，下腿中央部（腓腹筋）を把持する．アキレス腱が断裂していない場合は足関節が底屈するが（陰性），断裂している場合は足関節の動きがみられない（陽性）．

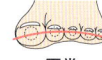

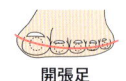

▶図 14-1
開張足の前足部横アーチ
右図では前足部が扇状に広がり，前足部横アーチが消失している．

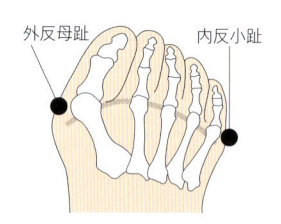

▶図 14-2　**外反母趾**
第1中足骨が内反し，「く」の字型に変形した状態．内反小趾や足底胼胝を合併することが多い．

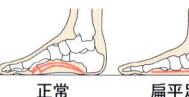

▶図 14-3
扁平足の縦アーチ

I　アキレス腱損傷後の理学療法は？

1. アキレス腱損傷とは
2. 下腿三頭筋を超音波で観察しよう！
3. 下腿三頭筋の運動療法

II　なぜ，中足骨頭部痛が発生したのか？

1. 中足骨頭部痛と前足部横アーチの関係
2. 母趾内転筋・母趾外転筋を超音波で観察しよう！
3. 母趾内転筋・母趾外転筋の運動療法

I アキレス腱損傷後の理学療法は？

1. アキレス腱損傷とは

腓腹筋内側頭と**外側頭**，**ヒラメ筋**の3筋を合わせた**下腿三頭筋**と**足底筋**は，下腿後面を下行し，**アキレス腱**となって**踵骨隆起**に付着する（▶図14-4）．下腿三頭筋はもっとも強い足関節底屈筋群であり，アキレス腱はその張力を踵骨に伝達している．そのため，歩行や走行の立脚相や，ジャンプの着地といった動作で，足関節が背屈すると，下腿三頭筋は**遠心性収縮**を強いられる．このような動作で下腿三頭筋の強い張力によって，アキレス腱に強い伸張力が加わると，腱の断裂を引き起こす．

アキレス腱損傷の治療は，保存療法と観血療法に大別され，対象者に合わせて治療方針を決定する（●表14-1）．それぞれの詳細な治療プログラムに関しては専門書に譲り，本章では，両者に共通した理学療法の目標として，適切な柔軟性と筋力を安全に回復させる方法について説明する．

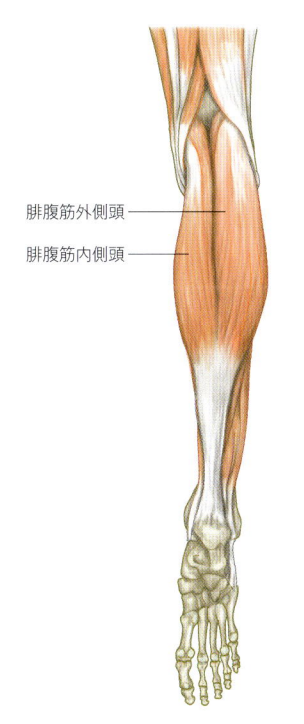

➡腓腹筋内側頭
gastrocnemius medial head

➡腓腹筋外側頭
gastrocnemius lateral head

➡ヒラメ筋
soleus

➡下腿三頭筋
triceps surae m.

➡足底筋
plantaris m.

➡アキレス腱
Achilles tendon

➡踵骨隆起
calcaneal tuberosity

➡遠心性収縮
eccentric contraction

▶図14-4 下腿三頭筋の構造

● 表14-1 観血療法と保存療法の比較

	利点	欠点
観血療法	・再断裂のリスクが低い ・術後のスポーツ復帰が保存療法に比べて早い	・感染の危険性がある ・術創部の外観上の問題
保存療法	・外観が綺麗 ・感染の危険性が低い	・再断裂のリスクが高い ・術後，スポーツ復帰までの期間が長い

1）適切な柔軟性の回復

アキレス腱損傷においては，アキレス腱の修復を促すために，アキレス腱に離開ストレスを与えないよう，足関節を底屈位で固定する．そのため，術後や保存療法での固定抜去後には，強い**背屈制限**が残存する．

アキレス腱自体には伸張刺激を加えない配慮が必要だが，その他の周囲組織については可動域制限に対する積極的な予防が望まれる．特に，足関節後方に存在する**後脛骨筋腱**，**長趾屈筋腱**，**長母趾屈筋腱**の滑走性を維持することは，急性期から重要になる．そのため，**足趾の屈曲伸展運動**などを早期から十分に実施する必要がある．

➡後脛骨筋腱
tibialis posterior tendon

➡長趾屈筋腱
flexor digitorum longus tendon

➡長母趾屈筋腱
flexor hallucis longus tendon

2）適切な筋力の回復

アキレス腱に離開ストレスを与えないよう，足関節を底屈位で固定し，免荷や荷重制限をすると，下腿三頭筋は萎縮し，伸張性を失う．そのため，可及的速やか，かつ安全に下腿三頭筋の筋力強化訓練を進めなければならない．

通常，骨折や靭帯損傷などの関節の損傷では，骨もしくは関節の治癒を促し，筋腱の癒着を防止するため，等尺性収縮での筋力強化訓練から開始する．しかし，等尺性収縮では，筋腹は移動するのに骨は動かないため，腱に強い伸張力が加わることになる．そのため，アキレス腱損傷をはじめとした腱損傷では，急性期の等尺性収縮は禁忌となる．腱損傷に対する筋力強化訓練は**求心性収縮**から始め，その後，**等尺性収縮→遠心性収縮**という順番で実施する．

また，McNairら[1]は，アキレス腱損傷後の保存療法において，下腿三頭筋の生体力学的指標を検討している．底屈位固定で早期から荷重をかけた群と，免荷期間を設けた群を比較した結果，荷重をかけた群における筋の粘弾性のほうが，6か月後に有意に改善したと報告している．つまり，可及的早期から安全に荷重をかけることが，運動療法においても重要になると考えられる．

特に，足関節の背屈可動域の改善に重きをおきすぎると，アキレス腱の伸張

用語解説

求心性収縮
筋線維の長さが短くなりながら，張力を発揮する（短縮性収縮）．

等尺性収縮
筋線維の長さが変化せずに，張力を発揮する．

遠心性収縮
筋線維の長さが長くなりながら，張力を発揮する（伸張性収縮）．

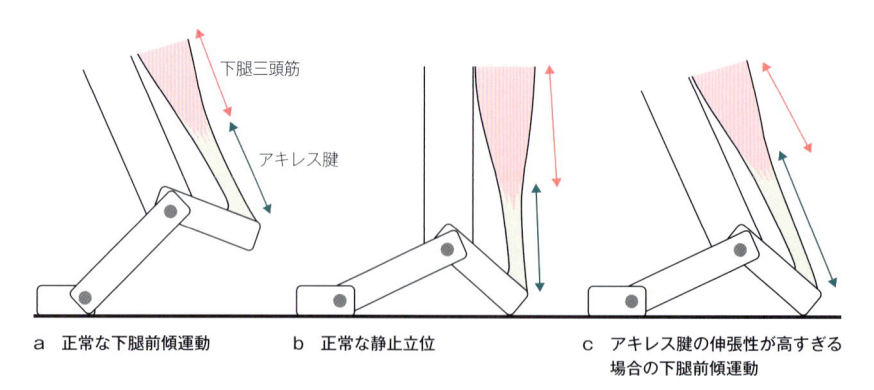

▶図14-5　下腿三頭筋の筋長
a：正常な下腿前傾運動
b：正常な静止立位
c：アキレス腱の伸張性が高すぎる場合の下腿前傾運動

a：正常では，下腿三頭筋が収縮しながら下腿が前傾するとアキレス腱の伸張性が低いため，踵離地（踵が地面から離れること）が生じる．
c：アキレス腱の伸張性が亢進すると，下腿三頭筋の収縮により，アキレス腱が伸張され，踵骨に力が伝わらない．そのため，踵離地が生じない．

性が高くなりすぎ，下腿三頭筋の張力が踵骨に十分に伝わらなくなる場合がある（▶図14-5）．そのため，柔軟性と筋力のバランスに配慮する必要がある．

2. 下腿三頭筋を超音波で観察しよう！

起　　始：腓腹筋内側頭；大腿骨内側顆
　　　　　腓腹筋外側頭；大腿骨外側顆
　　　　　ヒラメ筋　　；脛骨後面のヒラメ筋線と内側縁，腓骨頭，
　　　　　　　　　　　ヒラメ筋腱弓
停　　止：踵骨隆起
神経支配：脛骨神経
作　　用：腓腹筋内側頭；下腿内旋 ｝ 足関節底屈，膝関節屈曲
　　　　　腓腹筋外側頭；下腿外旋
　　　　　ヒラメ筋　　；足関節底屈

● 下腿三頭筋の走行

　下腿三頭筋の断面積は，足関節の底屈に作用する屈筋群の75％を占めている[2]．

　腓腹筋内側頭と外側頭は，それぞれ大腿骨内側顆，外側顆から起始する．表層に存在する起始腱から，深層に存在する停止腱に向かう**半羽状筋**の形状をしている（▶図14-6）．

→半羽状筋
　unipennate m.

　ヒラメ筋は，表層にアキレス腱となる腱膜が存在し，深層中央にはアキレス腱に合流する停止腱が存在し，その内外側にそれぞれ起始腱膜が存在する．

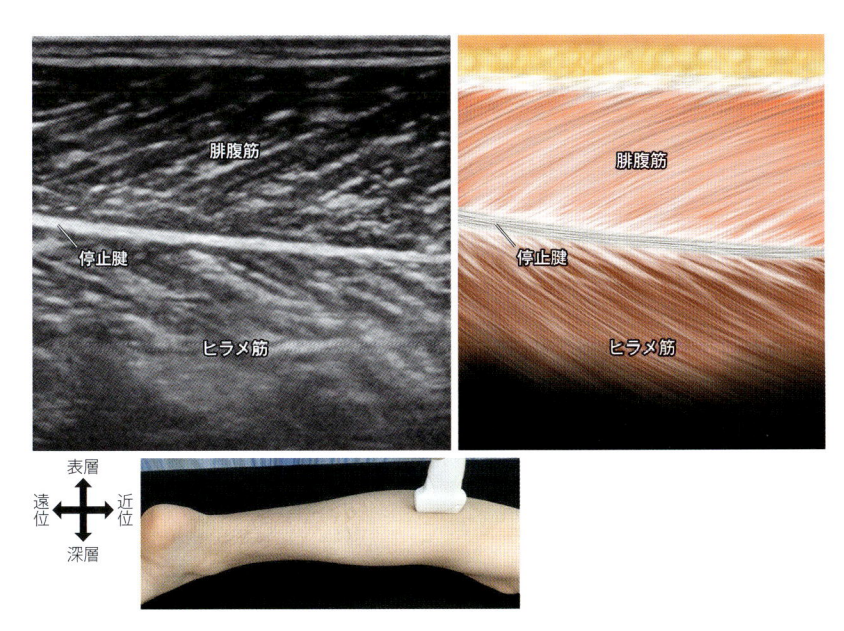

▶図14-6　下腿三頭筋近位部の長軸像
腓腹筋の筋線維束は近位表層から遠位深層へ，ヒラメ筋の筋線維束は近位深層から遠位表層へ向かって走行する．

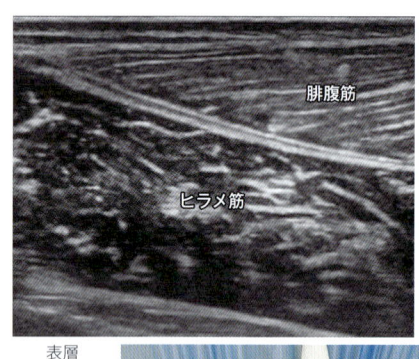

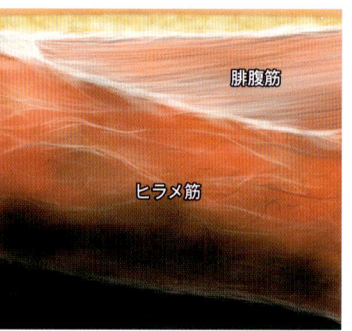

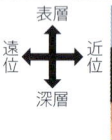

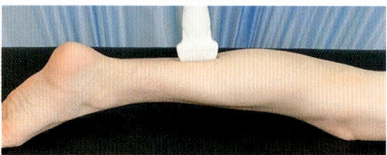

▶図 14-7　腓腹筋遠位部の長軸像
腓腹筋では羽状角（筋線維束角）が明瞭だが，ヒラメ筋では不明瞭になっている．

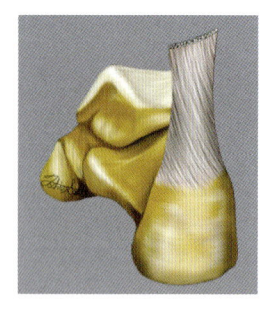

▶図 14-8
アキレス腱の線維構造
アキレス腱の線維構造は，内側から後外側へ，外側から前内側へ向かって交差するように走行する．

　つまり，筋としては両筋とも下腿長軸に沿って下行するが，筋束の走行はそれぞれ異なる．そのため，超音波で観察すると，下腿に対する長軸走査では，腓腹筋の明瞭な羽状角が観察されるものの，ヒラメ筋は羽状角が確認できない部位も多い（▶図 14-7）．

　その後，ヒラメ筋と腓腹筋は，アキレス腱の始まる下腿の中央部分で合流し，踵骨隆起の 5～6 cm 近位部で一本の腱になる[3]．腱線維は停止部の 12～15 cm 近位部で，内側から後外側へ，外側から前内側へ回旋している．この回旋によって，腱の伸ばされた後の反発力が増えると考えられている（▶図 14-8）．

●アキレス腱の構成

　アキレス腱は，腱鞘ではなく，腱傍組織によって覆われている．**腱傍組織**は単層に配列された細胞で，運動時の筋腱の滑動性を高めている．通常，腱は，筋腱移行部もしくは腱骨移行部にのみ血流が存在し，その他の部分の血流は乏しく栄養状態も低い．しかし，腱傍組織は腱の栄養も行っており，アキレス腱の栄養状態を保っている（▶図 14-9）．

　アキレス腱損傷の約 80％は，踵骨付着部の 2～6 cm 近位部で発生している．この領域は血行が不十分で，腱の断面積がもっとも小さくなっており，血行が不十分となるためと考えられている[3,4]．

●歩行時の腓腹筋の動態

　歩行周期中の足関節は，底背屈 0°で**初期接地**（IC）となり，**荷重応答期**（LR）でいったん底屈する．この後，**立脚中期**（MSt）で背屈運動が起こる．足関節の背屈運動中，下腿三頭筋は，この背屈運動を制御する役割を担い，遠心性収縮を行う．その後，**立脚終期**（TSt）で踵が床面から離れる際に，下腿三頭筋の筋活動はピークとなり，MMT の 80％近くまでになる[5]．

　この際，足関節は底屈運動を起こすので，下腿三頭筋は求心性収縮を行うと考えられていた．しかし，Neptune ら[6]は，TSt では，下腿三頭筋の等尺性収縮により足関節の動的安定性が高まり，踵離れが可能になるとしている．また

→腱傍組織
paratenon

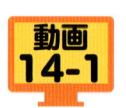

動画 14-1

→初期接地
initial contact；IC

→荷重応答期
loading response；LR

→立脚中期
mid stance；MSt

→立脚終期
terminal stance；TSt

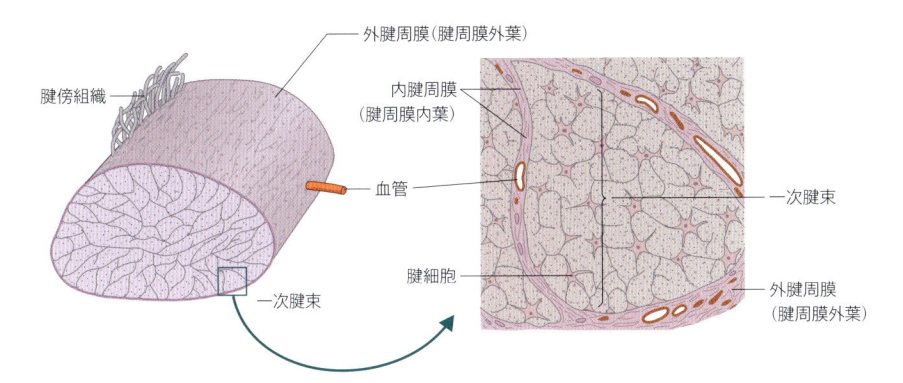

▶図14-9　腱傍組織と腱の構造

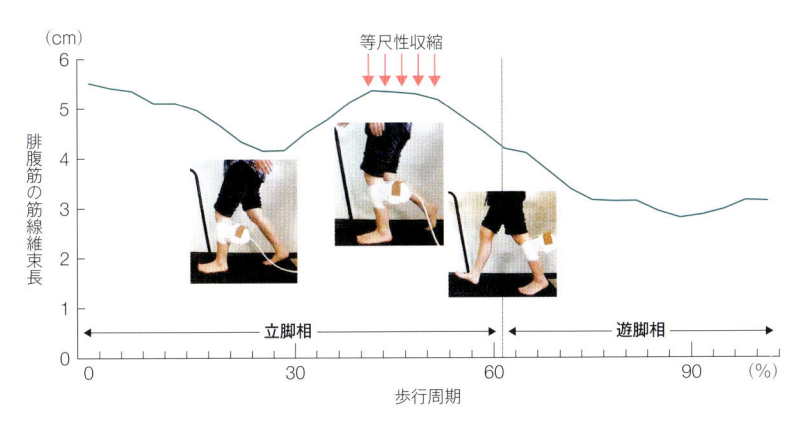

▶図14-10　歩行のグラフ

腓腹筋の筋線維束長は短縮する．これは立脚相前半で足関節が底屈するためと考えられる．その後，立脚中期（MSt）に向けて，伸張される．これはankle rockerにより足関節が背屈するためと考えられる．その後，立脚中期後半から立脚終期（TSt）にかけて踵が挙上するときには，腓腹筋の筋線維束長の変化が少なくなる（矢印）．これが腓腹筋の等尺性収縮を表している．このとき，足関節は背屈角度を増加させるため，筋・腱複合体は伸張されるはずである．しかし，筋線維束長が変化していないため，腱や筋膜などの弾性力の高い組織が伸張されていると考えられる．

Fukunagaら[7]は，歩行中のエコーから，TStでの下腿三頭筋は等尺性収縮をしており，これにより，筋膜や腱といった非収縮組織が伸張され，その弾性によって踵を持ち上げる力が生成されるとしている．

つまり，MSt前半で遠心性収縮をした下腿三頭筋は，TStにかけて等尺性収縮に切り替わる（▶図14-10）．

超音波解剖でわかったこと

・下腿三頭筋は，歩行時のMStからTStにかけて，等尺性収縮をしている

---

3. 下腿三頭筋の運動療法

アキレス腱損傷後の理学療法においては，下腿三頭筋の適切な柔軟性と筋力

を獲得することが重要になる．そのため，術後から段階的な運動療法が展開されるが，段階的な負荷のかけ方については他の専門書に譲る．

ここでは，一通りの運動療法を行い，独歩可能になった後の跛行やスポーツ復帰前のトレーニングについて，超音波を用いて検証した筆者らの研究を紹介する．

1) 踵離れ（踵離地）の異常

歩行や走行中の腓腹筋は，先述したように，MStの後半からTStにかけて，遠心性収縮から等尺性収縮に切り替わる．アキレス腱損傷後の患者には，足関節の背屈制限によりTStでの踵離れが早期に起こる症例や，逆に下腿三頭筋の筋力低下により踵離れの遅れる症例が存在する．後者には，下腿三頭筋の筋力強化訓練が必要となる．その際に，遠心性収縮から等尺性収縮への切り替わりを強調できる方法はないだろうか？

そこで筆者らは，下腿三頭筋の粘弾性に注目して，calf raise trainingを検討した．

2) calf raise training

以下の2点に注目し，実験を行った[8,9]．

① calf raise trainingの速度を高めることで下腿三頭筋の粘性を高め，等尺性収縮を起こすことができるか？

② 運動範囲を広げることで下腿三頭筋の弾性を高め，等尺性収縮を起こすことができるか？

その結果，前足部に段差を設け，足関節を背屈位で開始するcalf raise trainingを行うと，最大挙上位から足関節0°付近までは遠心性収縮が生じ，その後，0°より背屈する際には等尺性収縮が生じた（▶図14-11）．

つまり，背屈位から始めるcalf raise trainingを行うことで，歩行中や走行中

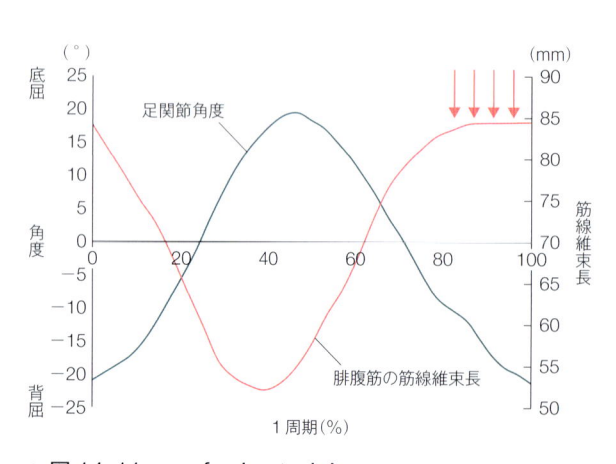

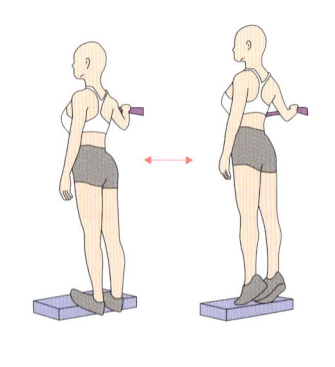

▶図14-11　carf raise training
足関節角度は，挙上に伴い底屈し，その後，背屈運動が生じる．腓腹筋の筋線維束長は，足関節底屈角度の増加に伴い短縮し，角度の減少に伴い，伸張される．そして前足部に設けた段差により背屈角度が0°を超えて背屈していくときに，その変化量は少なくなり，最大背屈位付近では等尺性収縮が生じている（赤矢印）．

の下腿三頭筋の収縮動態に近いトレーニングが可能になる．

ただし，このトレーニングでは，アキレス腱や筋膜への負荷が強くなるため，アキレス腱損傷や肉離れの症例では，その適応を慎重に考慮する必要がある．

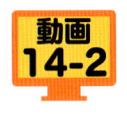

動画 14-2

II なぜ，中足骨頭部痛が発生したのか？

1. 中足骨頭部痛と前足部横アーチの関係
1）中足骨頭部痛のメカニズム

中足骨頭部痛は，特に歩行の TSt で発生することが多い．TSt では，踵が床面から離れるため，**中足趾節関節**（MTP 関節）で体重を支持する必要がある．MTP 関節への負荷が強まり，関節への応力が集中すると，中足骨頭部に疼痛を生じる．

アキレス腱損傷後は，足関節に背屈制限があるため，補高した靴や装具を利用することが多い．このような環境では，足趾を屈曲させ，足部が滑らないようにしている症例も多い．その結果，足部内在筋の過緊張から前足部の剛性が高まり，前足部への荷重応力を強めることになる．

➜中足骨頭部痛
metatarsalgia

➜中足趾節関節
metatarsophalangeal joints；MTP 関節

2）前足部横アーチの荷重分散機能

この前足部への荷重応力を分散するために，中足骨から構成される**前足部横アーチ**が存在する（▶図 14-12）．前足部横アーチは，足部に存在する**内側縦アーチ**，**外側縦アーチ**とともに，荷重により扁平化し，荷重応力を分散する機能を有している．つまり，前足部横アーチの機能低下は，中足骨頭部への荷重応力の集中を惹起する．そのため，前足部横アーチの荷重分散機能を再獲得するこ

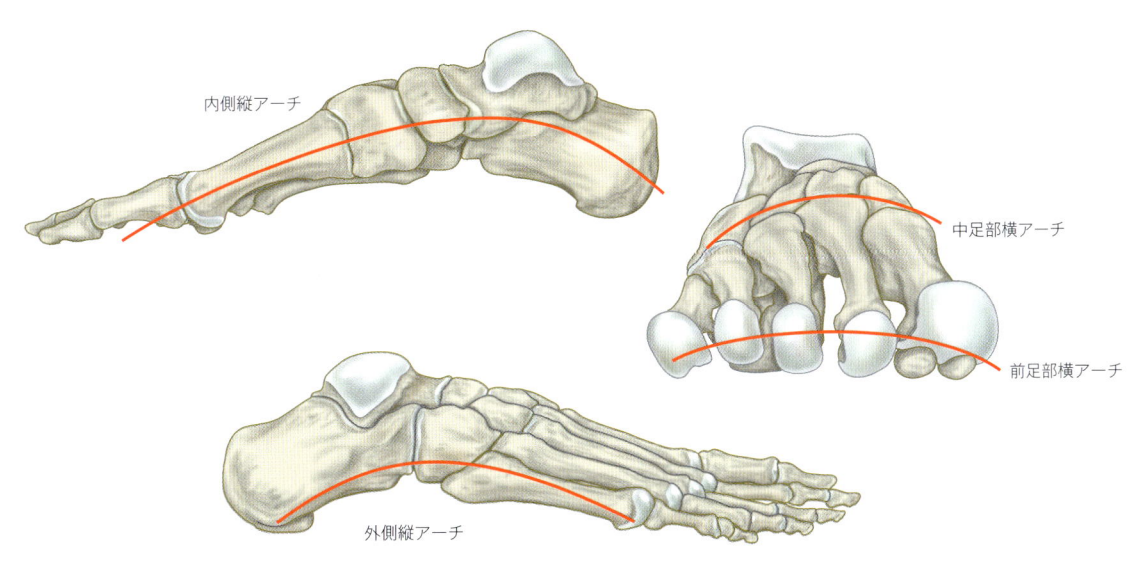

▶図 14-12　4 つの足部アーチ
足部には，内側縦アーチ，外側縦アーチ，前足部および中足部の横アーチが存在している．

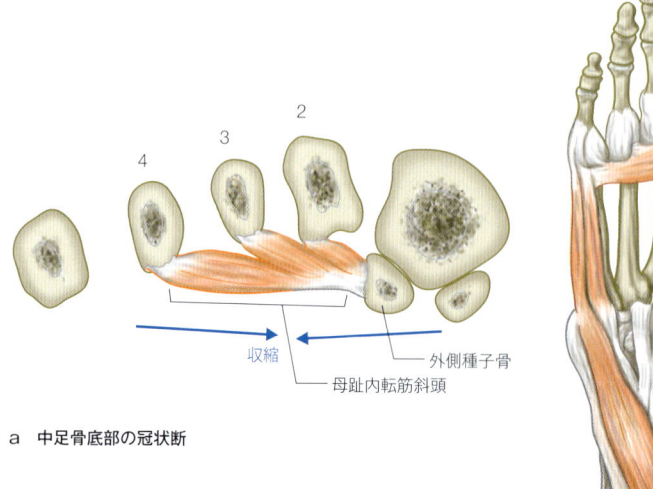

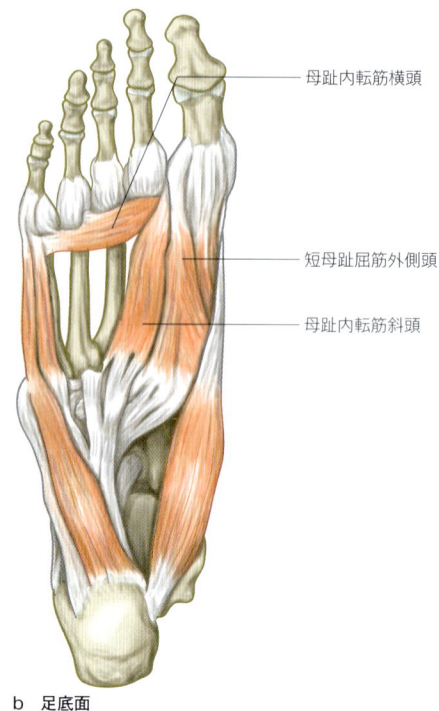

▶図 14-13　母趾内転筋

a　中足骨底部の冠状断

b　足底面

母趾内転筋は，おもに第2〜4中足骨底部底側から起始する斜頭と同中足骨頭部から起始する横頭からなり，外側種子骨に停止する．そのため，同筋の収縮は前足部横アーチを挙上させる作用がある．

とで，中足骨頭部痛が軽減すると考えられる．

3) 母趾内転筋と母趾外転筋

　前足部横アーチを保持する動的安定化機構として，**母趾内転筋**が挙げられる（▶図14-13）．そのため，母趾内転筋の過緊張や短縮がある場合は，荷重分散機能が低下する．

　また，**母趾外転筋**は，内側縦アーチの保持に関与するが，この筋の過緊張や短縮は，第1中足骨を内反位にする．これにより前足部横アーチが低下し，相対的に第2〜4中足骨頭部への荷重負荷が増加する．

　このように，前足部横アーチの機能低下が，中足骨頭部痛を引き起こしていることから，母趾内転筋や母趾外転筋のリラクセーションが有効となる．

➡母趾内転筋
adductor hallucis m.

➡母趾外転筋
abductor hallucis m.

2. 母趾内転筋・母趾外転筋を超音波で観察しよう！

1) 母趾内転筋の超音波解剖

> 起　　始：斜頭；立方骨，外側楔状骨，長足底靱帯および第2～4中足骨底
> 　　　　　横頭；第3～5 MTP関節包および第3～5中足骨頭
> 停　　止：母趾の外側種子骨を介して，母趾基節骨底外側
> 神経支配：外側足底神経
> 作　　用：母趾の内転，母趾MTP関節屈曲

●母趾内転筋の走行

　母趾内転筋は，短趾屈筋と長趾屈筋腱の深層かつ短母趾屈筋外側頭の外側に

CLINICAL HINT
前足部横アーチの柔軟性の評価方法[10, 11]

　筆者らは，臨床における前足部横アーチの柔軟性の評価方法を開発している．前足部横アーチの形態は，**横アーチ長率**（TAL）という測定方法で評価できる．しかし，同方法は静止立位で測定するため，荷重の多くは後足部に加わっている．そこで，測定肢を前方に出し踏み込んだ状態（下腿最大前傾位）で，TALを測定し，その値と静止立位でのTALとの差を，前足部横アーチの柔軟性の指標として測定している．

　この測定の再現性と妥当性に関して実験した結果，再現性が高いことと，3次元運動計測により求めた前足部の柔軟性と相関関係を有していることがわかった．

　つまり，従来，測定困難だった前足部横アーチの柔軟性は，この方法によって臨床で簡便に測定できる．

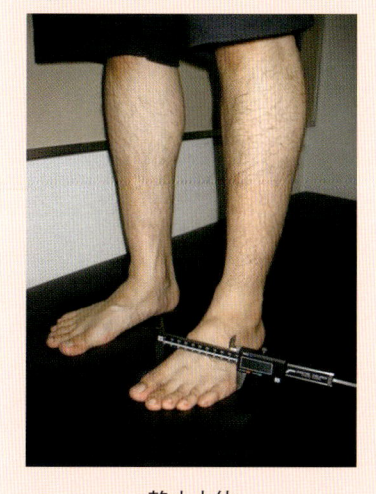

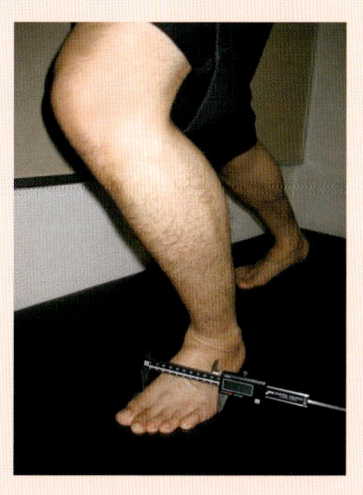

➡横アーチ長率
　transverse arch length：TAL

静止立位　　　　　下腿最大前傾位

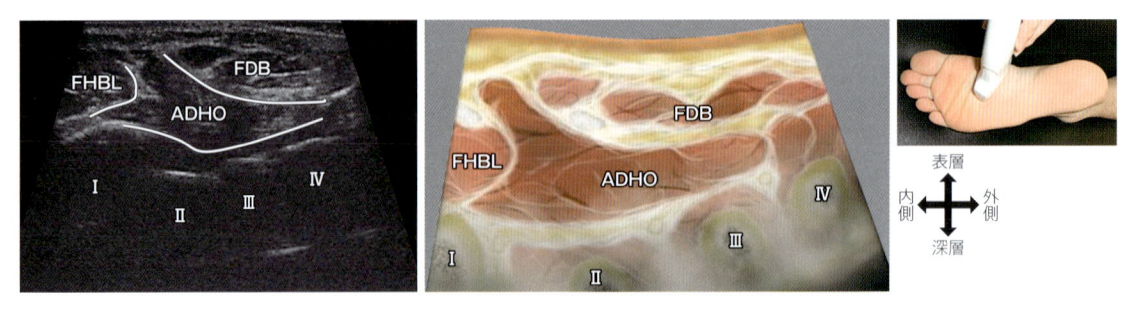

▶図 14-14　母趾内転筋斜頭の短軸像
母趾内転筋斜頭（ADHO）は，短趾屈筋（FDB）の深層かつ短母趾屈筋外側頭（FHBL）の外側に位置している．

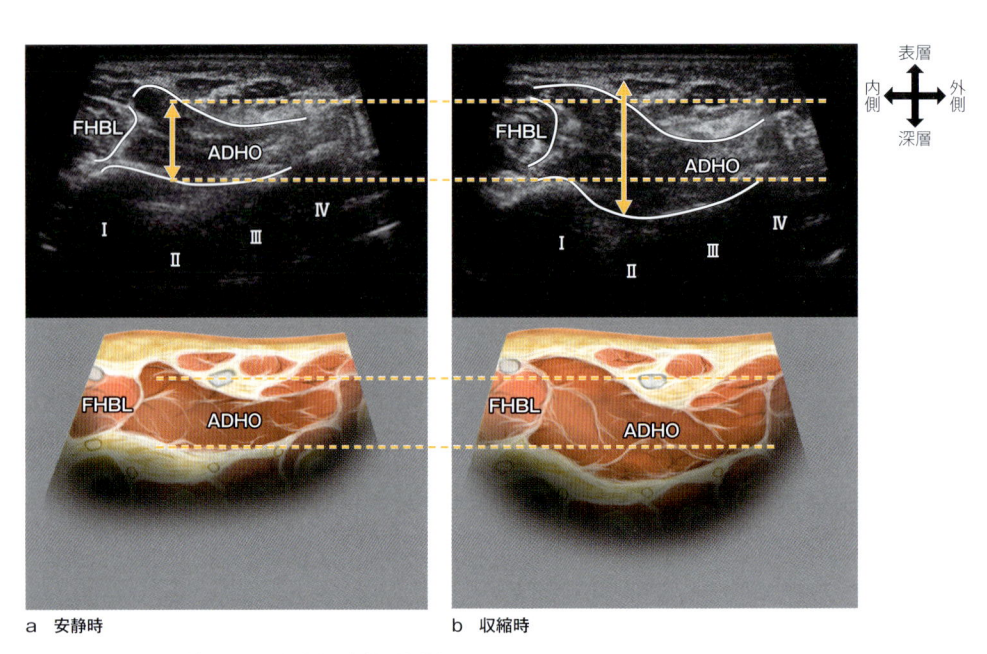

a　安静時　　　　　　　　　　　　b　収縮時

▶図 14-15　収縮時の母趾内転筋（短軸像）
母趾内転筋斜頭の筋腹は，収縮時に底側／背側の両方向に広がる．

位置する筋（▶図 14-14）で，前足部横アーチの保持に関与する．

　荒川ら[12]は，起始部の変異について，斜頭が第5中足骨底や舟状骨にまで広がっている例や，横頭が第5中足骨頭部まで広がっている例を報告している．また，**斜頭**は，全足内在筋の中で，母趾外転筋に次いで筋体積の大きい筋であり[13]，**横頭**は欠損することがある（6〜9％）[13,14]．そのため，前足部横アーチの保持においては，斜頭が重要となる．

➡斜頭
oblique head

➡横頭
transverse head

● 母趾内転筋の作用
　母趾内転筋の収縮は，母趾の内転および屈曲運動に作用する．その収縮に伴い，斜頭の筋腹が底側・背側方向へ膨隆することが確認できる（▶図 14-15）．
● 外反母趾の発症機序
　外反母趾では，母趾内転筋の筋力低下と母趾外転筋の短縮により，母趾MTP関節周囲の力学的不均衡が問題になる．

> **超音波解剖でわかったこと**
>
> ・母趾内転運動を行うことで，母趾内転筋の厚みが底側／背側の両方向に増す

2）母趾外転筋の超音波解剖

起　　始	踵骨隆起の内側部，屈筋支帯，足底腱膜，舟状骨粗面
停　　止	母趾の内側種子骨を介して，母趾基節骨底内側
神経支配	外側足底神経
作　　用	母趾の内転，母趾MTP関節屈曲

●母趾外転筋の走行

母趾外転筋は，**短趾屈筋**，**小趾外転筋**とともに足底の第1層を構成する筋である．母趾外転筋は，内側面からもよく観察できる．母趾外転筋は，母趾の外転作用を有した唯一の筋である．

また，母趾外転筋は内側縦アーチの直下に存在し，荷重による扁平化を制動している．筋腹は踵骨から内側楔状骨近傍にまで存在し，停止腱は筋腹中央付近から遠位に向かって走行し，羽状筋の形態をとっている（▶図14-16）．

➡短趾屈筋
flexor digitorum brevis m.

➡小趾外転筋
abductor digiti minimi m.

●外反母趾の運動療法

外反母趾では，第1中足骨が内反するため，母趾外転筋は短縮位となる．そのため外反母趾の運動療法では，母趾外転筋のストレッチが重要になる．

●母趾外転筋の動態

筆者らは，母趾の自動外転運動に伴って，母趾外転筋がわずかに背内側に移動するタイプ1とその場で収縮しているタイプ2が存在することと，タイプ1のほうが多いことを確認している（▶図14-17）[15]．

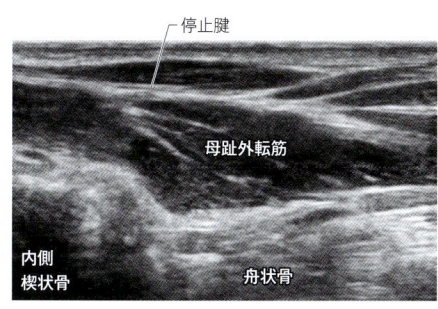

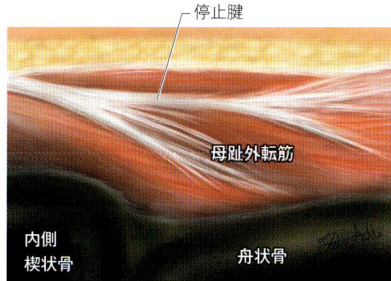

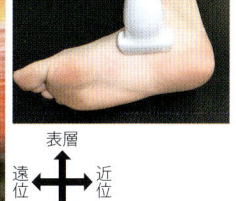

▶図14-16　母趾外転筋の長軸像
母趾外転筋は羽状筋である．筋線維は，表層の筋膜や深層の骨から，中央に存在する停止腱に向かって斜走する．

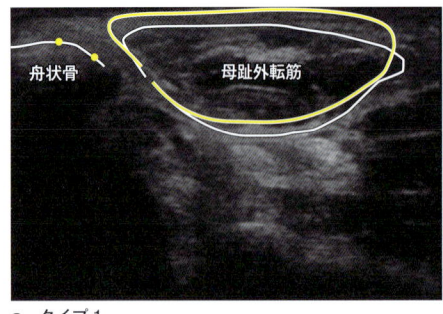

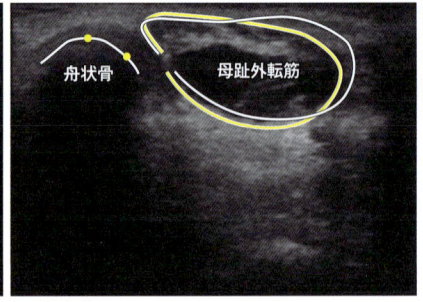

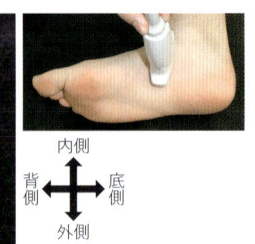

a　タイプ1　　　　　　　　　　　　　b　タイプ2

▶図14-17　収縮時の母趾外転筋（短軸像）
収縮時, 母趾内転筋は背内側に移動するタイプ1と, ほぼその場で収縮するタイプ2が存在する. 黄色の丸は骨の特徴点（最内側部と底側部）を, 黄色の線は収縮時の筋腹を示す.

超音波解剖でわかったこと

- 母趾外転筋の筋腹は羽状筋で, 内側楔状骨近傍くらいまでしか存在しない
- 母趾外転運動を行うと, その筋腹がわずかに背内側方向に移動するタイプ1が多い

---

3. 母趾内転筋・母趾外転筋の運動療法

1) 母趾内転筋のリラクセーション

　母趾内転筋の過緊張や短縮は, 前足部横アーチの剛性を高め, 荷重による扁平化を妨げる. そのため, 母趾内転筋のリラクセーションを行う必要がある. しかし, 母趾内転筋は筋長が短く, 伸張感を得られにくい. また, 深層に位置するため, 直接圧迫などの徒手操作を加えることも難しい.
　そこで, 筋血流の改善を目的に, 母趾の内転運動を低負荷で繰り返すことにより, 母趾内転筋の収縮と弛緩を促す.

2) 母趾内転筋の収縮促通方法

　超音波で母趾内転筋の動態を観察すると, 収縮により, 底側／背側方向に膨隆することがわかる. そのため, 母趾内転筋の筋収縮を促す際には, 母趾の内転運動を行うだけではなく, 前足部を両側から圧迫するようにして母趾内転筋の収縮時の底背側への拡がるスペースを確保するとよい.

3) 母趾内転筋のストレッチ

　母趾内転筋をストレッチする際には, 母趾の外転運動を強制する. その際, 母趾内転筋の収縮時の底側／背側への拡がりを考慮すると, 筋腹をつぶすように, ダイレクトに伸張する操作を加えたほうがよい.

母趾内転筋の収縮促通方法

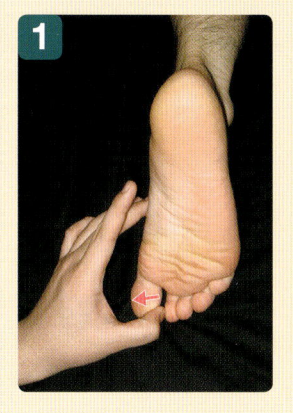

→：治療者が力を加える方向

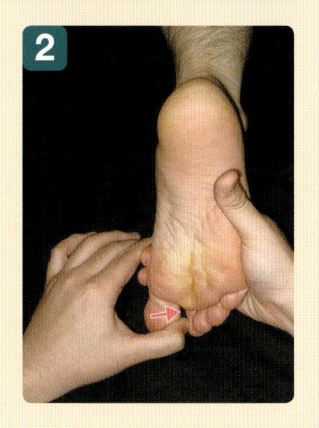

1 母趾の内転運動.

2 母趾内転筋の筋収縮を促す際には，前足部を両側から圧迫するようにして，母趾内転筋が収縮時に底背側へ広がるスペースを確保するとよい．

母趾内転筋の伸張方法

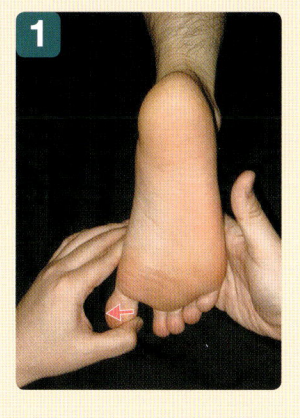

1 母趾内転筋をストレッチする際には，母趾の外転運動を強制する．

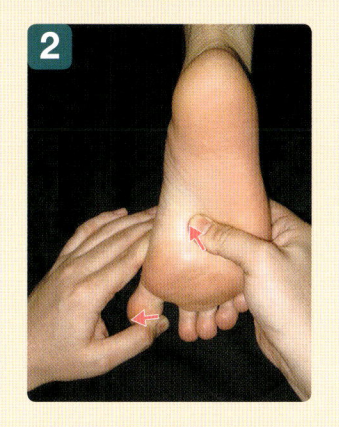

2 母趾内転筋の収縮時と安静時の底側/背側への広がりを考慮すると，筋腹をダイレクトに伸張する操作を加えたほうがよい．

> **こんな症状にも使える！**
>
> 外反母趾では，母趾外転筋の筋力低下と母趾内転筋の短縮により，第1中足骨を外転させ，母趾基節骨を内転させている．そこで，母趾内転筋のストレッチと母趾外転筋の収縮促通法は，外反母趾の運動療法においても有効になる．

4）母趾外転筋の収縮促通方法

　母趾外転筋は，扁平足などの変形がある場合，筋力低下を伴うことが多い．そのため，母趾外転筋の収縮を促通することになる．しかし，母趾の外転運動自体が困難な例も多く，母趾外転筋の筋力強化は容易ではない．そこで，母趾外転筋の動態を考慮し，母趾外転筋の筋腹を背内側方向に誘導しながら，筋収縮を引き出すことが有効になる．

母趾外転筋の収縮促通方法

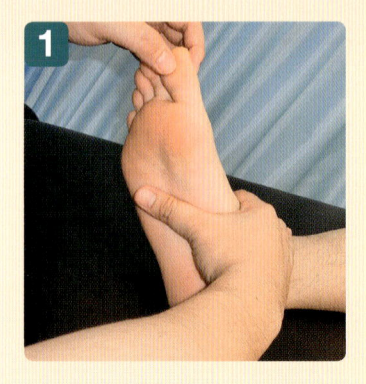

1 開始肢位．母趾の外転運動を自動介助運動もしくは自動運動で行う．

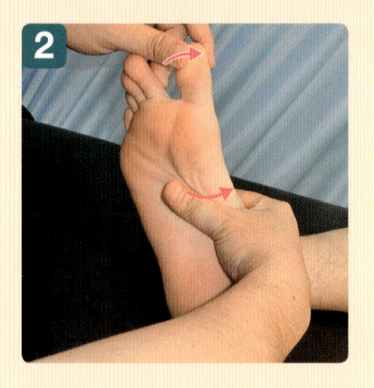

2 母趾外転筋の筋腹を収縮に合わせて，背内側へ誘導する．

【文献】

1) McNair P, Nordez A, Olds M, et al：Biomechanical properties of the plantar flexor muscle-tendon complex 6 months post-rupture of the Achilles tendon. J Orthop Res 31：1469-1474, 2013
2) Schepsis AA, Jones H, Haas AL：Achilles tendon disorders in athletes. Am J Sports Med 30：287-305, 2002
3) Starkey C, Ryan JL：Evaluation of Orthopedic and Athletic Injuries, 2nd ed. FA Davis, Philadelphia, 2002
4) Kongsgaard M, Aagaard P, Kjaer M, et al：Structural Achilles tendon properties in athletes subjected to different exercise modes and in Achilles tendon rupture patients. J Appl Physiol (1985) 99：1965-1971, 2005
5) Perry J, Burnfield JM：Gait Analysis：Normal and Pathological Function, 2nd ed. p58, Slack, Thorofare, 2010
6) Neptune RR, McGowan CP：Muscle contributions to whole-body sagittal plane angular momentum during walking. J Biomech 44：6-12, 2011
7) Fukunaga T, Kubo K, Kawakami Y, et al：*In vivo* behaviour of human muscle tendon during walking. Proc Biol Sci 268：229-233, 2001
8) 久田智之，佐藤貴徳，三津橋佳奈，他：カーフレイズにおける運動域の違いは等尺性収縮を生み出せるか？ 東海北陸理学療法学術大会誌 29：214, 2013
9) 佐藤貴徳，久田智之，三津橋佳奈，他：Curf raise における反復速度は等尺性収縮を生み出せるか？ 東海北陸理学療法学術大会誌 29：215, 2013
10) Kudou S, Hamajima K, Kaneiwa J, et al：Reliability of the Transverse Arch of the Forefoot as an Indicator of Foot Conditions. J Phys Ther Sci 24：335-337, 2012
11) Kudo S, Hatanaka Y, Naka K, et al：Development of a method to measure the flexibility of the transverse arch of the forefoot. J Orthop Surg, *in press*
12) 荒川高光，河上敬介，寺島俊雄：カラーアトラス―三次元的視点からみた筋の位置：ヒト足底の深層筋における起始の変異を力学的・機能的に再考する．理学療法 23：424-427, 2006
13) Kura H, Luo ZP, Kitaoka HB, et al：Quantitative analysis of the intrinsic muscles of the foot. Anat Rec 249：143-151, 1997
14) Cralley JC, Schuberth JM：The transverse head of adductor hallucis. Anat Anz 146：400-409, 1979
15) 前川梨恵，濱島一樹，榎木優太，他：超音波画像診断装置を用いた母趾外転筋の観察．東海北陸理学療法学術大会誌 29：206, 2013

15 シンスプリント

症例

16歳，女性．長距離ランナーで，ほぼ毎日10 kmほどランニングをしている．1か月前からランニングの量を増やしたところ，2週間前から練習の終盤になると，下腿内側部痛が生じるようになった．湿布を貼って様子をみていたが，最近は翌朝まで痛みが残るようになったため，整形外科を受診した．

X線上，骨折などの外傷はなく，**シンスプリント**と診断され，理学療法開始となった．ランニング中の疼痛は，**foot strike**と**take off**で出現していた（▶図15-1）．疼痛部位は脛骨内側縁遠位1/2〜1/3であった．<u>運動療法として，下腿屈筋のリラクセーションを行い，内側縦アーチを支持するテーピングを行った</u>．その結果，take offでの疼痛は消失したものの，foot strikeでの疼痛が残存していた．

足部を再評価したところ，足関節の外返し筋力が低下しており，小趾外転筋の緊張が低下していた．そこで，<u>小趾外転筋と腓骨筋群の筋力強化訓練を実施し，内側縦アーチとともに，外側縦アーチを支持する足底挿板を作成したところ</u>，foot strikeでの疼痛も消失し，競技復帰可能になった．

→シンスプリント
shin splints

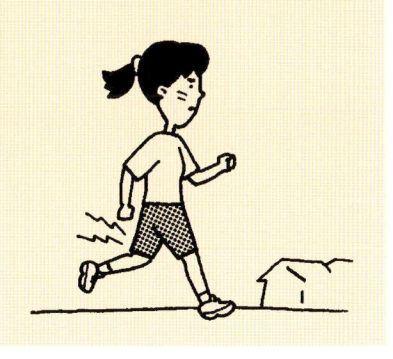

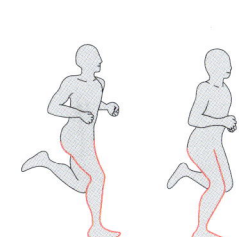

▶図15-1
ランニングのphase
赤：観察肢．

I なぜ，下腿深層屈筋群の運動療法で，take offでの疼痛が消失したのか？

1. シンスプリントとは
2. ランニングの運動解剖学
3. 下腿深層屈筋群を超音波で観察しよう！
4. 下腿深層屈筋群の運動療法

II なぜ，小趾外転筋と腓骨筋群の筋力強化で，foot strikeでの疼痛が消失したのか？

1. 足部のアーチ
2. 内反不安定性の影響
3. 小趾外転筋と腓骨筋群を超音波で観察しよう！
4. 小趾外転筋と腓骨筋群の運動療法

I なぜ，下腿深層屈筋群の運動療法で，take offでの疼痛が消失したのか？

1. シンスプリントとは

シンスプリントは，コンクリートなどの硬い面でのランニングや底屈筋の過負荷によって誘発される下腿の違和感と定義される．ランニングやダッシュを繰り返すスポーツ選手に多く発生し，脛骨内側縁遠位1/2～1/3の領域に運動時痛を訴える．

この疼痛の原因としては，下腿屈筋の筋膜の炎症，下腿骨膜の炎症，下腿屈筋の内圧の上昇などが考えられているが，一定の見解を得ていない．そのため，medial tibial stress syndromeとして，1つの疼痛症候群としてとらえる考え方もある[1]．本書では，これらを複合した概念をシンスプリントとよぶ．

疼痛はランニングのfoot strike～take off（▶図15-1）までのいずれの位相においても出現することがある．初期にはスポーツ活動後にのみ疼痛が出現するが，悪化するとスポーツ活動中や活動後にも疼痛が出現するようになり，重症例では安静時にも疼痛が生じる場合もある（●表15-1）．

2. ランニングの運動解剖学

ランニング中の足関節は，30°近くの背屈位を強いられる[2]．そのため，足関節背屈運動で伸張される底屈筋群には，この可動域を維持するだけの柔軟性が必要になる．

Cavanaghら[3]によると，3.7 min/kmで走行すると，おおむね左右方向に体重の0.12倍，前後方向には0.43～0.45倍，垂直方向では2.7～2.8倍の力が加わる．この衝撃を緩衝するために，回外位で接地した後，foot strike～mid supportにおいて，踵部は回内しながら荷重を受け，take offでは再び回外する[4]．このように，足関節の背屈運動とともに距骨下関節の回内・回外運動が重要になる．

1）下腿深層屈筋群にかかる負荷

foot strikeでの回内運動において，回外作用をもつ下腿深層屈筋群は遠心性収縮を強いられる．そのため，**後脛骨筋**，**長趾屈筋**，**長母趾屈筋**は過負荷となる（▶図15-2）．

take offでは急激な**中足趾節関節**（MTP関節）の伸展運動が生じ，45～65°伸展位となる[5]．歩行時のMTP関節の伸展角度が40～60°とほぼ同程度であることを考えると，歩行より強い力が加わるランニングでは，足趾の屈筋群はさらに遠心性収縮を強いられると考えられる（▶図15-3）．

➡後脛骨筋
tibialis posterior m.；TP

➡長趾屈筋
flexor digitorum longus m.；FDL

➡長母趾屈筋
flexor hallucis longus m.；FHL

➡中足趾節関節
metatarsophalangeal joint

●表15-1 Walsh分類（日本語訳）

Stage Ⅰ	スポーツ活動後のみ疼痛がある
Stage Ⅱ	スポーツ活動中も疼痛があるが，パフォーマンスに影響がない
Stage Ⅲ	スポーツ活動中も疼痛があり，パフォーマンスにも影響がある
Stage Ⅳ	安静時にも慢性的に持続した疼痛がある

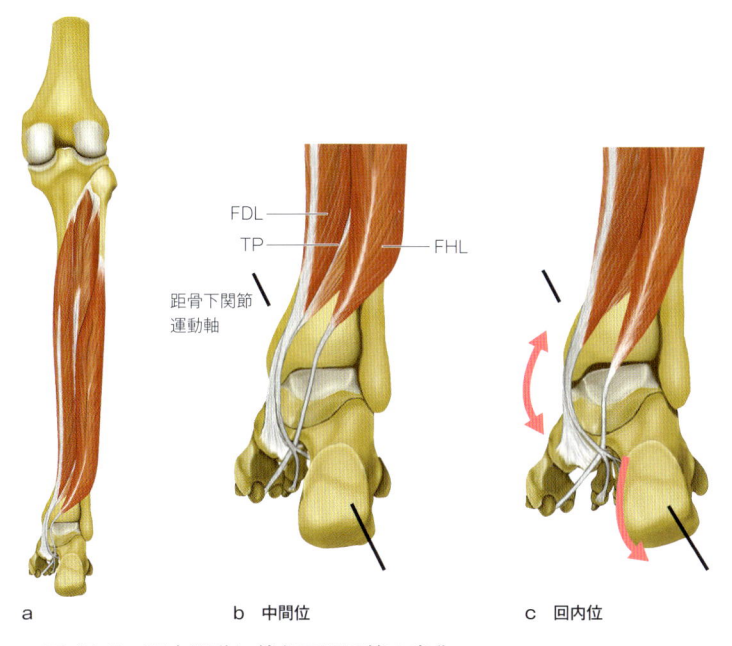

▶図 15-2　回内運動に伴う下腿屈筋の変化
a：下腿深層屈筋群．b：aの赤枠の拡大図．c：bの状態から距骨下関節を回内した図．下腿深層屈筋群は回内／回外の軸より内側を通過するため，伸張される．

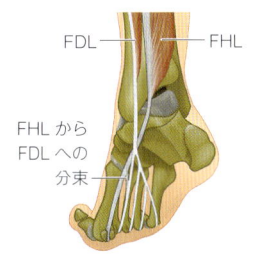

▶図 15-3
take off での趾屈筋腱

　つまり，長趾屈筋や長母趾屈筋に加わる牽引力が増強した結果，長趾屈筋の起始部である**脛骨内側縁**に圧痛が生じたものと考えられる．

➡脛骨内側縁
　medial border of the tibia

2）脛骨内側面へのストレス

　脛骨内側面に筋は付着しない．しかし，筋を包む**筋膜**と骨を包む**骨膜**は連続性のある疎性結合組織となっている．そのため，筋膜に加わった力学的ストレスは，少なからず骨膜にも伝わる．
　また，脛骨内側面には着地時の衝撃も加わる．重症化してきた症例では，このようにさまざまな力学的ストレスが加わることで，筋の付着のない骨膜部分にも圧痛が存在すると考えられる．

➡脛骨内側面
　medial surface of the tibia

➡筋膜
　muscle fascia

➡骨膜
　periosteum

3. 下腿深層屈筋群を超音波で観察しよう！（▶図 15-4）

　脛骨内側面に存在する軟部組織は，**ヒラメ筋**と**長趾屈筋**である．長趾屈筋は，**後脛骨筋・長母趾屈筋**とともに**下腿深横筋膜**に包まれる（▶図 15-5）．この下腿深横筋膜の緊張が亢進すると，疼痛部位の脛骨内側縁遠位部に対する機械的刺激が増加し，疼痛が発生する．
　シンスプリントでは，下腿深横筋膜に包まれる長趾屈筋，後脛骨筋，長母趾屈筋の 3 筋に対する運動療法が必要になる．

➡ヒラメ筋
　soleus

➡深横筋膜
　deep transverse fascia

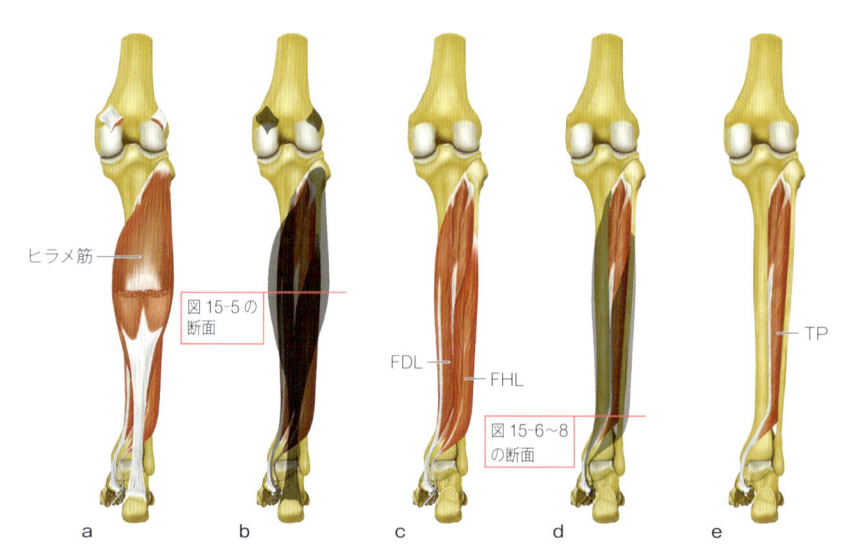

▶図 15-4　下腿深層屈筋群の構造（a 浅層→e 深層）

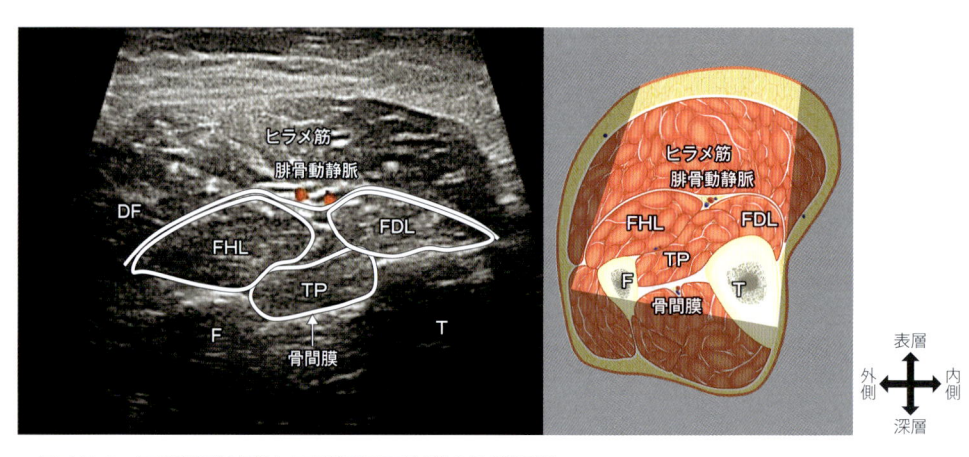

▶図 15-5　下腿深横筋膜と下腿深層屈筋群の位置関係

下腿中央部の短軸像.
下腿深層屈筋群は深横筋膜によって覆われている．深横筋膜の浅層に位置するヒラメ筋の深層を脛骨動脈・静脈が走行する．カラードップラーにより血流を確認すると，深横筋膜は同定が容易となる．
DF：下腿深横筋膜，FHL：長母趾屈筋，FDL：長趾屈筋，TP：後脛骨筋，F：腓骨，T：脛骨．

1) 長趾屈筋の超音波解剖

起　　始	脛骨後面，下腿骨間膜，後脛骨筋の筋膜
停　　止	短趾屈筋の腱裂孔を貫き，第 2〜5 趾末節骨底
神経支配	脛骨神経
作　　用	足関節の内返し，足趾の屈曲，内側縦アーチの保持

● 長趾屈筋の走行

　内果の後方に筋腹が存在し，腱となって後脛骨筋腱，長母趾屈筋腱とともに足根管を通過し，足底に回り込む．筋腹は下腿の内側にあるが，足底では足部

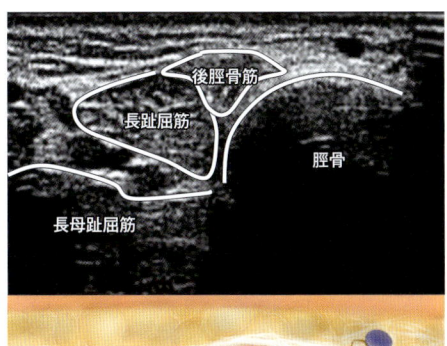

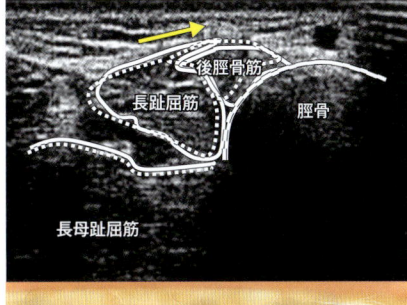

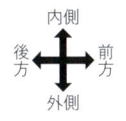

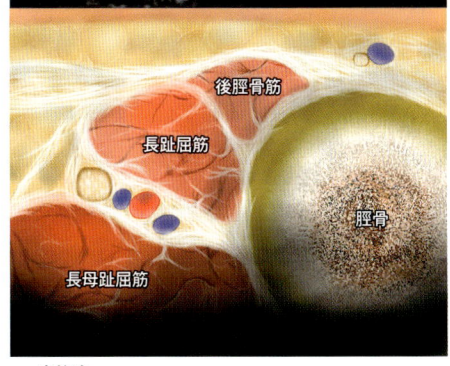

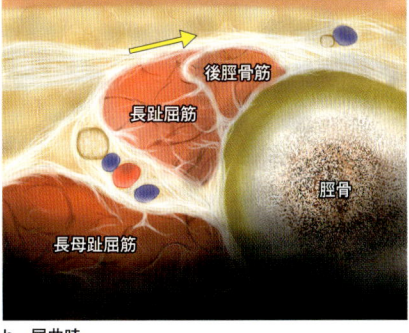

a　安静時

b　屈曲時

▶図15-6　第2〜5趾屈曲時の長趾屈筋（短軸像）
下腿遠位部（内果より5cm近位）での短軸像．
b：安静時の筋の位置を破線で示す．長趾屈筋の内側部が後脛骨筋の表層に移動する様子が確認できる．

の外側へ向かい第2〜5趾に停止する．そのため内果の後方を通過し，足底に回り込む際に，長母趾屈筋腱と交差する．また，母趾の末節骨底に停止する例も2〜14％で存在する[6]．

超音波解剖でわかったこと

・第2〜5趾が屈曲すると，長趾屈筋の収縮により，長趾屈筋の内側部が後脛骨筋の表層に移動する．また後脛骨筋も前方に移動し，長趾屈筋もわずかに内側に動く（▶図15-6）

2）長母趾屈筋の超音波解剖

起　　始：腓骨体の後面，後下腿筋間中隔の下半分
停　　止：母趾の末節骨底
神経支配：脛骨神経
作　　用：足関節内返し，第1趾（母趾）の屈曲，内側縦アーチの保持

●長母趾屈筋の変異

　長母趾屈筋の腱は，第1趾（母趾）のほかに第2・3趾に停止する例が多く，

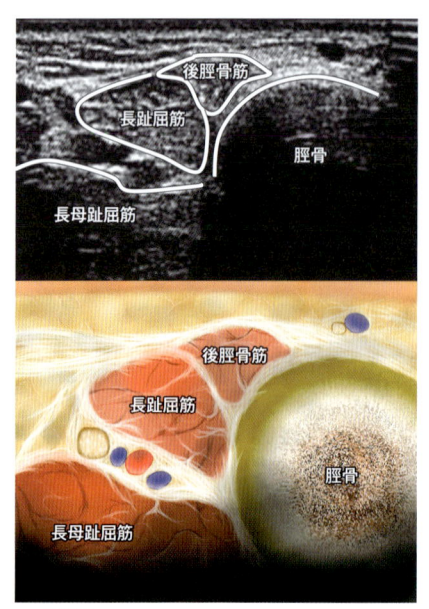

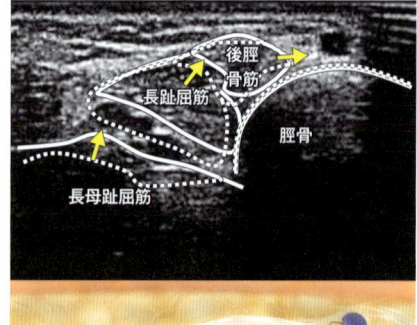

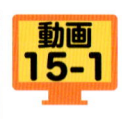

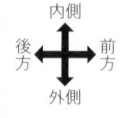

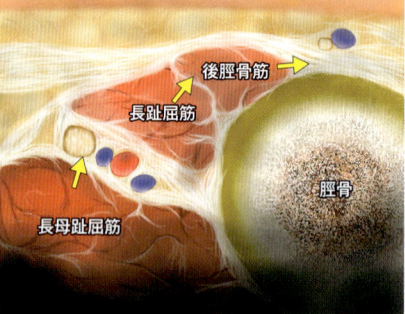

a 安静時

b 屈曲時

▶図 15-7　第 1 趾（母趾）屈曲時の長趾屈筋（短軸像）
下腿遠位部（内果より 5 cm 近位）での短軸像．
b：安静時の筋の位置を破線で示す．長母趾屈筋が内側に広がり，長趾屈筋も内側に移動する様子が確認できる．

61％に上る．第 1 趾にのみ停止する例は 0.4％，第 1・2 趾に停止する例は 10％，第 1〜4 趾に停止する例は 25％，第 1〜5 趾に停止する例は 2.9％となっている[6]（▶図 15-3）．

なお，ヒト以外の哺乳類では，長趾屈筋と長母趾屈筋は全趾に停止することが一般的である．

> **超音波解剖でわかったこと**
>
> ・第 1 趾（母趾）が屈曲すると，長母趾屈筋が内側に広がりながら収縮する．それに伴って，長趾屈筋も大きく内側に移動する（▶図 15-7）

3）後脛骨筋の超音波解剖

起　　始	下腿骨間膜の後面上半と脛骨と腓骨，隣接する筋の筋膜
停　　止	足底の内側部で舟状骨粗面と内側楔状骨に停止する．中間・外側楔状骨，立方骨，第 2・3 中足骨に停止する線維束も存在する
神経支配	脛骨神経
作　　用	足関節内返し，内側縦アーチの保持

a 安静時

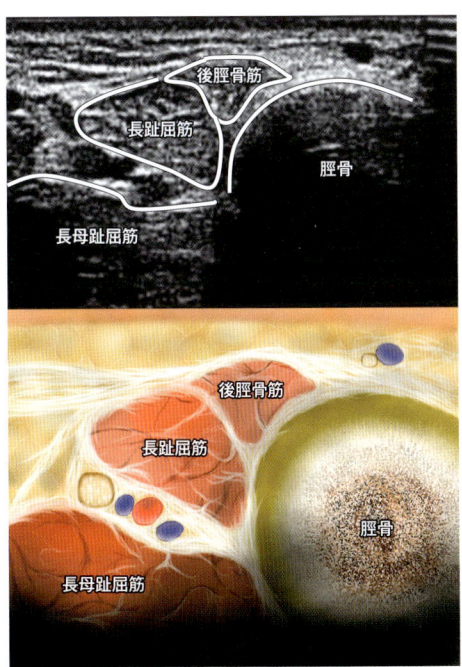

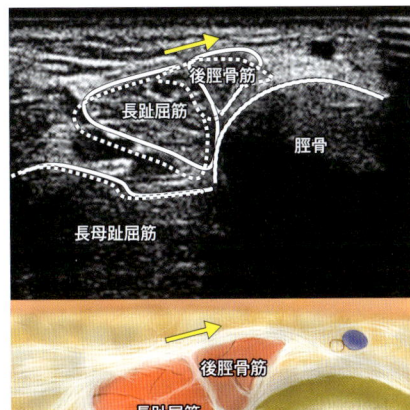

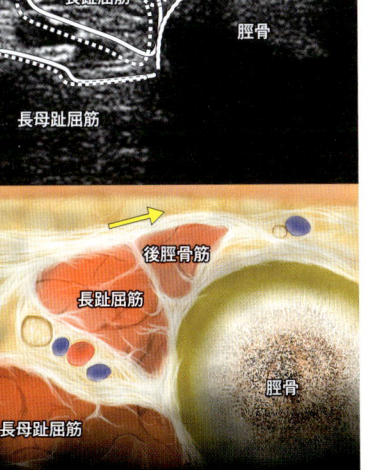

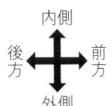

▶図 15-8　足関節内返し運動時の後脛骨筋（短軸像）
下腿遠位部（内果より5 cm 近位）での短軸像．
b：安静時の筋の位置を破線で示す．後脛骨筋が前内側に移動する様子が確認できる．

● 後脛骨筋の変異

　後脛骨筋の舟状骨粗面の停止部には，線維軟骨性もしくは骨性の**種子骨**が存在することがある（23％）．この種子骨は，舟状骨に加わる圧を緩衝したり，滑走したりすることで後脛骨筋の機能を高めていると考えられる．

　その他，後脛骨筋の停止部にはさまざまな変異が存在するが，機能的意義は明らかになっていない[7]．

→種子骨
sesamoid bones

> **超音波解剖でわかったこと**
>
> ・足関節内返し運動において，後脛骨筋は前内側に移動しながら，筋腹の中央に向かって収縮する．それに伴い，長趾屈筋も前内側に移動する（▶図 15-8）

4. 下腿深層屈筋群の運動療法

1）長趾屈筋・長母趾屈筋の機能改善

　超音波解剖から，長趾屈筋・長母趾屈筋は，後脛骨筋と同様，収縮時に前内側に移動することが確認できた．長趾屈筋と長母趾屈筋はともに足趾の屈曲に作用し，厳密な機能分化はみられない．

　そこで運動療法においては，両筋を1つの機能単位として，機能改善を行う．

2) 後脛骨筋の機能改善

超音波解剖によって，後脛骨筋は収縮時，前内側に移動することが確認できた．この後脛骨筋の動態を利用した運動療法を次に示す．

● 運動療法のシステマティックレビュー

Keenanら[8]は，外反足での歩行中における後脛骨筋の筋活動は，健常者よりも高くなると報告している．シンスプリントでも歩行や走行中に足部の外反が生じ，内側縦アーチが低下する症例が多い．そこで，後脛骨筋の筋力強化訓練を実施することとなる．

平野ら[9]は，後脛骨筋の筋力強化として，足関節内返しの抵抗運動を繰り返すことで，内側縦アーチの保持機能が向上することを示唆している．

長趾屈筋・長母趾屈筋のリラクセーション

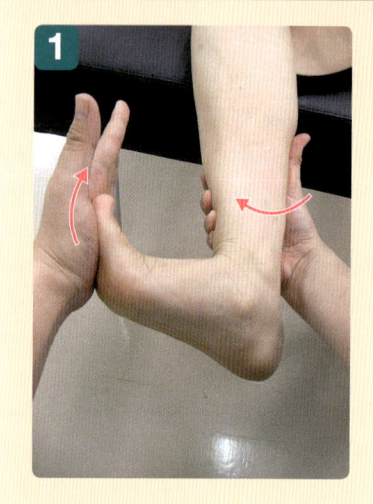

→：治療者が力を加える方向

1 [伸張方法]
足関節の外返し運動と足趾の伸展運動を行いながら，長趾屈筋を近位外側にダイレクトに伸張する．こうすると長趾屈筋が伸張に伴った外側への移動を引き出すことができる．

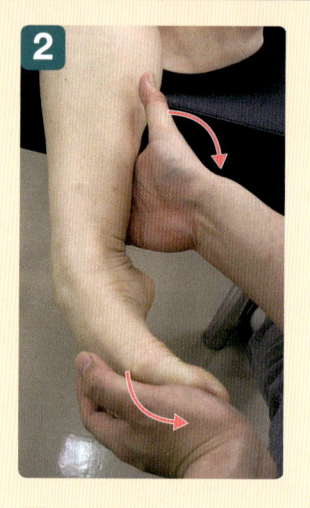

2 [収縮促通方法]
下腿遠位1/2～1/3で長趾屈筋の筋腹を把持し，足関節の内返し運動と足趾の屈曲を行いながら，長趾屈筋を前内側に誘導する．こうすると長趾屈筋が収縮に伴い，前内側へと移動する動きを引き出すことができる．

こんな症状にも使える！

長趾屈筋・長母趾屈筋腱の滑走性は，足関節の背屈可動域を確保するために重要になる．特に足関節脱臼骨折後の背屈可動域制限に対する運動療法では，有効となる．

後脛骨筋のリラクセーション

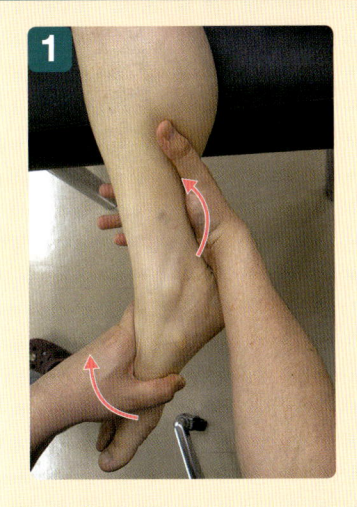

1 [伸張方法]
下腿遠位部を把持したまま，外返し運動を行いながら，後脛骨筋を近位外側にダイレクトに伸張する．こうすると，後脛骨筋が伸張され，近位外側に移動する．

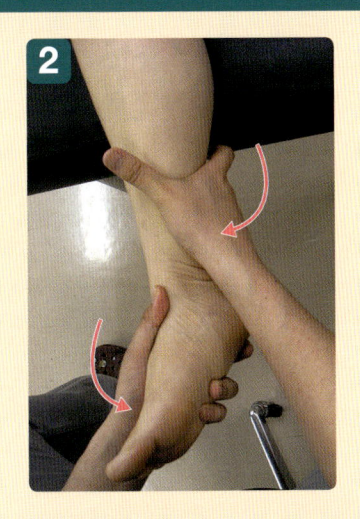

2 [収縮促通方法]
下腿遠位部で下腿深屈筋を把持する．足関節の内返し運動に伴い，後脛骨筋を前内側へ誘導する．こうすると後脛骨筋の収縮に伴い前内側に移動する動きを引き出すことができる．

BREAK TIME
後脛骨筋の表面筋電図の貼り付け位置

　後脛骨筋は内側縦アーチの保持に関わる筋であり，歩行などの動作時に後脛骨筋の機能を評価するために，表面筋電図学的な分析が行われることがある．

　歩行中の後脛骨筋は，initial contact 以降に大きく活動し，いったん活動性が低くなった後，mid stance にかけて再び活動性が高まる2峰性を示す．

　しかし，健常者の筋放電には，個人差が大きいと指摘されている[10]．その原因は，筋電図の電極貼り付け位置にあると考えられる．後脛骨筋の電極貼り付け位置は内果より2横指近位といわれている．そこで同部を超音波で観察すると，後脛骨筋の筋腹がわずかしか存在しない例や，腱のみの例など，個体差が多く存在した．

　また，長趾屈筋がすぐ外側に位置し，収縮時に内側に移動することを考えると，歩行中に後脛骨筋として記録した収縮は長趾屈筋の収縮を一緒に記録（クロストーク）している可能性も十分に考えられる．

　そのため，表面筋電図を貼りつける際には，超音波で筋腹の有無を確認することが，誤差を減らすために有効となると考えられる[11]．

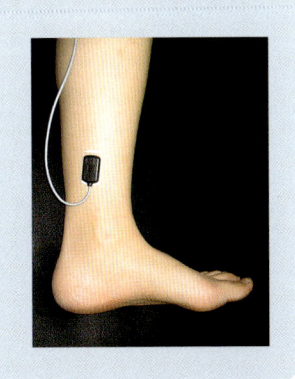

CLINICAL HINT 下腿遠位内側部の圧痛と長趾屈筋の動態の関係

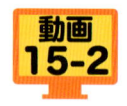

動画 15-2

　下腿遠位内側部に圧痛が存在する例と圧痛が存在しない例では，長趾屈筋を収縮した際の動態が異なっていた．

安静時　　　　　　　　　　　　　長趾屈筋収縮時

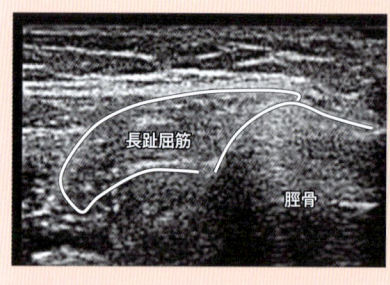

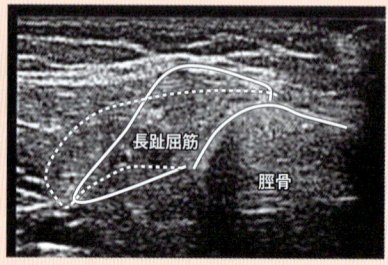

圧痛が存在しない症例：長趾屈筋は内返し運動に伴って大きく前内側に移動している．

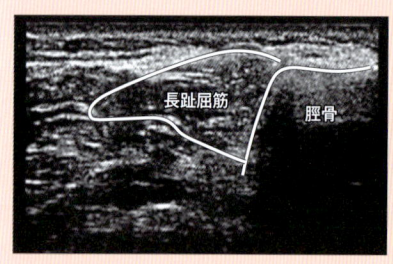

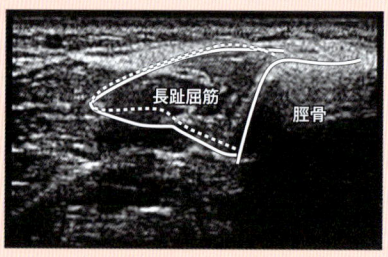

圧痛の存在する症例：内返し運動を行っても，長趾屈筋の筋腹の移動はほとんどみられない．

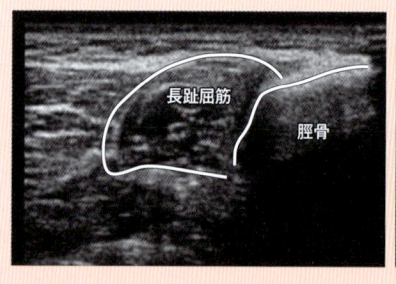

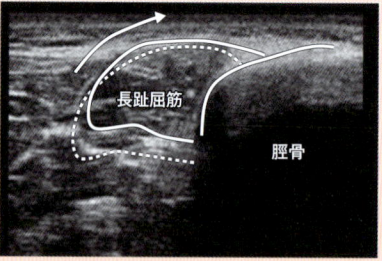

圧痛が存在する症例に対して運動療法による筋機能改善後：圧痛のない例ほどではないが，筋腹の移動が確認できる．

II なぜ，小趾外転筋と腓骨筋群の筋力強化で，foot strike での疼痛が消失したのか？

1. 足部のアーチ

　足部には踵骨・距骨・舟状骨・内側楔状骨・第1中足骨からなる**内側縦アーチ**，踵骨・立方骨・第5中足骨からなる**外側縦アーチ**，前足部・中足部からなる**横アーチ**が存在し，荷重の分散や足部の剛性の調整を行っている．

　内側縦アーチが低下した**扁平足**は，さまざまな障害を引き起こすことが知られている．シンスプリントはその代表例である．内側縦アーチは足部の回内・外転を伴って低下する例が多い．そのため，先述した回外・内転作用を有する後脛骨筋や長趾屈筋，長母趾屈筋は扁平足において強化するべき筋である．

➡内側縦アーチ
　medial longitudinal arch

➡外側縦アーチ
　lateral longitudinal arch

➡横アーチ
　transverse arch

➡扁平足
　flatfoot

2. 内反不安定性の影響

　本症例では，内側縦アーチを支持する筋に対してアプローチを行っても，foot strike での症状が軽減しなかった．そこで，足部・足関節の機能評価を再度行うと，足関節の**内反不安定性**が顕著で，**腓骨筋群**の筋力が低下し，外側縦アーチが下がっていることがわかった．そこで，外側縦アーチを支持した．しかし外側縦アーチが挙上すると足部は回内し，内側縦アーチが低下するのではないだろうか？

　足関節の内反不安定性を有する症例では，正常な走行時に見られる，"距骨下関節の回外－回内－回外"というサイクルが破綻し，正常であれば足部回外・外転位で接地するところを，回内・外転位で接地し，足部の回内運動で toe off（足尖離地）することがある．こうした症例では，内側縦アーチの筋力強化とともに，足部外側縦アーチを支持する**小趾外転筋**や**長・短腓骨筋**の筋力を強化することで，foot strike から mid support phase にかけて，足部内側縦アーチの低下を防ぐことができる．

3. 小趾外転筋と腓骨筋群を超音波で観察しよう！（▶図15-9）
1）小趾外転筋の超音波解剖

起　始	踵骨隆起外側突起，外側足底筋間中隔，腓側腱膜
停　止	第5基節骨底，ときに第5中足骨底
作　用	小趾近位指節間（PIP）関節の外転と屈曲，小趾のMTP関節の外転と屈曲，外側縦アーチの支持
神経支配	外側足底神経

●小趾外転筋の役割

　小趾外転筋は足底外側縁の膨らみを形成している．生理学的断面積は，足底内在筋のなかで，母趾外転筋，母趾内転筋斜頭に次いで3番目に大きい[12]．小趾の外転運動自体は困難なことも多いのに，なぜこんなに発達しているのだろうか？

➡小趾外転筋
　abductor digiti minimi m.

➡長・短腓骨筋
　peroneus longus and brevis

➡近位指節間関節
　proximal interphalangeal
　joint：PIP

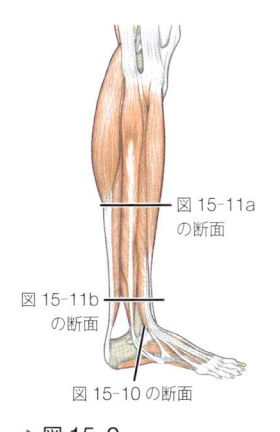

図15-11a の断面
図15-11b の断面
図15-10の断面

▶図15-9
長・短腓骨筋の走行

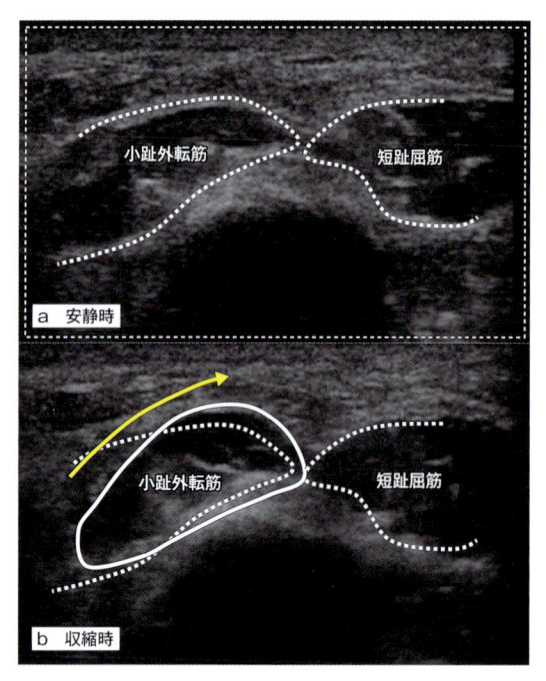

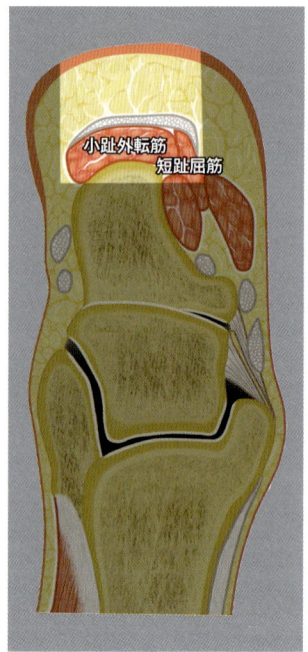

▶図 15-10　収縮時の小趾外転筋（短軸像）
小趾外転筋は収縮により底側内方に移動しながら，収縮する．

　小趾外転筋は，外側縦アーチの支持に大きく関与しており，そのために発達していると考えられる．

> **超音波解剖でわかったこと**
>
> ・小趾外転筋を収縮させると，筋腹が中央に集まり，筋厚が増加する（▶図15-10）

2) 長・短腓骨筋の超音波解剖

●長腓骨筋
起　　始：腓骨頭から腓骨体外側部上半分，一部は前下腿筋間中隔
停　　止：第1・2中足骨，内側楔状骨
作　　用：足関節底屈・足部外転・回内
神経支配：浅腓骨神経

●短腓骨筋
起　　始：腓骨外側面と前下腿筋間中隔
停　　止：第5中足骨粗面
作　　用：足関節底屈・足部外転
神経支配：浅腓骨神経

●長腓骨筋腱の走行

　長腓骨筋腱は，短腓骨筋の停止腱の後ろに並び，外果の後方で上腓骨筋支帯の，踵骨の長腓骨筋腱溝において下腓骨筋支帯の深層を通過する（▶図15-9）。その後，立方骨の外側から足底に回り込み，足部前内側に向かう．

　この回り込んで走行を変える部位において種子骨が存在することがある．この種子骨が疲労骨折を起こすことを os peroneum friction syndrome とよぶ[13]．

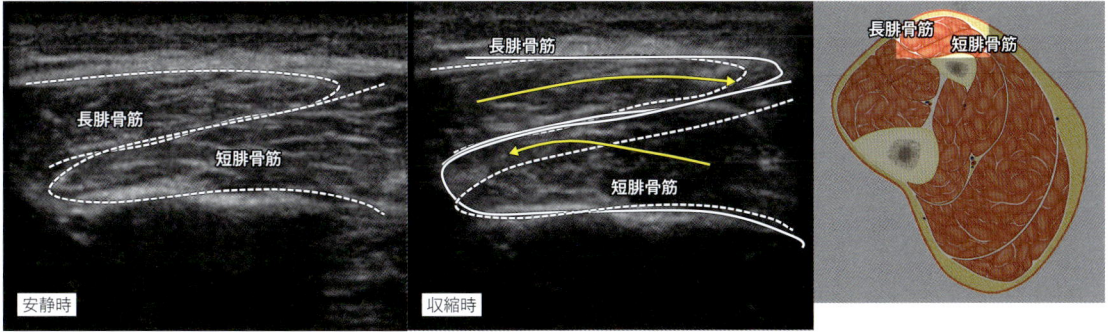

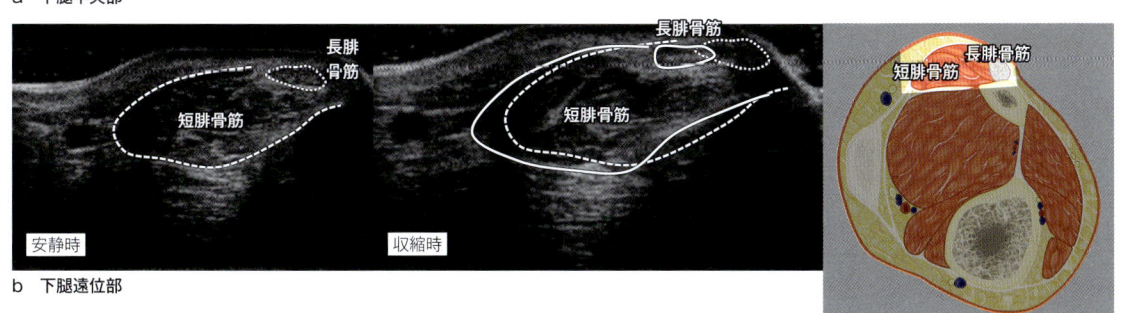

▶図 15-11　長・短腓骨筋の短軸像
a：下腿中央部．長腓骨筋は後方に，短腓骨筋は前方に滑走している．
b：下腿遠位部．長・短腓骨筋ともに前方に移動している．

停止は第1中足骨のほかに，第1背側骨間筋（65.8％），内側楔状骨（48.7％），後脛骨筋腱（23.7％），母趾内転筋斜頭（2.0％）と報告されている[13]．

● **短腓骨筋腱の走行**

短腓骨筋の腱は，長腓骨筋腱とともに上・下腓骨筋支帯の深層を通過し，第5中足骨に至る．短腓骨筋腱から小趾に至る腱が存在することがあり，**小趾腓骨筋**とよぶ（22％）．また，腱の途中に小筋腹を有することがある（5.1〜16.7％）[13]．

➡小趾腓骨筋
peroneus digiti quinti

● **長腓骨筋腱と短腓骨筋腱の鑑別**

長腓骨筋と短腓骨筋の境界は，下腿中央外側部でのエコー像では，不明瞭である．しかし足部外転・回内運動を行わせると，収縮方向が異なることから，鑑別が可能となる（▶図15-11）．

> **超音波解剖でわかったこと**
>
> ・下腿中央部：長腓骨筋は後方に，短腓骨筋は前方に滑走する
> ・下腿遠位部：長腓骨筋は腱組織となっており，短腓骨筋は前外側に滑走する

● **腓骨筋腱炎**

下腿遠位部では，長腓骨筋は腱になっており，その腱の後方深側から短腓骨筋が長腓骨筋腱の底面を構成している．外果後方で観察すると，短腓骨筋の収縮により，長腓骨筋腱が外果と上腓骨筋支帯の間で圧迫される．そのため，長・短腓骨筋の筋緊張が亢進すると，長腓骨筋腱が外果や腓骨筋支帯部で圧迫され，腓骨筋腱炎となると考えられる（▶図15-12）．

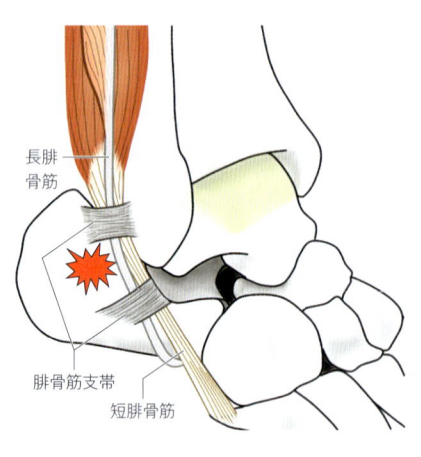

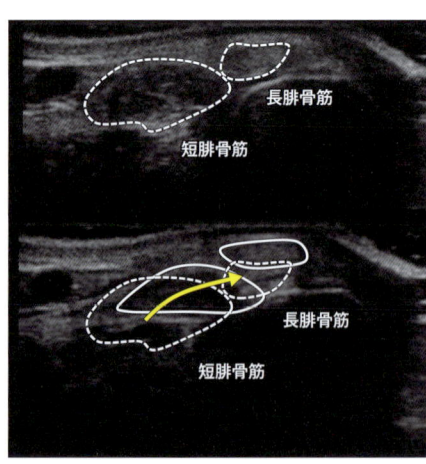

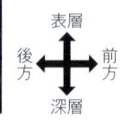

▶図15-12　腓骨筋腱炎の発生機序
長腓骨筋は，短腓骨筋腱と上腓骨筋支帯の間を滑走する．この滑走性が障害されると，腓骨筋支帯の深層で摩擦力が増加する．

4. 小趾外転筋と腓骨筋群の運動療法

1) 小趾外転筋の筋力強化

　超音波解剖により，小趾外転筋は，収縮時に筋腹が中央に集まり，筋厚が増加することが確認できた．この動態を考慮して，筋腹に徒手的操作を行う．

小趾外転筋の収縮促通方法

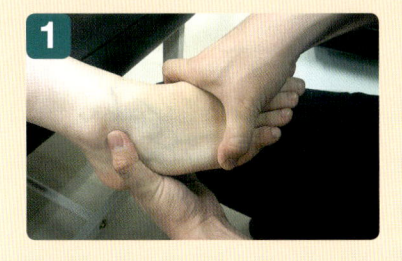

→ ：患者が動かす方向

1 開始肢位．

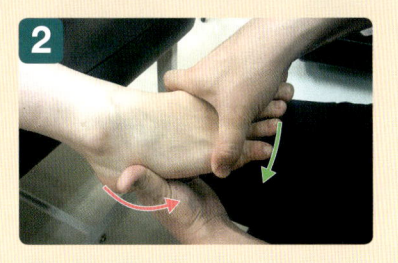

2 小趾外転筋の筋腹を外側から圧迫し，底側に持ち上げるように操作し，小趾の外転を促す．小趾の外転運動は困難なことが多い．そのため，第5中足骨頭部を外側から圧迫し，第5中足骨の外転運動を誘発することで，小趾外転筋の収縮を促す．

2) 長・短腓骨筋の筋力強化

　超音波解剖により，収縮時，長腓骨筋は後方に，短腓骨筋は前外側に滑走することが確認できた．この動態を考慮して収縮を促通する．

　長・短腓骨筋はともに足関節の底屈，足部の外転に作用する．両筋は協調して収縮しているが，遠位部では短腓骨筋の，近位部では長腓骨筋の収縮が触知しやすい．

長腓骨筋の収縮促通方法

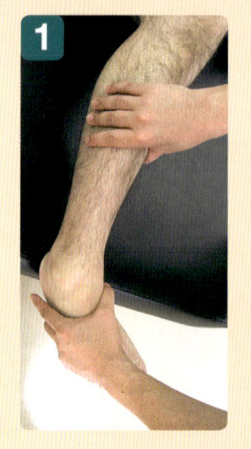

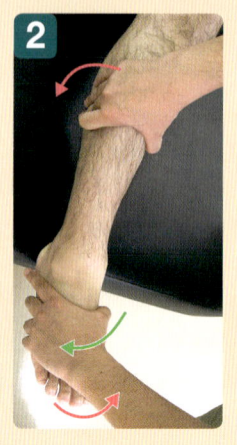

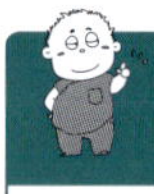

1 開始肢位.

2 患者には足部を外転させるよう指示する．一方の手（左手）で足部の外転に抵抗を加えながら，もう一方の手（右手）で，下腿中央外側部の長腓骨筋の筋腹を，長腓骨筋の収縮に合わせて，後方に滑走させる．

> **こんな症状にも使える！**
>
> 内反捻挫の後遺症や扁平足においても，腓骨筋の機能低下がある症例は多い．そのような症例においても本法は有効になる．特に短腓骨筋の収縮を促通し，圧痛が消失すると，外側縦アーチの支持性が改善することが多い．

短腓骨筋の収縮促通方法

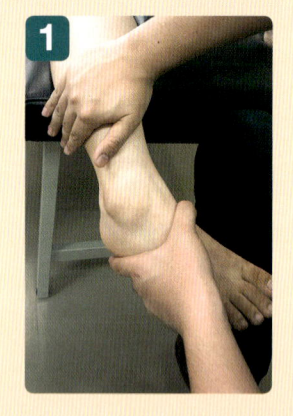

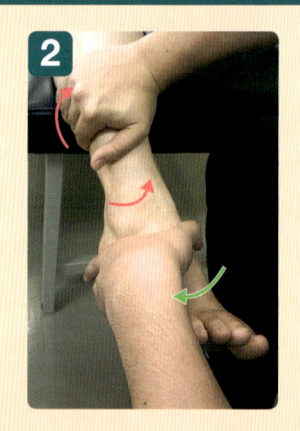

1 開始肢位.

2 患者には足部を外転させるよう指示する．一方の手（左手）で足部の外転に抵抗を加えながら，もう一方の手（右手）で，下腿遠位外側の短腓骨筋を把持し，短腓骨筋の収縮に合わせて，筋腹を前外側に滑走させるように操作すると，短腓骨筋が収縮しやすくなる．

3) 運動療法の効果のみられた症例

　これらの運動療法を実施することにより，動作時の足部外側縦アーチの剛性が高まり，下腿の前傾運動が可能になった例を示す（▶図15-13）．

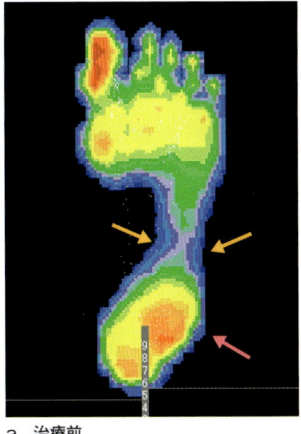

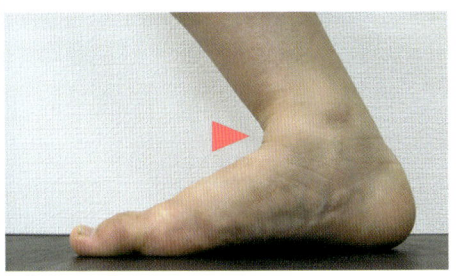

a 治療前

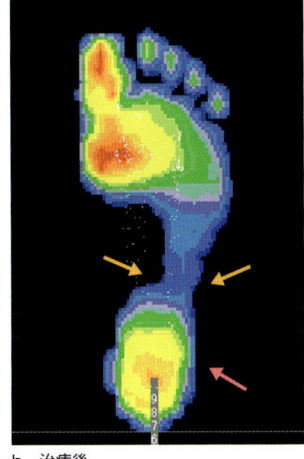

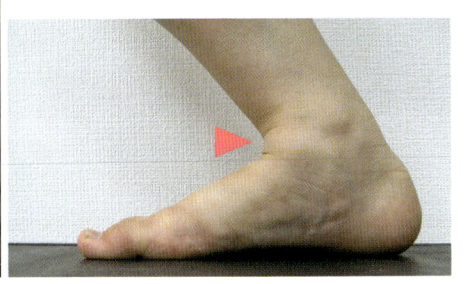

b 治療後

▶図 15-13 下腿前傾運動困難例の運動療法による変化

a：運動療法実施前は，下腿前傾時に踵骨が回外し（赤矢印），足部外側縦アーチが低下している（黄矢印）．

b：運動療法実施後は，踵骨の回外と外側縦アーチの低下はみられず，下腿前傾運動により，足関節前面の皮膚に皺が寄っているのが観察できる（矢頭）．スムーズな下腿前傾運動が可能になると，歩行や走行時に，身体重心を前足部へスムーズに移動でき，効率のよい動作となる．

【文献】

1) Beck BR, Osternig LR：Medial tibial stress syndrome. The location of muscles in the leg in relation to symptoms. J Bone Joint Surg Am 76：1057-1061, 1994
2) Mack RP：American Academy of Orthopaedic surgeons Symposium on the foot and leg in running sports. pp1-29, Mosby, St Louis, 1982
3) Cavanagh PR, Lafortune MA：Ground reaction forces in distance running. J Biomech 13：397-406, 1980
4) 横江清司：ランナー膝．整形・災害外科 25：1825-1831, 1982
5) 亀山　泰，横江清司：ランニングにおける母趾 MTP 関節の動作解析．日本臨床バイオメカニクス学会誌 17：451-455, 1996
6) 森　於菟，小川鼎三，大内　弘，他：分担解剖学Ⅰ，第 11 版．pp403-411, 金原出版, 1982
7) Semple R, Murley GS, Woodburn J, et al：Tibialis posterior in health and disease：a review of structure and function with specific reference to electromyographic studies. J Foot Ankle Res 2：24, 2009
8) Keenan MA, Peabody TD, Gronley JK, et al：Valgus deformities of the feet and characteristics of gait in patients who have rheumatoid arthritis. J Bone Joint Surg Am 73：237-247, 1991
9) 平野佳代子，井戸田仁，畑川猛彦，他：足関節周囲筋群へのエクササイズが足部アーチに及ぼす

影響. 東海スポーツ傷害研究会会誌 29：37-39, 2011
10) Murley GS, Buldt AK, Trump PJ, et al：Tibialis posterior EMG activity during barefoot walking in people with neutral foot posture. J Electromyogr Kinesiol 19：e69-e77, 2009
11) 工藤慎太郎, 颯田季央, 久田智之：後脛骨筋の表面筋電図の電極貼付位置の妥当性について―超音波画像を用いて. 理学療法科学 28(suppl 3)：14, 2013
12) Oh SJ, Kim YH, Kim SK, et al：Painful os peroneum syndrome presenting as lateral plantar foot pain. Ann Rehabil Med 36：163-166, 2012
13) 堀口正治（著）, 佐藤達夫・秋田恵一（編）：日本人のからだ―解剖学的変異の考察. p125, 東京大学出版, 2000

数字・欧文索引

▶ A

abductor digiti minimi m. 175, 189
abductor hallucis m. 172
acceleration phase 41
acetabular dysplasia 113
Achilles tendon 165
adductor canal 152
adductor hallucis m. 172
adductor magnus m. 153
alignment 17
anterior longitudinal ligament 9
anulus fibrosus 7
articularis genus m. 140
atlanto-axial joint 15
atlanto-occipital joint 15
axillary nerve 42

▶ B

Bモード 2
ballottement test 149
biceps brachii m. 60
biceps femoris m. 127
brachialis m. 60
bridge-tentacle 110

▶ C

calcaneal tuberosity 165
calf raise training 170
carpal tunnel 79
―― syndrome 73
cervical nerves 8
cervical spondylosis 6
claudication 109
closed kinetic chain（CKC） 100, 141
cocking phase 41
complex regional pain syndrome（CRPS） 73
contracture 73
coracobrachialis m. 26
coracoclavicular ligament 17
coracohumeral ligament（CHL） 26
craniovertebral joint m. 10

▶ D

Dモード 2
dart throwing motion 77
deep longitudinal fibrous bundle 159
deep transverse fascia 181
deltoid m. 26
Duchenne gait 113

▶ E

eccentric contraction 127, 165
edema 73
elbow dislocation 59
extensor carpi radialis brevis m.（ECRB） 52, 56
extensor digitorum m. 55
extensor pollicis longus tendon（EPLT） 73
external oblique m.（EO） 100

▶ F

fascia cruris 161
femorotibial angle（FTA） 149
femur 137
flat back 86, 93
flatfoot 189
flexor carpi radialis m.（FCR） 66
flexor carpi ulnaris brevis m. 68
flexor carpi ulnaris m.（FCU） 66
flexor digitorum brevis m. 175
flexor digitorum longus m.（FDL） 180, 181, 188
flexor digitorum longus tendon 166
flexor digitorum profundus m. 79
flexor digitorum superficial m.（FDS） 66
flexor hallucis longus m.（FHL） 180, 181
flexor hallucis longus tendon 166
flexor pollicis longus m. 79
flexor pollicis longus tendon（FPLT） 74
follow through phase 41
foot strike 179
forearm flexors 66
fracture of the distal end of the radius 72

▶ G

gastrocnemius m. 161
―― lateral head 165
―― medial head 165
gemellus superior/inferior m. 122
gluteus maximus m. 85, 133
gluteus medius m. 114
golf elbow 53
gracilis m. 157
greater occipital nerve 11

▶ H

hamstrings 127
hematoma 73
hemiplegia 98
hourglass biceps 31
Hunter管症候群 157

▶ I・J・K

iliacus m. 120
iliocostalis cervicis m. 9
iliopsoas m. 119
infraspinatus m. 33
initial contact（IC） 107, 108, 168
initial swing（ISw） 107
internal oblique m.（IO） 85, 100
interspinales cervicis m. 9
interspinous ligament 9
intertransverse ligament 9
intervertebral disk 7
intramuscular pressure 92
intrinsic back m.（lateral tract/medial tract） 9

joint contracture 60

Kellgren-Lawrence分類 150

▶ L

lateral humeral epicondylitis 51
lateral longitudinal arch 189
lateral thrust 150, 151
lateral tract 9
latissimus dorsi 85
linea alba 102
Lister's tubercle 73
loading response（LR） 107, 149, 168
locking，膝関節の 145
long head of biceps brachii m. 26
long head of triceps brachii m. 42
long lordosis 93
long rotator m. 87
longissimus capitis m. 9
longissimus cervicis m. 9
low back pain（LBP） 85
lumbar iliocostal m. 85
lumbar longissimus m. 85
Luschka関節 8

▶ M

Mモード 2
medial border of scapula 18

medial border of the tibia　181
medial head of triceps brachii m.　60
medial longitudinal arch　189
medial surface of the tibia　181
metatarsalgia　171
metatarsophalangeal joint（MTP関節）　171, 180
mid-carpal joint（MC jt）　77
mid stance（MSt）　107, 168
mid swing（MSw）　107
MMT　126
Modified Ashworth Scale　24
MTP関節　171, 180
multifidus m.　9, 85
muscle atrophy　32
muscle contusion　127
muscle fascia　181
muscle rupture　127
muscle strain　126
muscle tendon junction　128
myofascial lumbar pain syndrome　84

▶ N

Neer Impingement test　24
non-specific low back pain　85
nucleus pulposus　7

▶ O

oblique head of the adductor hallucis m.　174
obliquus capitis inferior/superior m.　10
obturator externus/internus m.　122
open kinetic chain（OKC）　100, 141
osteoarthritis of the hip　112
osteoarthritis of the knee　149

▶ P

palmar radiocarpal ligament　78
palmaris longus m.（PL）　66
paratenon　168
passenger　109
patella　137
patellar surface　137
patello-femoral joint　137
patellofemoral osteoarthritis　136
pectoral nerve　46
pectoralis minor/major m.　46
periosteum　181
peroneus digiti quinti　192
peroneus longus/brevis　189
pes anserinus　157
―― bursa　157
PIP関節　189

piriformis m.　122
plantaris m.　165
popliteus m.　145
posterior longitudinal ligament　9
posterolateral structure（PLS）　144
pre-swing（PSw）　107, 108
pronator teres m.（PT）　66
proximal interpharanged joint（PIP関節）　189
psoas major/minor m.　120

▶ Q

Q-angle　144
QLS　40, 42
―― の短軸像　43
―― の超音波解剖　42
quadratus femoris m.　122
quadriceps femoris m.　137
quadrilateral space（QLS）　40, 42
quadrilateral space syndrome（QLSS）　40

▶ R

radio-carpal joint（RC jt）　77
rectus abdominis（RA）　99
rectus capitis posterior major/minor m.　10
rectus femoris m.　127, 137
reverse dart throwing motion　77
rhomboid major/minor m.　18
rocomotor　109
rotator cuff　30
rotator m.　85
rotatores breves/longi m.　9
rupture of extensor pollicis longus tendon　73
rupture of flexor pollicis longus tendon　73

▶ S

saphenous nerve　160
sartorius m.　157
scapulothoracic joint　18
semispinalis m.　10, 85
semitendinosus m.　157
serratus anterior m.　18
sesamoid bone　137, 185
shin splints　179, 180
short head of biceps brachii m.　26
short lordosis　93
short rotator m.　86
shoulder blade　17
shoulder joint　17
six deep laternl rotators m.　119

slump　93
soleus　165, 181
specific low-back pain　85
spinalis cervicis m.　9
splenius capitis m.　9, 10
splenius cervicis m.　9
stance phase　107
stoop　84
stroke　99
Stroke Impairment Assessment Set（SIAS）　98
Struther's archade　70
subcoracoid bursa　26
subluxation　25
suboccipital nerve　11
subscapularis bursa　26
subscapularis m.　26
superficial longitudinal fibrous bundle　159
superior glenohumeral ligament（SGHL）　26
supraspinatus m.　33
supraspinous ligament　9
sway back　86
swing phase　107
synovial fold　52, 53

▶ T

take off　179
tendinous intersections　102
tennis elbow　51
teres major/minor m.　42
terminal stance（TSt）　107, 168
terminal swing（TSw）　107
third occipitar nerve　11
Thompson squeeze test　164
thoracolumbar fascia　85, 103
thorax　18
throwing shoulder injury　40
tibial tuberosity　137
tibialis posterior m.（TP）　180, 181, 187
tibialis posterior tendon　166
transverse abdominis m.（TrA）　85, 103
transverse arch　189
―― length（TAL）　173
transverse head of the adductor hallucis m.　174
trapezius m.　18
Trendelenburg gait　113
triangular fibrocartilage complex（TFCC）　73
triceps muscle of calf　127, 161

triceps prachialis m. 63
triceps surae m. 165
trochlea of humerus 62
type 1 線維 114
type 2 線維 114

▶ **U・V**
uncinate process 8
unipennate m. 167

vagina musculi recti abdominis 100
vastus intermedius m.（VI） 137
vastus lateralis m.（VL） 137
vastus lateralis oblique fiber 139
vastus medialis longus（VML） 152
vastus medialis m.（VM） 137, 150
vastus medialis obliques（VMO） 152
vertebral body 7

▶ **W・Z**
Walsh 分類 180
watershed line 74
wavelet 変換 114
wind up 41

zygapophyseal joint 7

和文索引

▶ あ
アキレス腱　165
　── の線維構造　168
　── の損傷　164
アクセレレーション期　41, 47
アライメント　17
亜脱臼　25

▶ い
異常筋緊張　25
異常歩行　150
　──，変形性股関節症の　120
異所性骨化　65

▶ う
烏口下滑液包　26
烏口肩峰靭帯の短軸像　37
烏口鎖骨靭帯　17
烏口上腕靭帯（CHL）　26
烏口腕筋　26
運動療法
　──，外反母趾の　175, 177
　──，鵞足炎に対する　161
　──，下腿三頭筋の　169
　──，長母指伸筋の　77
　──，片麻痺に対する　105
　──，母趾外転筋の　176
　──，母趾内転筋の　176

▶ え
エクササイズ
　──，前鋸筋の　23
　──，僧帽筋の　23
　──，菱形筋の　23
腋窩神経　42
円回内筋（PT）　66
円背　86
遠心性収縮　116, 127, 165, 166

▶ お
凹円背　86
横走線維，棘下筋の　33
横頭，母趾内転筋の　174
横突間靭帯　9

▶ か
カラードップラー像（短軸像）
　──，後頭下筋群の　14
　──，上腕二頭筋の　28
カラードップラー法　2
下双子筋　122

下腿外旋位　144
下腿筋膜　161
下腿三頭筋　127, 161, 165
　── の運動療法　169
　── の超音波解剖　167
　── の長軸像　167
下腿深層屈筋群　181
下腿内旋制限　144
下頭斜筋　10, 14
下部筋束，小胸筋の　46
荷重応答期（LR）　107, 108, 168
過前弯位　86, 93
鵞足　157
鵞足炎に対する運動療法　161
鵞足構成筋の短軸像　161
鵞足部滑液包　157
鵞足部痛　157
回旋筋　85, 88
開運動連鎖（OKC）　100, 141
開帳足　164
外傷性頸部症候群　15
外側広筋（VL）　137
　── の短軸像　139, 140
　── の超音波解剖　139
　── のパノラマ像　139
　── のリラクセーション　142
外側斜筋　139
外側縦アーチ　171, 189
外側頭　165
外反母趾　164
　── の運動療法　175, 177
外腹斜筋（EO）　100
　── の短軸像　104, 106, 108, 110
　── の超音波解剖　103
外閉鎖筋　122
踵離れ　170
踵離地　170
肩関節　17
肩関節インピンジメント　31
肩関節拘縮　38
肩関節周囲炎　23, 38, 45
肩関節伸展位での内旋可動域　49
肩関節痛，片麻痺の　24
肩関節不安定症　38
滑液包炎　53
滑膜ヒダ　52, 53
　── の長軸像　54
関節拘縮　60
関節包　3
環軸関節　15
環椎後頭関節　15

▶ き
臼蓋形成不全　113
求心性収縮　116, 166
胸郭　18
胸筋神経　46
胸腰筋膜　85, 103
　── の短軸像　87
　── のパノラマ像　87
棘下筋
　── の横走線維　33
　── の斜走線維　33
　── の収縮促通方法　38, 39
　── の短軸像　35
　── の超音波解剖　33
棘間筋　9
棘間靭帯　9
棘筋　9
棘上筋
　── の収縮促通方法　38
　── の短軸像　37
　── の超音波解剖　33
棘上筋腱の長軸像　34
棘上靭帯（項靭帯）　9
近位指節間関節（PIP関節）　189
筋萎縮　32
筋緊張の異常　25
筋・筋膜性腰痛症　84, 85
筋腱移行部　128
筋挫傷　127
筋線維束角　152
筋組織　4
筋断裂　127
筋電図学的分析，固有背筋の　96
筋内圧　92
筋膜，脛骨内側面の　181
筋力強化，多裂筋の　94

▶ け
脛骨粗面　137
脛骨内側縁　181
脛骨内側面　181
頸最長筋　9
頸神経　8, 11
頸腸肋筋　9
頸椎
　── の静的安定化機構　9
　── の動的安定化機構　9
頸椎症　6
頸半棘筋　9, 12
　── の短軸像　13
頸板状筋　9, 12

200

頸部痛　7
頸部のアライメント　9
血管　5
血腫　73
結帯動作　24, 37
肩甲下滑液包　26, 29
肩甲下筋　26
　──の収縮促通方法　38
　──の伸張方法　38
　──の短軸像　32
　──の超音波解剖　32
肩甲下筋外包　29
肩甲下筋舌部　26
肩甲胸郭関節　18
肩甲骨　17
肩甲骨内側縁　18
肩甲帯アライメント　17
肩峰下滑液包　29
腱画　102
腱の構造　169
腱板筋群　30, 32
腱板損傷　38
腱傍組織　169

▶こ
コッキング期　41, 46
コンベックスプローブ　1
ゴルフ肘　53
固有背筋　10, 20
　──の筋電図学的分析　96
固有背筋外側群　9
固有背筋内側群　9
股関節伸展運動の制限　118
広筋内転筋板　152
広背筋　85
拘縮　73
後外側支持機構（PLS）　144
後脛骨筋（TP）　180, 181, 187
　──の短軸像　185
　──の超音波解剖　184
　──のリラクセーション　187
後脛骨筋腱　166
後縦靱帯　9
後頭下筋群　10, 11
　──のカラードップラー像　14
　──の収縮促通方法　17
　──の短軸像　14, 15
　──の超音波解剖　14
後頭下神経　11
後弯位　93
高エコー領域　3
鈎状突起　8
鈎椎関節（ルシュカ関節）　8
項靱帯（棘上靱帯）　9

骨性拘縮　60
骨組織　3
骨膜，脛骨内側面の　181

▶さ
最長筋　85
　──の伸張方法　91
　──の短軸像　90, 92
　──の超音波解剖　89
三角筋　26
三角線維軟骨複合体（TFCC）損傷　73

▶し
シンスプリント　179, 180
ジャンパー膝　124
四辺形間隙（QLS）　40, 42
　──症候群（QLSS）　40
指屈筋腱の長軸像　82
膝蓋骨　137
　──の滑車機能　137
　──の周囲組織の伸張方法　143
膝窩筋　145
　──の収縮促通方法　148
　──の短軸像　146
　──の超音波解剖　145
　──のトレーニング　147
　──のパノラマ像　146
膝蓋大腿関節　137
　──のトラッキング　141
膝蓋大腿関節症　136
膝蓋跳動テスト　149
膝蓋面　137
膝関節　137
　──のlocking　145
　──の外側動揺　151
膝関節筋　140
斜走線維，棘下筋の　33
斜頭，母趾内転筋の　174
尺骨神経　66
尺側手根屈筋（FCU）　66
　──の短軸像　68
　──の超音波解剖　67
手関節　78
　──の運動　77
手根管　79
手根管症候群　73
手根中央関節（MC jt）　77
手指運動の重要性　82
種子骨　137, 185
収縮促通方法
　──，棘下筋の　38, 39
　──，棘上筋の　38
　──，肩甲下筋の　38
　──，後頭下筋群の　17

──，膝窩筋の　148
──，小円筋の　45
──，小胸筋の　50
──，小趾外転筋の　193
──，小殿筋の　117
──，深層外旋六筋の　125
──，前腕屈筋群の　69
──，総指伸筋の　57
──，大殿筋下部筋束の　135
──，大殿筋上部筋束の　135
──，多裂筋の　95
──，短橈側手根伸筋の　57
──，短腓骨筋の　194
──，中殿筋の　117
──，長腓骨筋の　194
──，腸腰筋の　124
──，頭板状筋の　16
──，内腹斜筋の　105
──，薄筋の　162
──，半棘筋の　16
──，半腱様筋の　162
──，腹直筋の　105
──，片脚ブリッジ運動での　111
──，縫工筋の　162
──，母趾外転筋の　178
──，母趾内転筋の　177
初期接地（IC）　107, 108, 168
小円筋　42
　──の収縮促通方法　45
　──の短軸像　44
　──の超音波解剖　44
小胸筋　46
　──の収縮促通方法　50
　──の短軸像　47, 48
　──の超音波解剖　46
小後頭直筋　10, 14
小趾外転筋　175, 189
　──の収縮促通方法　193
　──の短軸像　190
　──の超音波解剖　189
小趾腓骨筋　192
小殿筋
　──の収縮促通方法　117
　──の超音波解剖　114
小腰筋　120
小菱形筋　18
　──のエクササイズ　23
　──の超音波解剖　19
掌側橈骨手根靱帯　78
踵骨隆起　165
上関節上腕靱帯（SGHL）　26
上双子筋　122
上頭斜筋　10, 14
上部筋束，小胸筋の　46

上腕筋　60
　──の伸張方法　65
　──のストレッチ　65
　──の超音波解剖　61
　──の長軸像　62
　──のリラクセーション　65
上腕骨外側上顆炎　51
　──の診療ガイドライン　52
上腕骨滑車　62
上腕骨後捻角の測定　45
上腕三頭筋
　──の伸張方法　66
　──の超音波解剖　63
上腕三頭筋長頭　42
上腕三頭筋内側頭　60
　──の短軸像　64
　──のリラクセーション　65
上腕二頭筋　60
　──のカラードップラー像　28
　──の伸張方法　30
　──の短軸像　27, 28
　──の超音波解剖　26
上腕二頭筋短頭　26
上腕二頭筋長頭　25, 26
伸張方法
　──，肩甲下筋の　38
　──，最長筋の　91
　──，膝蓋骨の周囲組織の　143
　──，上腕筋の　65
　──，上腕三頭筋の　66
　──，上腕二頭筋の　30
　──，前腕屈筋群の　69
　──，総指伸筋の　58
　──，大腿二頭筋の　132
　──，短橈側手根伸筋の　58
　──，腸肋筋の　91
　──，母趾内転筋の　177
神経性拘縮　60
深横筋膜　181
深指屈筋　79
深層外旋六筋　119
　──の収縮促通方法　125
　──の超音波解剖　122
人工膝関節全置換術（TKA）　156
靱帯　3

▶す

ステップ課題　118
垂直性検査　99
髄核　7

▶せ

正常歩行　119
生理的前弯位　93

生理的弯曲　8
静的安定化機構
　──，PLSの　144
　──，頸椎の　9
静的支持機構，肘関節の　66
脊髄神経後枝　9
脊髄神経後枝外側枝　9
脊髄神経前枝　9
舌部，肩甲下筋　26
浅指屈筋（FDS）　66
　──の短軸像　68
　──の超音波解剖　67
線維輪　7
前鋸筋　18
　──のエクササイズ　23
　──の超音波解剖　21
　──の長軸像　22
　──のパノラマ像（長軸像）　22
前縦靱帯　9
前上方インピンジメント　30, 31
前足部縦アーチ　171
前足部横アーチ　171
　──の評価方法　173
前遊脚期（PSw）　107, 108
前腕屈筋群　66
　──の収縮促通方法　69
　──の伸張方法　69
　──の短軸像　67

▶そ

相反抑制　142
僧帽筋　18
　──のエクササイズ　23
　──の短軸像　20
　──の超音波解剖　19
総指伸筋　55
　──の収縮促通方法　57
　──の伸張方法　58
　──の短軸像　56
　──の超音波解剖　55
足関節内返し運動　185
足関節脱臼骨折　186
足趾の屈曲伸展運動　166
足底筋　165
速筋線維　152
側腹筋群　100
　──の短軸像
　　　　　　101, 104, 106, 109, 110
　──の超音波解剖　103
　──のパノラマ像　101

▶た

ダーツスロー運動　77, 78
立ち直り運動　106

多裂筋　9, 85
　──の筋力強化　94
　──の収縮促通方法　95
　──の短軸像　88, 94, 95
　──の超音波解剖　87, 93
体幹機能検査　99
体幹屈筋群　100
大円筋　42
大胸筋　46
大後頭神経　11
大後頭直筋　10, 14
大腿脛骨角（FTA）　149
大腿骨　137
大腿四頭筋　137
　──，立ち上がり動作における　138
大腿四頭筋セッティング
　　　　　　　　　152, 155, 156
大腿直筋　127, 137
　──の長軸像　155
大腿内側部
　──の短軸像　160
　──のパノラマ像　160
大腿二頭筋　127
　──の過緊張　129
　──の伸張方法　132
　──の短軸像　131
　──の超音波解剖　130
　──の長軸像　131
大腿方形筋　122
大殿筋　85, 133
　──下部筋束の収縮促通方法　135
　──上部筋束の収縮促通方法　135
　──の短軸像　95
　──の超音波解剖　133
大内転筋の超音波解剖　153
大腰筋　120
大菱形筋　18
　──のエクササイズ　23
　──の短軸像　20, 21
　──の超音波解剖　19
代償動作　65
代償歩行　119
第1～3頸神経　11
第3後頭神経　11
単関節筋　129
短回旋筋　9, 86
短軸像
　──，QLSの　43
　──，烏口肩峰靱帯の　37
　──，外側広筋の　139, 140
　──，外腹斜筋の　104, 106, 108, 110
　──，鵞足構成筋の　161
　──，胸腰筋膜の　87
　──，棘下筋の　35

――，棘上筋の　37
――，頸半棘筋の　13
――，肩甲下筋の　32
――，後脛骨筋の　185
――，後頭下筋群の　14, 15
――，最長筋の　90, 92
――，尺側手根屈筋の　68
――，小円筋の　44
――，小胸筋の　47, 48
――，小趾外転筋の　190
――，上腕三頭筋内側頭の　64
――，上腕二頭筋の　27, 28
――，浅指屈筋の　68
――，前腕屈筋群の　67
――，総指伸筋の　56
――，僧帽筋の　20
――，側腹筋群の
　　　　　　101, 104, 106, 109, 110
――，大腿内側部の　160
――，大腿二頭筋　131
――，大殿筋の　95
――，大菱形筋の　20, 21
――，多裂筋の　88, 94, 95
――，短橈側手根伸筋の　56
――，短腓骨筋の　191
――，長趾屈筋の　183, 184
――，長腓骨筋の　191
――，腸腰筋の　121
――，腸肋筋の　90, 92
――，殿部外側の　115
――，頭半棘筋の　13
――，頭板状筋の　13
――，内腹斜筋の　104, 106, 108, 110
――，半棘筋の　13
――，腹横筋の　104, 106, 108, 110
――，伏在神経の　157
――，腹直筋の　101, 102
――，母趾外転筋の　176
――，母趾内転筋の　174
――，腰部固有背筋群の　87
短軸走査　2
短趾屈筋　175
短尺側手根屈筋　68
短橈側手根伸筋（ECRB）　52
　　――の収縮促通方法　57
　　――の伸張方法　58
　　――の短軸像　56
　　――の超音波解剖　53
　　――の長軸像　54
短腓骨筋　189
　　――の収縮促通方法　194
　　――の短軸像　191
　　――の超音波解剖　191

▶ ち
遅筋線維　152
中間広筋（VI）　137
　　――の超音波解剖　139
　　――の長軸像　155
中足骨頭部痛　171
中足趾節関節（MTP関節）　171, 180
中殿筋　114
　　――の収縮促通方法　117
　　――の超音波解剖　114
　　――の長軸像　115
　　――のパノラマ像　115
肘関節
　　――の後方脱臼　60
　　――の脱臼　59
　　――の内側支持機構　66
肘筋　54
長回旋筋　9, 87
長軸像
　　――，下腿三頭筋近位部の　167
　　――，滑膜ヒダの　54
　　――，棘上筋腱の　34
　　――，指屈筋腱の　82
　　――，上腕の　62
　　――，前鋸筋の　22
　　――，大腿直筋の　155
　　――，大腿二頭筋遠位部の　131
　　――，短橈側手根伸筋の　54
　　――，中間広筋の　155
　　――，中殿筋の　115
　　――，長母指屈筋腱の　80
　　――，長母指伸筋腱の　76
　　――，内側広筋斜頭の　154
　　――，ハムストリングスの付着部の
　　　　　　　　　　　　　　130
　　――，腓腹筋遠位部の　168
　　――，母趾外転筋の　175
　　――，リバースダーツスロー運動の　81
長軸走査　2
長趾屈筋（FDL）　180, 181, 188
　　――の短軸像　183, 184
　　――の超音波解剖　182
　　――のリラクセーション　186
長趾屈筋腱　166
長掌筋（PL）　66
長腓骨筋　189
　　――の収縮促通方法　194
　　――の短軸像　191
　　――の超音波解剖　191
長母指屈筋　79
　　――の超音波解剖　79
長母指屈筋腱（FPLT）　74
　　――断裂　73, 74
　　――の長軸像　80

長母趾屈筋（FHL）　180, 181
　　――の超音波解剖　183
　　――のリラクセーション　186
長母趾屈筋腱　166
長母指伸筋　75
　　――の運動療法　77
長母指伸筋腱（EPLT）　73
　　――断裂　73
　　――の滑走障害　75
　　――の超音波解剖　75
　　――の長軸像　76
超音波解剖
　　――，QLSの　42
　　――，外側広筋の　139
　　――，外腹斜筋の　103
　　――，下腿三頭筋の　167
　　――，棘下筋の　33
　　――，棘上筋の　33
　　――，肩甲下筋の　32
　　――，後脛骨筋の　184
　　――，後頭下筋群の　14
　　――，最長筋の　89
　　――，膝窩筋の　145
　　――，尺側手根屈筋の　67
　　――，小円筋の　44
　　――，小胸筋の　46
　　――，小趾外転筋の　189
　　――，小殿筋の　114
　　――，小菱形筋の　19
　　――，上腕筋の　61
　　――，上腕三頭筋の　63
　　――，上腕二頭筋の　26
　　――，深層外旋六筋の　122
　　――，前鋸筋の　21
　　――，浅指屈筋の　67
　　――，総指伸筋の　55
　　――，僧帽筋の　19
　　――，側腹筋群の　103
　　――，大腿二頭筋の　130
　　――，大殿筋の　133
　　――，大内転筋の　153
　　――，大菱形筋の　19
　　――，多裂筋の　87, 93
　　――，短橈側手根伸筋の　53
　　――，短腓骨筋の　191
　　――，中間広筋の　139
　　――，中殿筋の　114
　　――，長趾屈筋の　182
　　――，長腓骨筋の　191
　　――，長母指屈筋の　79
　　――，長母趾屈筋の　183
　　――，長母指伸筋腱の　75
　　――，腸腰筋の　120
　　――，腸肋筋の　89

索引　203

―,内側広筋の　152
―,内腹斜筋の　103
―,薄筋の　159
―,半棘筋の　12
―,半腱様筋の　160
―,板状筋の　12
―,腹横筋の　103
―,腹直筋の　101
―,縫工筋の　158
―,母趾外転筋の　175
―,母趾内転筋の　173
―,リバースダーツスロー運動の　80
―,菱形筋の　19
超音波画像診断装置　1
腸脛靱帯炎　143
腸骨筋　120
腸腰筋　119
―の収縮促通方法　124
―の短軸像　121
―の超音波解剖　120
腸肋筋　85
―の伸張方法　91
―の短軸像　90, 92
―の超音波解剖　89

▶つ
椎間関節　7
椎間板　7
椎体　7

▶て
テニス肘　51, 52
デュシャンヌ歩行　113
低エコー領域　3
殿部外側のパノラマ像（短軸像）　115

▶と
トーマステスト　124
トラッキング，膝蓋大腿関節の　141
トレンデレンブルグ歩行　113
投球障害肩　23, 40, 41
投球動作　41
等尺性収縮　166, 170
頭頸部アライメント　17
頭最長筋　9
頭半棘筋　9, 12
―の短軸像　13
頭板状筋　9, 10, 12
―の収縮促通方法　16
―の短軸像　13
―のパノラマ像（短軸像）　13
橈骨遠位端骨折　72
橈骨手根関節（RC jt）　77
橈側手根屈筋（FCR）　66

動的安定化機構,頸椎の　9
動的支持機構,肘関節の　66
特異的腰痛　85

▶な
内側広筋（VM）　137, 150
―の超音波解剖　152
内側広筋斜頭（VMO）　152
―の長軸像　154
内側広筋長頭（VML）　152
内側支持機構,肘関節の　66
内側縦アーチ　171, 189
内反捻挫　194
内反不安定性　189
内腹斜筋（IO）　85, 100
―の収縮促通方法　105
―の短軸像　104, 106, 108, 110
―の超音波解剖　103
内閉鎖筋　122
軟部組織性拘縮　60

▶に
二関節筋　129
二次性股関節症　113
肉ばなれ　126, 127

▶ね・の
猫背　84, 93

脳卒中　99

▶は
ハムストリングス　127, 133
―の肉ばなれ　126
―の付着部の長軸像　130
バックハンドストローク　53
パッセンジャー　109
パノラマ像（短軸像）
―,外側広筋の　139
―,胸腰筋膜の　87
―,膝窩筋の　146
―,側腹筋群の　101
―,大腿内側部の　160
―,殿部外側の　115
―,頭板状筋の　13
―,半棘筋の　13
―,腹直筋の　101
―,腰部固有背筋群の　87
パノラマ像（長軸像）
―,前鋸筋の　22
―,中殿筋の　115
跛行　109
背屈制限　166
白線　102

薄筋　157
―の収縮促通方法　162
―の超音波解剖　159
半羽状筋　130, 167
半棘筋　10, 85
―の収縮促通方法　16
―の超音波解剖　12
―の短軸像　13
―のパノラマ像　13
半月板損傷　148
半腱様筋　157
―の収縮促通方法　162
―の超音波解剖　160
板状筋の超音波解剖　12

▶ひ
ヒラメ筋　165, 181
皮膚性拘縮　60
非特異的腰痛　85
腓骨筋腱炎　192
腓腹筋　161
―の長軸像　168
―の動態,歩行時の　168
腓腹筋内側頭　165

▶ふ
フォロースルー期　41, 47
ブリッジ-テンタクル　110
不良姿勢　86
浮腫　73
伏在神経　160
―の短軸像　157
腹横筋（TrA）　85, 100
―の短軸像　104, 106, 108, 110
―の超音波解剖　103
腹筋力検査　99
腹直筋（RA）　99
―の筋厚値　102
―の収縮促通方法　105
―の短軸像　101, 102
―の超音波解剖　101
―のパノラマ像　101
腹直筋鞘　100
複合性局所疼痛症候群（CRPS）　73

▶へ
平背　86
平背位　93
閉運動連鎖（CKC）　100, 141
片脚ブリッジ運動　110
―での収縮促通方法　111
片麻痺　98
―に対する運動療法　105
―の肩関節痛　24

変形性股関節症　112, 113
　──の異常歩行　120
変形性膝関節症　149
扁平足　164, 189, 194

▶ ほ
歩行　107
歩行周期　107
歩行速度　116
母趾外転筋　172
　──の運動療法　176
　──の短軸像　176
　──の収縮促通方法　178
　──の超音波解剖　175
　──の長軸像　175
母趾内転筋　172
　──の運動療法　176
　──の収縮促通方法　177
　──の伸張方法　177
　──の短軸像　174
　──の超音波解剖　173
縫工筋　157
　──の収縮促通方法　162
　──の超音波解剖　158
防御収縮　65

▶ ま・む
末梢神経　4
無エコー領域　3

▶ ゆ
遊脚終期（TSw）　107, 109
遊脚初期（ISw）　107, 109
遊脚相　107, 169
遊脚中期（MSw）　107, 109

▶ よ
腰椎分離症　124
腰痛症　84, 85
腰部固有背筋群　86
　──の短軸像　87
　──のパノラマ像　87
横アーチ　189
横アーチ長率　173

▶ ら
ランニング　180
ランニング動作　128

▶ り
リスター結節　73, 74
リニアプローブ　1

リバースダーツスロー運動　77, 78
　──の超音波解剖　80
　──の長軸像　81
リフトオフ動作　47, 48
リラクセーション
　──，外側広筋の　142
　──，後脛骨筋の　187
　──，上腕筋の　65
　──，上腕三頭筋内側頭の　65
　──，長趾屈筋の　186
　──，長母趾屈筋の　186
梨状筋　122
立脚終期（TSt）　107, 108, 168
立脚相　107, 169
立脚中期（MSt）　107, 108, 168
菱形筋　18
　──のエクササイズ　23
　──の超音波解剖　19

▶ る・ろ
ルシュカ関節（鈎椎関節）　8
ロコモーター　109

▶ わ
ワインドアップ　41
腕橈滑液包　53